Kinderanästhesie

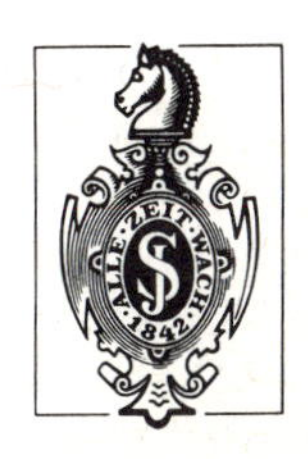

F.W. Ahnefeld K.-H. Altemeyer T. Fösel
G.-B. Kraus E. Rügheimer (Hrsg.)

Anästhesie bei Früh- und Neugeborenen

Mit 28 Abbildungen und 34 Tabellen

Springer-Verlag Berlin Heidelberg New York
London Paris Tokyo Hong Kong

Prof. Dr. F. W. Ahnefeld *Dr. T. Fösel*
Zentrum für Anästhesiologie, Klinikum der Universität Ulm
Steinhövelstraße 9, D-7900 Ulm

Dr. G.-B. Kraus *Prof. Dr. E. Rügheimer*
Institut für Anästhesiologie, Universität Erlangen-Nürnberg
Maximiliansplatz 1, D-8520 Erlangen

Priv.-Doz. Dr. K.-H. Altemeyer
Klinik für Anästhesiologie und operative Intensivmedizin
Kliniken der Stadt Saarbrücken, Winterberg
Postfach 75, D-6600 Saarbrücken

ISBN 3-540-51207-1 Springer-Verlag Berlin Heidelberg New York
ISBN 0-387-51207-1 Springer-Verlag New York Berlin Heidelberg

CIP-Kurztitelaufnahme der Deutschen Bibliothek
Anästhesie bei Früh- und Neugeborenen / F. W. Ahnefeld ... (Hrsg.).
Berlin; Heidelberg; New York; London; Paris; Tokyo; Hong Kong: Springer, 1989
(Kinderanästhesie)
ISBN 3-540-51207-1 (Berlin ...) brosch.
ISBN 0-387-51207-1 (New York ...) brosch.
NE: Ahnefeld, Friedrich W. [Hrsg.]

Dieses Werk ist urheberrechtlich geschützt. Die dadurch begründeten Rechte, insbesondere die der Übersetzung, des Nachdrucks, des Vortrags, der Entnahme von Abbildungen und Tabellen, der Funksendung, der Mikroverfilmung oder der Vervielfältigung auf anderen Wegen und der Speicherung in Datenverarbeitungsanlagen, bleiben, auch bei nur auszugsweiser Verwertung, vorbehalten. Eine Vervielfältigung dieses Werkes oder von Teilen dieses Werkes ist auch im Einzelfall nur in den Grenzen der gesetzlichen Bestimmungen des Urheberrechtsgesetzes der Bundesrepublik Deutschland vom 9. September 1965 in der Fassung vom 24. Juni 1985 zulässig. Sie ist grundsätzlich vergütungspflichtig. Zuwiderhandlungen unterliegen den Strafbestimmungen des Urheberrechtsgesetzes.

© Springer-Verlag Berlin Heidelberg 1989
Printed in Germany

Die Wiedergabe von Gebrauchsnamen, Handelsnamen, Warenbezeichnungen usw. in diesem Werk berechtigt auch ohne besondere Kennzeichnung nicht zu der Annahme, daß solche Namen im Sinne der Warenzeichen- und Markenschutz-Gesetzgebung als frei zu betrachten wären und daher von jedermann benutzt werden dürfen.

Produkthaftung: Für Angaben über Dosierungsanweisungen und Applikationsformen kann vom Verlag keine Gewähr übernommen werden. Derartige Angaben müssen vom jeweiligen Anwender im Einzelfall anhand anderer Literaturstellen auf ihre Richtigkeit überprüft werden

Satz und Druck: Zechnersche Buchdruckerei, Speyer
Bindearbeiten: J. Schäffer, Grünstadt

2119/3140-543210 - Gedruckt auf säurefreiem Papier

Vorwort

Ösophagusatresie, Zwerchfellhernie, persistierender Ductus Botalli, Omphalozele und die nekrotisierende Enterokolitis sind typische Krankheitsbilder bei Neugeborenen und werden ausschließlich in dieser Periode operiert. Noch vor wenigen Jahren konnte diesen Patienten nicht geholfen werden. Fortschritte in der Intensivtherapie und Anästhesie haben ebenso dazu beigetragen, daß diese Operationen heute routinemäßig durchgeführt werden können, wie vertiefte Einsichten in die Physiologie und Pathophysiologie der Neugeborenen- und Säuglingsperiode.

Hinzu kommt, daß zahlreiche Pharmaka in Abhängigkeit vom physiologischen Reifezustand des Organismus eine andere Wirkung bzw. einen abweichenden Wirkverlauf zeigen. Viele Medikamente, die gerade vom Anästhesisten eingesetzt werden, sind entweder für diese Altersgruppe nicht zugelassen oder es gibt noch keine Dosierungsempfehlungen dafür.

Im Gegensatz zum angelsächsischen Sprachraum sind die speziellen Probleme von Operationen, Anästhesie und Intensivtherapie bei Neugeborenen und Säuglingen in der deutschen Literatur bisher nicht systematisch aufgearbeitet. Die Herausgeber haben deshalb in 2 Workshops in den Jahren 1986 und 1987 Kinderchirurgen, Neonatologen, Pädiater und Anästhesiologen zu einem interdisziplinären Gedanken- und Erfahrungsaustausch zusammengeführt. Der vorliegende Band bietet als „Quintessenz" dieser Veranstaltungen gewissermaßen eine Definition des „State-of-the-Art" der Physiologie und Pathophysiologie spezieller chirurgischer Erkrankungen der Neugeborenenperiode, des perioperativen Managements und der Besonderheiten von Pharmakologie und Anästhesieführung.

Bei der Erstellung dieses Bandes haben Dr. T. Weber, Dr. N. Lutter und Dr. U. Schirmer tatkräftige Unterstützung geleistet. Wir danken ihnen ebenso wie allen Autoren für ihr Bemühen um eine pünktliche Abgabe der Manuskripte und den Mitarbeitern des Springer-Verlags für die gute Zusammenarbeit bei der Produktion des vorliegenden Bandes und seine angemessene Ausstattung.

Erlangen und Ulm,
Sommer 1989

F. W. Ahnefeld K.-H. Altemeyer
T. Fösel G.-B. Kraus E. Rügheimer

Inhaltsverzeichnis

Verzeichnis der Workshopteilnehmer

Prof. Dr. F. W. Ahnefeld[a]
Zentrum für Anästhesiologie, Klinikum der Universität Ulm,
Steinhövelstraße 9, D-7900 Ulm

Dr. Kristin Appel[b]
Oberärztin der Anästhesieabteilung des Städischen Klinikums,
Karl-Wilhelm-Straße 1, D-7500 Karlsruhe

Priv.-Doz. Dr. K.-H. Altemeyer[a]
Chefarzt der Klinik für Anästhesiologie und operative
Intensivmedizin, Kliniken der Stadt Saarbrücken, Winterberg,
Postfach 75, D-6600 Saarbrücken

Dr. U. Bauer-Miettinen[a,b]
Leiterin der Anästhesieabteilung am Kinderspital, Postfach,
CH-5056 Basel

Dr. V. Bien[b]
Institut für Anästhesiologie und operative Intensivmedizin,
Zentralklinikum Augsburg, Stenglinstraße 2, D-8900 Augsburg

Prof. Dr. R. Bittner[a]
Leitender Oberarzt der Abteilung Chirurgie I, Klinikum
der Universität Ulm, Steinhövelstraße 9, D-7900 Ulm

Dr. G. G. Braun[b]
Oberarzt am Institut für Anästhesiologie der Universität
Erlangen-Nürnberg, Maximiliansplatz 1, D-8520 Erlangen

Dr. E. Breucking[a]
Oberärztin am Institut für Anästhesiologie am Klinikum
Barmen der Stadt Wuppertal, Heusner Straße 40,
D-5600 Wuppertal 2

Dr. W. Büttner[b]
Oberarzt der Anästhesieabteilung, Marienhospital,
Universitätsklinik, Hölkeskampring 40, D-4690 Herne

---

[a] Teilnehmer am Workshop in Ulm.
[b] Teilnehmer am Workshop in Erlangen.

Dr. P. Dangel[a]
Leiter der Anästhesieabteilung und Intensivbehandlungsstation am Kinderspital Zürich, Steinwiesstraße 75, CH-8032 Zürich

Prof. Dr. W. Dick[a]
Leiter der Klinik für Anästhesiologie, Klinikum der Johannes-Gutenberg-Universität, Langenbeckstraße 1, D-6500 Mainz

Dr. T. Fösel[a,b]
Oberarzt am Zentrum für Anästhesiologie, Klinikum der Universität Ulm, Steinhövelstraße 9, D-7900 Ulm

Prof. Dr. E. Freye[b]
Abteilung für zentrale Diagnostik, Universitätsklinikum, Hufelandstraße 55, D-4300 Essen 1

Dr. W. Friehe[b]
Zentrales Krankenhaus, St. Jürgen-Straße, D-2800 Bremen

Dr. L. Gortner[a]
Sektion Neonatologie, Kinderklinik, Klinikum der Universität Ulm, Prittwitzstraße 43, D-7900 Ulm

Dr. G. Hahn[b]
Oberarzt der Anästhesieabteilung, Kinderkrankenhaus der Krankenanstalten der Stadt Köln, Amsterdamer Straße 59, D-5000 Köln

Prof. Dr. J. Hausdörfer[a,b]
Leiter der Abteilung Anästhesie III, Institut für Anästhesiologie, Medizinische Hochschule Hannover, Konstanty-Gutschow-Straße 8, D-3000 Hannover 61

Prof. Dr. G. Heimann[b]
Vorstand der Abteilung Kinderheilkunde, RWTH Aachen, Pauwelsstraße, D-5100 Aachen

Prof. Dr. V. Hempel[b]
Vorstand der Abteilung Anästhesie II, Krankenanstalten Konstanz, Luisenstraße 7, D-7750 Konstanz

Dr. J. Holzki[a,b]
Leiter der Anästhesieabteilung, Kinderkrankenhaus der Krankenanstalten der Stadt Köln, Amsterdamer Straße 59, D-5000 Köln

---

[a] Teilnehmer am Workshop in Ulm.
[b] Teilnehmer am Workshop in Erlangen.

Priv.-Doz. Dr. H.-D. Kamp[b]
Oberarzt am Institut für Anästhesiologie der Universität Erlangen-Nürnberg, Maximiliansplatz 1, D-8520 Erlangen

Dr. G.-B. Kraus[a,b]
Oberärztin am Institut für Anästhesiologie der Universität Erlangen-Nürnberg, Maximiliansplatz 1, D-8520 Erlangen

Dr. F.-J. Kretz[a,b]
Klinik für Anästhesiologie und operative Intensivmedizin, Universitätsklinikum Steglitz der Freien Universität Berlin, Hindenburgdamm 30, D-1000 Berlin 45

Dr. J. Limmer[a]
Abteilung Chirurgie I, Klinikum der Universität Ulm, Steinhövelstraße 9, D-7900 Ulm

Prof. Dr. O. Linderkamp[a,b]
Ärztlicher Direktor der Neonatologischen Abteilung, Universitätskinderklinik, Im Neuenheimer Feld 150, D-6900 Heidelberg

Dr. N. Lutter[b]
Institut für Anästhesiologie der Universität Erlangen-Nürnberg, Maximiliansplatz 1, D-8520 Erlangen

Prof. Dr. K. Mantel[a,b]
Leiter der Anästhesieabteilung, Dr. von Hauner'sches Kinderspital, Lindwurmstraße 4, D-8000 München

Prof. Dr. H. Mildenberger[a]
Leiter der Abteilung Kinderchirurgie der Medizinischen Hochschule Hannover, Konstanty-Gutschow-Straße 8, D-3000 Hannover 61

Dr. J. Motsch[a,b]
Institut für Anästhesie, Universitätskliniken im Landeskrankenhaus Homburg, Oscar-Orth-Straße, D-6600 Homburg

Prof. Dr. M. Opladen[a]
Leiter der Abteilung Neonatologie, Auguste-Viktoria-Krankenhaus Berlin-Schöneberg, Rubensstraße 125, D-1000 Berlin 41

---

[a] Teilnehmer am Workshop in Ulm.
[b] Teilnehmer am Workshop in Erlangen.

Priv.-Doz. Dr. J. P. Pochon[a]
Leitender Arzt der kinderchirurgischen Abteilung
der Universitätskinderklinik Zürich, Steinwiesstraße 75,
CH-8032 Zürich

Prof. Dr. F. Pohlandt[a]
Leiter der Sektion Neonatologie, Kinderklinik, Klinikum
der Universität Ulm, Prittwitzstraße 43, D-7900 Ulm

Dr. W. Rascher[b]
Zentrum Pädiatrie, Klinikum der Ruprecht-Karls-Universität,
Voßstraße 2, D-6900 Heidelberg

Dr. K. Richter[b]
Chefarzt der Kinderklinik des Stadtkrankenhauses,
Jakob-Henle-Straße 1, D-8510 Fürth

Dr. G. Rintelen[a]
Leitender Arzt der Anästhesieabteilung,
Universitätskinderklinik, Steinwiesstraße 75, CH-8032 Zürich

Prof. Dr. E. Rügheimer[b]
Institut für Anästhesiologie der Universität Erlangen-Nürnberg,
Maximiliansplatz 1, D-8520 Erlangen

Dr. U. Schirmer[a,b]
Zentrum für Anästhesiologie, Klinikum der Universität Ulm,
Steinhövelstraße 9, D-7900 Ulm

Dr. H. Schmidt[a,b]
Leiterin der Anästhesieabteilung, Altonaer Kinderkrankenhaus,
Bleickenallee 30, D-2000 Hamburg 50

Prof. Dr. J. G. Schöber[a,b]
Leiter des Kinderkrankenhauses an der Lachnerstraße,
Lachnerstraße 39, D-8000 München

Dr. H. Segerer[a,b]
Kinderklinik der Universität Erlangen-Nürnberg,
Loschgestraße 15, D-8520 Erlangen
und: Ithweg 2a, D-1000 Berlin

Univ.-Doz. Dr. M. Semsroth[b]
Klinik für Anästhesie und allgemeine Intensivmedizin,
Spitalgasse 23, A-1090 Wien

Dr. W. Simons[b]
Kinderklinik St. Augustin, Arnold-Jansson-Straße 29,
D-5205 St.Augustin

---

[a] Teilnehmer am Workshop in Ulm.
[b] Teilnehmer am Workshop in Erlangen.

Dr. S. Stehr-Zirngibl[b]
Institut für Anästhesiologie der Universität Erlangen-Nürnberg,
Maximiliansplatz 1, D-8520 Erlangen

Prof. Dr. H. Stopfkuchen[a,b]
Kinderklinik und Kinderpoliklinik, Klinikum der
Johannes-Gutenberg-Universität, Langenbeckstraße 1,
D-6500 Mainz

Dr. R. Triebel[b]
Altonaer Kinderkrankenhaus, Bleickenallee 30,
D-2000 Hamburg 50

Prof. Dr. H. Versmold[a,b]
Neonatologie, Frauenklinik der
Ludwig-Maximilians-Universität, Klinikum Großhadern,
Marchioninistraße 15, D-8000 München 70

Prof. Dr. J. Waldschmidt[a]
Leiter der Abteilung für Kinderchirurgie, Universitätsklinikum
Steglitz der Freien Universität Berlin, Hindenburgdamm 30,
D-1000 Berlin 45

Dr. T. Weber[b]
Institut für Anästhesiologie der Universität Erlangen-Nürnberg,
Maximiliansplatz 1, D-8520 Erlangen

Dr. A. von Wendt[b]
Kinderklinik der Universität Erlangen-Nürnberg,
Loschgestraße 15, D-8520 Erlangen

Dr. C. Wick[a,b]
Zentrum für Anästhesiologie, Klinikum der Universität Ulm,
Steinhövelstraße 9, D-7900 Ulm

Dr. G. Zeilinger[b]
Leiter der Intensivabteilung der Kinderklinik der Universität
Erlangen-Nürnberg, Loschgestraße 15, D-8520 Erlangen

Dr. E. P. Zilow[b]
Universitätskinderklinik, Im Neuenheimer Feld 150,
D-6900 Heidelberg

---

[a] Teilnehmer am Workshop in Ulm.
[b] Teilnehmer am Workshop in Erlangen.

1 Adaptationsprobleme des Neugeborenen

1.1 Respiratorisches System

U. Schirmer, C. Wick und T. Fösel

Mit dem Einsetzen der Lungenatmung bei der Geburt wird die Funktion des Gasaustauschs von einem Organ übernommen, das während der Fetalzeit keine Funktion hatte. Die Lunge muß mit dem ersten Atemzug praktisch aus dem „stand by" ihre volle Organfunktion aufnehmen. Entsprechend wichtig und komplex sind die Anpassungsvorgänge des gesamten pulmonalen Systems in den ersten Lebensminuten und -stunden, die nicht nur die Ventilation und den Gasaustausch, sondern besonders den Kreislauf betreffen.

Wesentliche Voraussetzung für die adäquate postpartale Anpassung ist eine ungestörte Lungenentwicklung, die sich in 4 Abschnitte einteilen läßt [8, 13].

Entwicklung der Lunge

Die 1. embryonale Entwicklungsperiode beginnt um den 20. Tag mit einer Ausstülpung des Entoderms an der ventralen Seite des Darmrohrs. Die entstandene Lungenrinne schnürt sich vom Vordarm an kaudal nach kranial ab und behält eine kranial offene Verbindung zum Darmrohr, die als Eingang in die Atemwege erhalten bleibt. In der 4. Woche teilt sich diese, langsam in das umliegende Mesenchym vorwachsende embryonale Trachea in eine rechte und linke Stammknospe. Als Vorläufer der Lappenbronchien entstehen bis Ende der 6. Woche aus der rechten Knospe 3, aus der linken Knospe 2 Ausstülpungen. Durch deren weitere Aufteilung entwickelt sich in der 2. Periode das Bronchialsystem. Diese Entwicklung der präacinären Atemwege ist in der 16. Woche mit der Ausbildung der Bronchi terminales abgeschlossen. In der folgenden kanalikulären Periode (3. Periode) verliert die Lunge ihre drüsige Struktur. Der Acinus entwickelt mehrere Generationen von respiratorischen Bronchiolen, die Kapillarisation des umgebenden Mesenchyms nimmt stark zu. Ab der 24. Woche erscheinen mit fortschreitender Alveolenbildung die ersten Alveolarzellen Typ I, die Anschluß an das Kapillarsystem bekommen und einen Gasaustausch ermöglichen.

In der 4. Entwicklungsperiode ab der 28. Gestationswoche entstehen 3 Aufzweigungsgenerationen der Sacculi, Alveolargänge und Alveolen. Neben den Alveolarzellen Typ I treten nun auch Zellen mit Lamellenkörperchen auf, die Zeichen der „Surfactant"-Produktion sind. Surfactant ist ein Komplex aus Phospholipiden (90%), Proteinen (10%) und einem sehr geringen Anteil von Kohlenhydraten. Die Phospholipide bestehen im wesentlichen aus Lezithin und Sphingomyelin. Ist die Schwangerschaft nicht durch endokrine Störungen beeinträchtigt, kann Sphingomyelin schon relativ früh nachgewiesen werden, während bis zur 34. Woche - eine Lungenunreife markierend - praktisch kaum Lezithin vorhanden ist. Mit dem steilen Anstieg des Lezithingehalts in der 35. Schwangerschaftswoche (SSW) verschiebt sich das auch diagnostisch genutzte Verhältnis von Lezithin zu Sphingomyelingehalt im Fruchtwasser. Ist der Lezithingehalt 2mal so hoch wie der Sphingomyelingehalt, deutet das auf eine relativ reife Lunge hin [13]. Treten Störungen in der embryonalen Entwicklung auf oder wird die Schwangerschaft vor der 35. SSW unterbrochen, ist mit einem unvollständigen Surfactantfilm und damit einer unreifen Lungenfunktion zu rechnen. Die Stimulation der Surfactantproduktion in utero durch exogen zugeführte Kortikoide scheint unter bestimmten Umständen möglich [3, 14] und wird bei entsprechender Indikation therapeutisch genutzt.

Auch beim reifen Neugeborenen ist die Lungenentwicklung mit der Geburt noch nicht abgeschlossen. Die alveolokapilläre Membran ist zwar voll ausgereift, die Anzahl der Alveolen, die bis zum 8. Lebensjahr auf ca. 300 Mio. ansteigt, liegt jedoch erst bei etwa 20 Mio. [15]. Die Alveolaroberfläche vergrößert sich dementsprechend von zunächst 2,5 m^2 auf etwa 70–80 m^2 im Erwachsenenalter.

Parallel mit der Entwicklung von Bronchien und Alveolen verläuft die Entwicklung der Pulmonalgefäße. Dabei folgen die präacinären Gefäße den Luftwegen, die intraacinären den Alveolen [10]. Die Arterien sind, bezogen auf den Durchmesser, muskelstärker als beim Erwachsenen. Allerdings reichen die muskulären Arterien nicht soweit in die Peripherie wie beim Erwachsenen, sondern sind im wesentlichen präacinär zu finden [10].

Pulmonalkreislauf

Während der Fetalzeit ist der Pulmonalkreislauf dem systemischen Kreislauf parallel geschaltet und wird von nur 8–10% des Herzminutenvolumens durchströmt. Der Grund dafür ist der hohe pulmonale Widerstand, der u.a. auch durch den intrauterin sehr niedrigen p_aO_2 von ca. 20 mm Hg* hervorgerufen wird. Der hohe pulmonale Widerstand führt zu einem hohen Druck im rechten Herzen mit einem Rechts-links-Shunt über das Foramen ovale. Der niedrige p_aO_2 ist wesentlich am Offenhalten des Ductus arteriosus Botalli beteiligt, über den aufgrund der Druckverhältnisse ebenfalls ein Rechts-links-Fluß besteht.

Mit den ersten Atemzügen nach der Geburt ändern sich diese Kreislaufverhältnisse grundlegend. Der pulmonalarterielle Widerstand nimmt durch die Entfaltung der Lungen und durch den steigenden p_aO_2 stark ab. Durch den erhöhten linksatrialen venösen Rückstrom und den sinkenden pulmonalen Druck verschließt sich das Foramen ovale innerhalb der ersten Lebensminuten funktionell. Auch der Ductus arteriosus Botalli verschließt sich - allerdings innerhalb weniger Tage etwas langsamer - zunächst funktionell. Das Prostaglandin (PG) $F_{2\alpha}$ und die höheren p_aO_2-Werte sind als auslösende Faktoren anzusehen [14]. Innerhalb der ersten 24 h verringert sich der Rechts-links-Shunt damit von 90

---

* 1 mm Hg = 0,1333 kPa.

auf 20%. Störungen dieser Kreislaufanpassung sind im wesentlichen auf eine ungenügende Senkung des hohen pulmonalen Drucks (wie z. B. bei der Zwerchfellhernie) und eine ungenügende Entfaltung der Lungen (wie z. B. ungenügender Surfactantfilm) zurückzuführen.

Ist die Lungenentwicklung, wie beim Vorliegen einer großen Zwerchfellhernie, behindert, entwickelt sich eine hypoplastische Lunge mit einer stark rarifizierten Lungenstrombahn, bei der die muskulären Arterien prozentual stark überwiegen [6]. Die Anzahl der Acini und der Alveolarzellen sowie die Zahl der Lungengefäße ist insgesamt vermindert [6], der Druck im pulmonalarteriellen Stromgebiet dementsprechend erhöht. Der funktionelle Verschluß von Foramen ovale und Ductus Botalli kann entsprechend den Drücken und einem schlechteren p_aO_2 unvollständig sein oder ganz fehlen. Es resultiert das Bild der persistierenden pulmonalen Hypertension des Neugeborenen (PPHN) mit Rechts-links-Shunt und schlechter pulmonaler Perfusion. Eine resultierende Hypoxie und Hyperkapnie können den Gefäßwiderstand und damit den pulmonalen Hochdruck weiter erhöhen und die intrauterinen Kurzschlußverbindungen offenhalten. Dieser Circulus vitiosus ist nur schwer zu durchbrechen.

Ventilation

Die mechanischen Eigenschaften der Lunge sind in utero nicht trainiert. Die Lunge ist mit Fruchtwasser gefüllt und nicht entfaltet. Vereinzelt sind in utero Atembewegungen festgestellt worden. Mit dem ersten Atemzug ist eine transpulmonale Druckdifferenz von über 25 cm H_2O* notwendig, damit sich die Alveolen eröffnen, erst danach wird mit zunehmendem transpulmonalem Druck Volumen gefördert. Eine eröffnete Alveole folgt dann dem La-Place-Gesetz, welches besagt, daß der Druck, um ein sphärisches Gebilde offenzuhalten, umgekehrt proportional dem Radius ist. Diese Tatsache bedeutet in der Praxis, daß nach Eröffnen der Alveolen bei weiteren Atemzügen ein geringerer transthorakaler Druck notwendig ist, um ein bestimmtes Volumen zu fördern.

Die Dehnbarkeit des respiratorischen Systems, die sog. Compliance, setzt sich zusammen aus der Compliance der Lunge und extrapulmonalen Faktoren. Die Compliance der Lunge wird durch die elastischen Kräfte der Lunge und durch den Spannungszustand der Alveolen beeinflußt. In die extrapulmonalen Faktoren gehen neben der Dehnbarkeit der Thoraxwand und des Skeletts auch intrapulmonale Prozesse und Faktoren mit ein, die die Exkursionen des Zwerchfells beeinflussen. Die Gesamtcompliance beträgt beim gesunden Neugeborenen 3–5 ml/cm H_2O** und nimmt schon in den ersten Lebenstagen stark zu.

Ein weiterer wichtiger Faktor in der Lungenmechanik ist der Atemwegswiderstand. Bei laminären Strömungen folgt der Widerstand dem Hagen-Poiseuille-Gesetz, d. h. der Atemwegswiderstand ist umgekehrt proportional zur vierten Potenz des Radius; das ist besonders bei den kleinen Atemwegen der Neugeborenen von Bedeutung. Der Gesamtquerschnitt der peripheren Atemwege bewirkt

* 1 cm H_2O = 98,07 Pa.

** 1 ml/cm H_2O = 10,2 µl/Pa.

beim Säugling ca. 50% des Gesamtwiderstands, die andere Hälfte des Gesamtwiderstands wird durch die Bronchien, die Trachea und die Nasenatmung bewirkt [5]. Je älter das Kind wird, desto höher wird der Anteil der proximalen Atemwege am Gesamtwiderstand, der jedoch mit zunehmendem Alter sinkt. Durch die Tendenz der kleinen Atemwege zu kollabieren, ist der exspiratorische Widerstand höher als der inspiratorische Widerstand. Der Atemwegswiderstand eines gesunden Neugeborenen liegt bei 40 cm H_2O*.

Die Stabilität der Alveolen wird durch den Surfactant erhalten. Bei fehlendem oder unvollständigem Surfactantfilm, wie z. B. beim Atemnotsyndrom des unreifen Frühgeborenen, kann es nach jedem Atemzug zum Alveolarkollaps kommen. Bei jedem neuen Atemzug ist dann die transthorakale Druckdifferenz des ersten Atemzugs erneut aufzubringen, die notwendige Atemarbeit bleibt extrem groß. Ist der Surfactantfilm funktionsfähig, bleiben die Alveolen offen, es bildet sich das funktionelle Residualvolumen. Abnehmender Atemwegswiderstand und die in den ersten 24 h extrem zunehmende Compliance bedeuten eine bessere Ventilation bei niedrigerer Atemarbeit.

Pathologische Zustände, die den Atemwegswiderstand beeinflussen, können im Bereich der peripheren Atemwege durch Kompression von außer oder durch Schwellungen oder Bronchokonstriktion wie bei der Bronchiolitis verursacht sein. Im Bereich der oberen Atemwege können Trachealstenosen verschiedener Genese, beim Säugling auch eine behinderte Nasenatmung den Atemwegswiderstand erhöhen.

Bei den Ventilationsgrößen (Tabelle 1) zeigen sich die Unterschiede zwischen dem Erwachsenenalter und den kleinen Kindern, v. a. in dem 3mal höheren O_2-Verbrauch. Dieser O_2-Verbrauch kann nur durch ein höheres Atemminutenvolumen gedeckt werden. Das höhere Atemminutenvolumen wird nahezu ausschließlich über eine höhere Atemfrequenz erreicht, nicht über ein höheres Atemhubvolumen. Obwohl das Verhältnis von Totraum zu Hubvolumen bei Erwachsenen und Kindern gleich ist, steigt durch die höhere Atemfrequenz die Totraumventilation.

Bei der Betrachtung der statischen Lungenvolumina (Tabelle 2) fällt auf, daß die totale Lungenkapazität, bezogen auf das Körpergewicht, bei Säuglingen vermindert ist, überwiegend aufgrund der verminderten Vitalkapazität, dagegen un-

Tabelle 1. Ventilationsgrößen. (Aus Nelson [7])

	Neugeborener	Erwachsener
Atemfrequenz [min^{-1}]	35–45	12–16
Hubvolumen [ml/kg KG]	6–8	7
Totraum [ml/kg KG]	2,0–2,2	2,2
Totraum/Hubvolumen	0,27–0,33	0,3
Atemminutenvolumen [ml/kg KG]	200–260	90–100
Totraumventilation [ml/kg Kg/min]	77–99	30
O_2-Verbrauch [ml/kg KG/min]	6–8	3,2

* 1 cm H_2O/l = 98,07 Pa/l.

Tabelle 2. Statische Lungenvolumina. (Aus Nelson [7])

	Säugling [ml/kg KG]	Erwachsener [ml/kg KG]
Gesamtkapazität	63	82
Vitalkapazität	30-40	66
Funktionelle Residualkapazität	30	30
Hubvolumen	6-8	7
Exspiratorisches Reservevolumen	7	14
„closing volume"	12	7

terscheidet sich die Residualkapazität nicht. Ein weiterer wichtiger Unterschied zwischen Säuglingen und Erwachsenen besteht in der Tatsache, daß das „closing volume", das ist dasjenige Volumen, bei dem es zu einem Verschluß der peripheren Atemwege kommt, das exspiratorische Reservevolumen übersteigt. Damit kann auch bei einer gesunden Lunge schon am Ende einer normalen Exspiration der Punkt erreicht sein, bei dem es zum Kollaps und Verschluß der peripheren Atemwege kommt.

Atemregulation

Die Regulation der Atmung unterliegt auch beim Neugeborenen den vom Erwachsenenalter bekannten Größen p_aCO_2, p_aO_2 und pH. Die peripheren Chemorezeptoren im Glomus caroticum sind im wesentlichen die Sensoren für eine Hypoxie, aber auch für eine Modulation für die Empfindlichkeit der CO_2-Antwort und die Reaktion auf den pH [8]. Das Atemzentrum liegt in der Medulla oblongata, es wird nicht direkt durch den p_aCO_2, sondern durch das Proton H^+ beeinflußt. Außerdem wird das Atemzentrum durch höher gelegene pontine Zentren und durch kortikale Bahnen, aber auch durch periphere Reflexbögen von Dehnungsrezeptoren der Lunge moduliert.

Die Empfindlichkeit der Regulationsmechanismen unterliegt beim Neugeborenen verschiedenen Modifikationen. Die CO_2-Antwortkurve ist wohl aufgrund des erhöhten Atemminutenvolumens nach links verschoben, d.h. der Ruhe-p_aCO_2-Wert liegt bei 33 mm Hg [12]. Die Steilheit der CO_2-Antwortkurve ist abhängig vom Gestationsalter. Je unreifer die Kinder, desto weniger reagieren sie mit einer Steigerung des Atemminutenvolumens auf einen erhöhten p_aCO_2. Dies scheint durch eine Unempfindlichkeit der Rezeptoren bedingt zu sein [12].

Auch die Reaktion auf eine Hypoxie ist unterschiedlich zum Erwachsenenalter. Neugeborene reagieren mit einer biphasischen Reaktion auf Hypoxie, d.h. zunächst wird die Ventilation für etwa 30 s gesteigert, danach kommt es zu einer Hypoventilation oder sogar zu einer Apnoe. Die initiale Steigerung der Ventilation beruht auf einer erhöhten Empfindlichkeit der CO_2-Antortkurve. Die pathophysiologische Grundlage für die Hypoventilation scheint in einer zentralen Modulation des Atemantriebs zu liegen [2], nachdem Änderungen in der Empfindlichkeit des Glomus caroticum [2], Ermüdung des Zwerchfells [17] oder eine

Änderung des Lungencompliance [2], zumindest im Tierexperiment ausgeschlossen werden konnten.

Bei unreifen Kindern liegt auch bei normalen Blutgasen eine unregelmäßige Form der Atmung, die sog. periodische Atmung vor, bei der sich rasche Atemzüge mit Pausen bis zu 10 s abwechseln. Als Abgrenzung zu Apnoeanfällen liegt bei diesen Atempausen der periodischen Atmung keine Hypoxie oder Bradykardie vor [11]. Etwa die Hälfte der Kinder mit periodischer Atmung entwickelt jedoch auch einen ausgeprägten Apnoeanfall [11]. Neben der Unreife können Apnoeanfälle auch durch intrakranielle Prozesse (Blutungen, Krämpfe), einen offenen Ductus Botalli, Pneumonien, ein Atemnotsyndrom, Wechsel der Umgebungstemperaturen, Hypoglykämien oder Hypokalzämien hervorgerufen werden.

Sauerstoffdiffusion und Transport

Das Ziel der Atmung ist es, Sauerstoff für die Energieversorgung der peripheren Gewebe bereitzustellen. Für den O_2-Transport an das Gewebe sind mehrere Faktoren notwendig. Der Sauerstoff diffundiert passiv entlang eines Konzentrationsgradienten von den Alveolen in die Lungenkapillare. Die Diffusionskapazität ist dabei direkt proportional der Alveolaroberfläche und umgekehrt proportional zur Diffusionsstrecke. Die Diffusionsstrecke, die normalerweise sehr klein ist, kann im Neugeborenenalter durch Flüssigkeitseinlagerung verlängert sein, ebenso ist die Alveolaroberfläche noch nicht voll entwickelt, so daß die Diffusionskapazität erniedrigt ist.

Das arterialisierte Blut erhält aufgrund der Physiologie eine Beimischung von venösem Blut über die Bronchialvenen und die thebesischen Gefäße. Eine weitere Zumischung von venösem Blut kann im Neugeborenenalter über offene fetale Shunts in Rechts-links-Richtung und durch vermehrt auftretende Mikroatelektasen, die zwar perfundiert, aber nicht ventiliert sind, auftreten. Deshalb ist auch beim gesunden Neugeborenen der p_aO_2 mit 70 mm Hg niedriger als im Erwachsenenalter [8].

Die Menge Sauerstoff, die im Blut enthalten ist, errechnet sich durch die Formel

$$O_2\text{-Gehalt (ml } O_2/100 \text{ ml Blut)} = (O_2\text{-Sättigung [\%]} \cdot \text{Hb [mg/100 ml]} \cdot 1{,}34) + (0{,}003 \cdot p_aO_2).$$

Hier ist damit klar, daß die überwiegende Menge Sauerstoff an Hämoglobin gebunden transportiert wird. Die O_2-Bindung wird durch die O_2-Dissoziationskurve beschrieben. Die Affinität von Sauerstoff zu Hämoglobin unterscheidet sich im Neugeborenenalter vom späteren Lebensalter dadurch, daß das fetale Hämoglobin (HbF) eine nach links verschobene Dissoziationskurve aufweist, d.h. daß zur Erreichung einer O_2-Sättigung von 50% im Neugeborenenalter nur ein p_aO_2 von 19 mm Hg, jenseits des 6. Lebensmonats jedoch für eine 50%ige Sättigung ein p_aO_2 von 27 mm Hg notwendig ist. Außer durch das Hämoglobin wird die O_2-Dissoziation noch durch den pH (Azidose ergibt eine Rechtsverschiebung, Bohreffekt) oder durch den Gehalt an 2,3-Diphosphoglycerat beeinflußt. Durch die Linksverschiebung ist die O_2-Aufnahme verbessert, die Abgabe von Sauerstoff im Gewebe jedoch erschwert.

Sauerstofftoxizität

Sauerstofftoxizität, hervorgerufen durch eine Hyperoxie, kann sich an der Lunge, an der Retina und an ZNS-Strukturen auswirken [9]. In der Neonatalzeit sind die Strukturen wesentlich empfindlicher als im Erwachsenen, wo die Folgen einer Hyperoxie bis zu 24 h als reversibel angesehen werden. Besonder empfindlich in der Neonatalphase scheint die Retina zu sein, wo es bereits nach kurzer Zeit [1] zu einer retrolentalen Fibroplasie kommen kann, wenn die Kinder einer erhöhten O_2-Konzentration ausgesetzt sind.

Neben der Hyperoxie spielen aber auch andere, noch nicht genau definierte Faktoren bei der Entwicklung der retrolentalen Fibroplasie eine Rolle [9]. In der Lunge rufen hohe O_2-Konzentrationen Schädigungen des Endothels und Alveolarzellen Typ I hervor; möglicherweise resultiert daraus ein Verlust von Surfactant. Tierexperimentell zeigt sich ein Bild, das der bronchopulmonalen Dysplasie gleich. Die bronchopulmonale Dysplasie kann aber auch durch Barotraumen, Intubation oder Infektion hervorgerufen werden. Eine ätiologische Abgrenzung ist jedoch nicht möglich.

Auch im ZNS werden spezifische durch Hyperoxie verursachte Läsionen diskutiert [9].

Um die Folgen einer Hyperoxie oder einer Hypoxie auszuschlaten, ist eine O_2-Sättigung von ca. 90% anzustreben. Dies entspricht einem p_aO_2 im Neugeborenenalter von 45–50 mm Hg [16].

Literatur

1. Betts EK, Downes JJ, Schaffer DB, Johns R (1977) Retrolental fibroplasia and oxygen administration during general anesthesia. Anesthesiology 47:518
2. Blanco CE, Hanson KA, Johnson P, Rigatto H (1984) Breathing patterns of kittens during hypoxia. J Appl Physiol 56:12
3. Block MF, Kling OR, Crosby WM (1977) Antenatal gluco corticoid therapy for the prevention of respiratory distress syndrome in the infants. Obstet Gynecol 50:186
4. Collaborative Group on Antenatal Steroids (1981) Effects of antenatal dexamethason administration on prevention of respiratory distress syndrome. Am J Obstet Gynecol 141:276
5. Hogg IC, Williams J, Richardson JB, Macklem PT, Thurlbeck WM (1970) Age as factor of lower airway conductance and in the pathology anatomy of obstructive lung disease. N Engl J Med 282:1283
6. Kitagawa M, Hislop A, Boyden EA, Reid L (1971) Lung hypoplasia in congenital diaphragmatic hernia – A quantitative study of airway, artery and alveolor development. Br J Surg 58:342
7. Nelson NM (1987) The onset of respiration. In: Avery G (ed) Neonatology. Lippincott, Philadelphia, p 176
8. Nichols DG, Rogers MC (1987) Developmental physiology of the respiratory system. In: Rogers MC (ed) Textbook of pediatric intensive care. Williams & Wilkins, Baltimore, p 83

9. Phelps DL (1982) Neonatal oxygen toxicity – Is it preventable? Pediatr Clin North Am 29:1233
10. Reid LM (1979) The pulmonary circulation: Remodeling in growth and disease. Am Rev Respir Dis 119:531
11. Rigatto H (1982) Apnoe. Pediatr Clin North Am 29:1105
12. Rigatto H (1984) Control of ventilation in the newborn. Ann Rev Physiol 46:661
13. Stahlman MT (1987) Acute respiratory disorders in the newborn. In: Avery G (ed) Neonatology. Lippincott, Philadelphia, p 418
14. Starlin MB, Elliot RB (1974) The effects of prostaglandins, prostaglandin-inhibitors and oxygen on the closure of the ductus arteriosus, pulmonary arteries and umbilical vessels. Prostaglandins 8:187
15. Thurlbeck WM, Angus GE (1975) Growth and aging of the normal human lung. Chest 67:2S
16. Usher R (1987) Extreme prematurity. In: Avery G (ed) Neonatology. Lippincott, Philadelphia, p 264
17. Watchko JF, La Friamboise WA, Mayock DE, Standaert TA, Woodrum DE (1987) Spectral analysis of diaphragmatic EMG during the neonatal biphasic hypoxic ventilatory response. Pediatr Res 21:238

1.2 Herz-Kreislauf-System des Neugeborenen

O. Linderkamp und E. P. Zilow

Die wesentlich verbesserte Prognose von Neugeborenen mit hohem Risiko [10] erfordert und ermöglicht zunehmend häufiger chirurgische Eingriffe in der Neugeborenenperiode [1]. Untergewichtige Neugeborene weisen einerseits relativ häufig angeborene Fehlbildungen auf und neigen andererseits zu chirurgisch anzugehenden Komplikationen. Unter optimalen Bedingungen zeigen sogar extrem unreife operierte Frühgeborene keine höhere Sterblichkeit als Frühgeborene vergleichbaren Gewichts und Gestationsalters [3]. Zu den optimalen Bedingungen gehören neben der Erhaltung von Ventilation, Temperatur und Stoffwechselvorgängen die Erhaltung konstanter Durchblutung und O_2-Versorgung der Organe.

Der Kreislauf des Fetus

Der Kreislauf des Fetus ist an die Besonderheiten des intrauterinen Stofftransports und -austauschs angepaßt [26, 27, 31]:

(a) Der Gasaustausch erfolgt über die Plazenta, d. h. letztlich über die Lunge der Mutter.
(b) Die Plazentadurchblutung beträgt 40% des gesamten fetalen Herzzeitvolumens (beim fetalen Lamm 450–500 ml/min/kg) und entspricht damit fast der Lungendurchblutung des Erwachsenen.
(c) Vom gesamten Herzzeitvolumen wirft der rechte Ventrikel 60–65%, der linke 35–40% aus. Wegen der höheren Leistung des rechten Ventrikels erscheint er „hypertrophiert“ (Hypertrophiezeichen im EKG).
(d) Der Lungenwiderstand ist hoch, der systemische niedrig, so daß lediglich 5% des Herzzeitvolumens in die Lunge fließen.
(e) Das fetale Blut wird in der Plazenta oxygeniert (O_2-Sättigung: 80%, pO_2: 32–35 mm Hg), fließt durch die Nabelvene, den Ductus venosus und die V. cava inferior in den rechten Vorhof und von dort größtenteils durch das Foramen ovale in den linken Vorhof und über den linken Ventrikel und die Aorta ascendens in die präduktalen Arterien (Koronargefäße, Gehirn).
(f) Das vom Gehirn zurückfließende „desoxygenierte“ Blut (O_2-Sättigung 40%) strömt vom rechten Vorhof in den rechten Ventrikel und die Pulmonalarterie und weiter durch den Ductus arteriosus in die Aorta descendens und in die Plazenta.

(g) Der Systemkreislauf des Fetus ist durch hohen Fluß, geringen Druck und niedrigen Widerstand gekennzeichnet.
(h) HbF bindet Sauerstoff fester als HbA. Das bedeutet aber auch, daß HbF den gebundenen Sauerstoff erst bei geringerem pO_2 abgibt. Beim reifen Neugeborenen werden 50% des Hämoglobins bei einem pO_2 von 20 mm Hg entsättigt, während dieser „p50“ bei Erwachsenen 30 mm Hg beträgt.

Zusammengefaßt ist der Kreislauf des Fetus durch Serienschaltung des rechten und linken Herzens, hohen pulmonalen Widerstand, niedrigen peripheren Widerstand und hohen systemischen Blutfluß, der die relative Hypoxämie und die hohe O_2-Affinität des Hämoglobins kompensiert, charakterisiert.

Der Kreislauf während der Geburt

Der Kreislauf des Fetus/Neugeborenen wird durch die Uteruskontraktionen, die Austreibung durch den Geburtskanal und den Abnabelungsmodus erheblich verändert [10, 11, 14].

(a) Uteruskontraktionen führen zu Kompressionen des Kopfes. Der resultierende erhöhte Vagotonus führt zu Bradykardie, die mit der Wehe beginnt und aufhört (relativ benigne Frühdezeleration).
(b) Sinkt der umbilikal-venöse pO_2 unter 20 mm Hg, kann eine ausgeprägte Bradykardie resultieren (intrauterin: insbesondere Spätdezeleration), die nur durch verbesserte Oxygenierung überwunden werden kann (intrauterin: z. B. Wehenhemmung; postpartal: O_2-Maskenbeatmung).
(c) Vom gesamten fetalen Blutvolumen befinden sich 70 ml/kg im Fetus, 45 ml/kg (Gewicht des Fetus) in der Plazenta. Davon können innerhalb von 3 min bis zu 35 ml/kg Blut in den Fetus „transfundiert“ werden, wenn die Uteruskontraktionen besonders kräftig sind, das Kind vor der Abnabelung tief gelagert wird oder die Abnabelung spät erfolgt [14]. Zunächst entsteht eine gewaltige Kreislaufbelastung, später infolge von Plasmaextravasation eine Polyzythämie, die Durchblutungsstörungen vitaler Organe (Gehirn, Nieren, Darm) verursachen kann [15].
(d) Der unvermeidliche Geburtsstreß führt zur Ausschüttung von Katecholaminen und anderen gefäßwirksamen Substanzen. Der Blutdruck steigt infolge Vasokonstriktion an (s. Beitrag Stopfkuchen, S. 194ff., und [22]).

Kreislaufumstellung nach der Geburt

Die Adaptation des Kreislaufs an das postnatale Leben umfaßt verschiedene Schritte [26–29, 31]:

(a) Der pulmonale Widerstand sinkt infolge Anstiegs des pO_2 in den Lungenarterien; der systemische Widerstand steigt dagegen leicht an, da die Plazentadurchblutung entfällt. Nach ca. 6 h herrscht Druckgleichheit in beiden Kreisläufen; dann steigt der systemische Druck über den pulmonalen.

(b) Das Foramen ovale verschließt sich, da der Druck im linken Vorhof jetzt den Druck im rechten Vorhof übersteigt.

(c) Der Ductus arteriosus verschließt sich funktionell innerhalb von 3 Tagen, anatomisch innerhalb von 3 Wochen. Somit besteht während der ersten Stunden bis Tage noch ein geringfügiger Shunt über den Ductus.

(d) Im Verlauf der ersten 6 Wochen sinkt der pulmonale Mitteldruck von 55 mm Hg bei der Geburt auf 10–15 mm Hg ab. Insbesondere in den ersten Tagen kann als Folge von Hypoxie der pulmonale Widerstand erneut ansteigen und zu Rechts-links-Shunt über den noch offenen Ductus arteriosus und das Foramen ovale führen.

(e) Der systemische Blutdruck reifer Neugeborener steigt infolge Katecholaminausschüttung und Abnabelung bei der Geburt von etwa 60 auf 85 mm Hg an, um in den folgenden Stunden wieder auf etwa 60 mm Hg abzusinken [22]. Anschließend nimmt der arterielle Blutdruck kontinuierlich bis ins Erwachsenenalter zu.

(f) Nach Verschluß von Ductus arteriosus und Foramen ovale arbeiten die beiden Ventrikel getrennt und werfen annähernd das gleiche Schlagvolumen aus (250 ml/min/kg in der ersten Woche). In den folgenden 6 Wochen nimmt das Herzzeitvolumen auf 150 ml/min/kg ab.

(g) HbF wird allmählich durch HbA ersetzt [24]. Die O_2-Abgabefähigkeit des Hämoglobins steigt, so daß das Hämoglobin von 17–21 g/dl auf 10–13 g/dl absinken kann (Trimenonreduktion).

(h) Der O_2-Verbrauch sinkt von 18 ml/min/kg bei der Geburt auf 10 ml/min/kg mit 6 Wochen [21].

Blutdruck und Blutfluß Neugeborener

Der Kreislauf des Neugeborenen ist durch hohes Herzzeitvolumen [21] und hohe Organblutflüsse [9, 19, 20, 26, 27] bei niedrigem arteriellem Blutdruck [32] charakterisiert. Der Gefäßwiderstand (Druck/Fluß) ist entsprechend extrem gering. Der niedrige Gefäßwiderstand kann nach dem Hagen-Poiseuille-Gesetz auf Erweiterung oder Verkürzung der Gefäße (Gefäßgeometrie) sowie auf geringer Blutviskosität beruhen [15]. Wahrscheinlich spielen alle 3 Faktoren eine Rolle.

Die Bedeutung sog. rheologischer Faktoren (Fließeigenschaften des Blutes) für den Kreislauf Neugeborener wurde erst neuerdings untersucht. Die Blutviskosität ist in den wichtigsten Widerstandsgefäßen, den kleinen Arterien und Arteriolen, relativ gering, da die Plasmaviskosität niedrig (verminderte Plasmaproteinkonzentration) und die Viskositätsreduktion (Fahraeus-Lindqvist-Effekt) ausgeprägter ist [15]. In den Venen ist die Blutviskosität ebenfalls geringer als bei Erwachsenen, da die Erythrozytenaggregation vermindert ist (geringe Konzentration aggregierender Proteine wie Fibrinogen und Makroglobuline). Filtrationsleistungen (Glomeruli und andere Kapillaren) erfordern bei Neugeborenen einen niedrigeren Druck als bei Erwachsenen, da der kolloidosmotische Druck vermindert ist (niedriges Albumin und andere Plasmaproteine) [17]. Bei Frühgeborenen sind die arteriellen Drücke noch niedriger als bei reifen Neugeborenen (Abb. 1). Die Gefäßwiderstände und Serumproteine sind entsprechend vermindert. Dieses System „niedriger Druck – hoher Fluß" ist relativ labil. Ein mäßiger Volumenmangel kann bereits zu Kreislaufzusammenbruch und Schock, Nierenversagen und Mangeldurchblutung des Gehirns führen. Deshalb ist die regelmäßige Messung des Blutdrucks kranker Neugeborener, insbesondere Frühgeborener, und Neugeborener vor, während und nach einer Operation extrem wichtig.

Außerdem muß das Gesamteiweiß kritisch kranker Neugeborener einmal täglich sowie vor und nach einer Operation bestimmt und ggf. korrigiert werden (s. Tabelle 1).

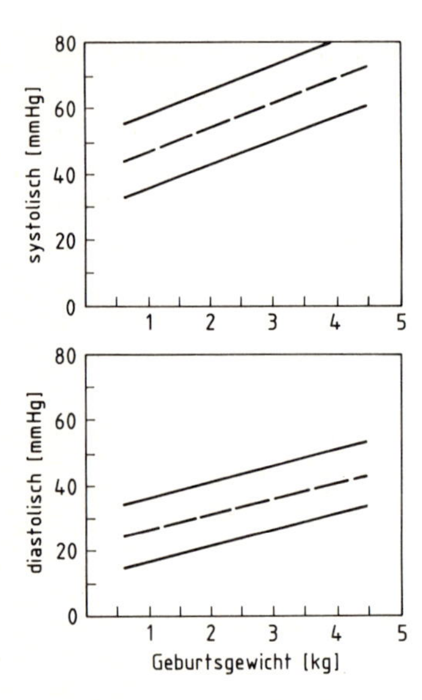

Abb. 1. Invasiv gemessene Blutdrücke Neugeborener, aufgetragen gegen das Geburtsgewicht. Dargestellt sind die Regressionsgeraden ±95%-Vertrauensbereich. (Nach Versmold et al. [32])

Tabelle 1. Plasmaproteine in Abhängigkeit vom Gestationsalter. (Aus Linderkamp u. Zilow [17])

Gestationsalter (Wochen)[a]	Plasma Gesamteiweiß[b] [g/dl]	Serum Albumin[c] [g/dl]	IgG[c] [g/dl]
22–25	3,0 ± 0,5	2,2 ± 0,3	0,3 ± 0,1
26–29	4,3 ± 0,6	2,5 ± 0,4	0,5 ± 0,1
30–33	4,7 ± 0,6	3,3 ± 0,4	0,7 ± 0,3
34–37	5,2 ± 0,7	3,6 ± 0,5	1,0 ± 0,3
38–41	5,8 ± 0,8	3,7 ± 0,6	1,2 ± 0,5

[a] Mindestens 10 pro Gruppe; Untersuchungen in fetalem Plazentablut.
[b] Biuret-Methode.
[c] Radiale Immundiffusion.

Der Einfluß von Hypoxie und Azidose auf den Kreislauf des Neugeborenen

Vor der Geburt führt eine mäßige Hypoxie zu Überwiegen des Vagotonus, Bradykardie und entsprechender Abnahme des Herzzeitvolumens [11]. Zerebrale und myokardiale Durchblutung steigen an; die Durchblutung anderer Organe wie Darm, Nieren und Muskulatur sinkt. Schwere Hypoxie führt zu myokardialer Depression mit extremer Bradykardie. Das Herzzeitvolumen sinkt so stark ab, daß der zerebrale Blutfluß und - noch stärker - die Plazentaperfusion abnehmen. Nach der Geburt geht mäßige Hypoxie mit Tachykardie und Zunahme des Herzzeitvolumens einher [26, 27]. Schwere Hypoxie führt zu Apnoe und Bradykardie. Diese Reaktionsform kann noch einige Tage bis Wochen erhalten bleiben. Dies gilt insbesonder für Frühgeborene, bei denen bereits eine mäßige Hypoxie Apnoen und Bradykardien verursachen kann [4]. Postoperativ ist die Neigung Frühgeborener zu Apnoen und Bradykardie verstärkt [6]. Hypoxiebedingte Apnoe wird auch als eine Ursache des plötzlichen Kindstodes diskutiert.

Die zerebrale Durchblutung nimmt als Folge von Hypoxie zu, sinkt aber bei hypoxiebedingter Bradykardie ab [20]. Hierdurch kann eine sog. hypoxisch-ischämische Enzephalopathie entstehen. Hypoxie erhöht die Empfindlichkeit Neugeborener gegenüber Blutverlusten [25].

Kreislauf und Blutvolumenschwankungen

Das Herz des Neugeborenen arbeitet nahe an der Grenze der Belastbarkeit, da sich der linke Ventrikel erst an die höhere Leistung anpassen muß, das Herzzeitvolumen (in ml/kg/min) beim Neugeborenen doppelt so hoch ist wie bei 6wöchigen Säuglingen, die Herzfrequenz relativ hoch und das Myokard weniger dehnbar (compliant) ist und geringere Spannung entwickeln kann als das Myokard Erwachsener [27, 28, 31]. Daher nimmt das Herzzeitvolumen des Neugeborenen bei Volumenbelastung geringer zu als bei Erwachsenen.

Die großen Gefäße neugeborener Ferkel enthalten weniger Blut als die heranwachsender Ferkel [18] und können daher ein erhöhtes Blutvolumen relativ leicht aufnehmen, ohne das Herz zu belasten. Hierdurch wird die rasche Volumenexpansion Neugeborener bei später Abnabelung, die zu einer Volumenexpansion von 50% in 3 min führt [14], relativ gut verkraftet. Eine Volumenexpansion von ca. 70 auf 100 ml/kg wirkt sich kaum auf den arteriellen Blutdruck aus (Abb. 2), während der zentrale Venendruck linear mit dem Blutvolumen ansteigt (Abb. 3). Steigt das Blutvolumen über 100 ml/kg, so nimmt der arterielle Blutdruck steil zu; die Aufnahmefähigkeit der großen Venen ist erschöpft.

Das Neugeborene kann einen Volumenüberschuß nur langsam durch erhöhte Urinausscheidung ausgleichen. Bei Hypervolämie drohen Lungenstauung, Surfactantmangel, Persistenz des Ductus arteriosus, Herzversagen und - insbesondere bei Frühgeborenen - Hirnblutung. Das Herz versagt, wenn der arterielle Mitteldruck über 90 mm Hg ansteigt. Postpartal droht eine Hypervolämie bei Nierenversagen und rascher Infusion bzw. Transfusion. Versehentliche Überwasserung infolge falsch eingestellter oder defekter Infusionspumpe kommt

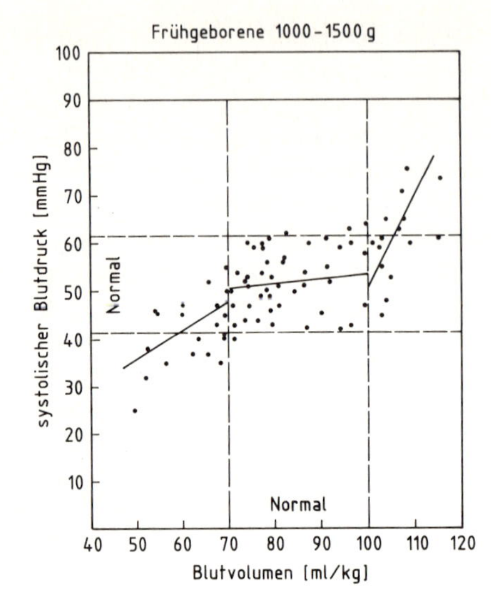

Abb. 2. Systolischer Blutdruck (Doppler-Methode) Frühgeborener, aufgetragen gegen das Blutvolumen. (Unveröffentlichte Daten)

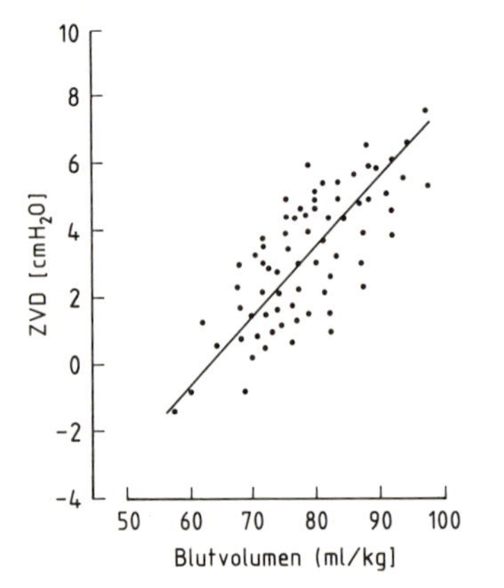

Abb. 3. Zentraler Venendruck (ZVD) Neugeborener, aufgetragen gegen das Blutvolumen. Es besteht eine enge Korrelation zwischen den beiden Parametern: ZVD = (0,17 · Blutvolumen) − 8,9. (Unveröffentlichte Daten)

immer wieder vor und läßt sich weitgehend durch Druckkontrolle der Infusion vermeiden.

Ein Volumenmangel wird von Neugeborenen schlecht vertragen. Sinkt das Blutvolumen unter 70 ml/kg, den fetalen Normalwert, so fällt der Blutdruck [19, 34] ab. Dies läßt sich mit dem relativ geringen Blutgehalt der großen Gefäße Neugeborener und der herabgesetzten Steigerungsfähigkeit der Herzfrequenz sowie der verminderten Ansprechbarkeit der Gefäße auf Katecholamine erklären. Besonders schlecht vertragen Neugeborene einen Volumenmangel bei gleichzeitiger Hypoxie. Neugeborene Ferkel entwickeln nach einem Blutentzug von 25% und Einatmung von 10% Sauerstoff eine Hypoxämie (arterieller pO_2:30 mm Hg), metabolische Azidose, Bradykardie, einen Abfall von Blutdruck und Herzzeitvolumen [23]. Weiterhin führt ein erhöhter intrathorakaler Druck infolge Beatmung besonders häufig zu Kreislaufdepressionen, wenn das Blutvolumen niedrig ist [19].

Rasche Volumenschwankungen können vom Neugeborenen nicht hinreichend schnell durch Änderung der Gefäßweite kompensiert werden. Dies kann v.a. bei Frühgeborenen gefährliche Folgen für das Gehirn haben. Ein plötzlicher Druckabfall führt zu Ischämie, ein Anstieg zu Kapillardehnung und - insbesondere nach vorausgegangener Ischämie - zu Kapillarruptur und Blutung [10].

Kreislauf und Temperatur

Unkontrollierte Hypothermie wird vom Neugeborenen mit Anstieg der Herzfrequenz, des Herzzeitvolumens und des O_2-Verbrauch beantwortet [27]. Der pulmonale Widerstand nimmt zu. Die Atmung wird schneller, kann aber auch unregelmäßig werden und sistieren (Apnoe). Die hohe O_2-Affinität des Hämoglobins Neugeborener nimmt weiter zu. Bei gleichzeitiger Hypoxie ist die Zunahme des O_2-Verbrauchs geringer, die Kerntemperatur des Neugeborenen fällt rasch ab [25]. Frühgeborene reagieren wesentlich stärker auf niedrige Umgebungstemperatur, die zudem die Neigung zu Komplikationen (Hirnblutung, Surfactantmangel, Hypoglykämie) erhöht. Während des Transports und Aufenthalts Neugeborener im Operationssaal muß die Körpertemperatur des Kindes konstant gehalten werden. Elektronische Thermometer zur Messung der Rektaltemperatur und Hauttemperatursonden sind zur kontinuierlichen Messung geeignet. Neugeborene sind in einem beheizten Transportinkubator in den vorher angewärmten Operationssaal zu bringen. Zur Warmhaltung Neugeborener sind große Reanimationstische mit Heizstrahlern und mit warmwasserdurchströmten Wärmematratzen, die mit Hauttemperaturreglern kontrolliert werden, käuflich.

Zerebrale Durchblutung und Hirnschaden

Die zerebrale Durchblutung wird prinzpiell nach dem O_2-Bedarf des Gehirns geregelt. Die zerebrale O_2-Aufnahme beträgt bei neugeborenen Lämmern etwa 12 ml/100 g/min und bei erwachsenen Schafen 8 ml/100 g/min, solange der arterielle Sauerstoffgehalt nicht unter 5 ml/dl fällt [8]. Dies wird durch Zunahme der zerebralen Durchblutung bei Hypoxämie und Anämie und Abnahme des Blutflusses bei hoher O_2-Sättigung oder Hämoglobinkonzentration erreicht. Erhöht ist der O_2-Bedarf (und damit der Blutfluß) des Gehirns bei Krampfanfällen, nach Asphyxie oder Trauma [9]. Die Regulation der Hirndurchblutung erfolgt über die Weite der kleinen Arterien und Arteriolen (Autoregulationen). Verminderter O_2-Gehalt des Blutes (Hypoxämie, Anämie) und reduzierte O_2-Abgabe (erhöhte O_2-Affinität des Hämoglobins) sowie Behinderung des Blutein- und -abstroms (verminderter arterieller Druck, erhöhter Hirn- oder Venendruck) führen zu Vasodilatation der kleinen Arterien und Arteriolen.

Eine wichtige Sonderstellung in der Durchblutungsregulation nimmt der p_aCO_2 (genauer der Gewebe-pH) ein [8, 9]. Abnahme des Gewebe-pH führt zu Vasodilatation, Zunahme zu Vasokonstriktion der kleinen Arterien und Arteriolen. Der p_aCO_2 beeinflußt den Gewebe-pH mehr als Bikarbonat, da der CO_2

rasch vom Blut ins Gewebe und vom Gewebe ins Blut diffundiert. Verminderung des p_aCO_2 von 40 auf 25 mm/Hg reduziert die Hirndurchblutung des Neugeborenen um 60%. Bei einem p_aCO_2 von 15 mm Hg sistiert die Hirndurchblutung weitgehend. Unkontrollierte Hyperventilation kann sich somit fatal auswirken. Dies gilt auch für ehemalige Frühgeborene mit bronchopulmonaler Dysplasie, die über längere Zeit eine metabolisch kompensierte respiratorische Azidose aufweisen. Der periarterioläre pH dieser Kinder ist normal. Wird z. B. der p_aCO_2 akut von 65 auf 40 mm Hg gesenkt, so halbiert sich die Hirndurchblutung. Rasche Bikarbonatgabe kann zu Schrumpfung und Auseinanderweichen der Endothelzellen (Öffnung der „Blut-Hirn-Schranke") führen. Der Gewebe-pH steigt rasch an, die Widerstandsgefäße verengen sich, und die zerbrale Durchblutung sinkt. Aus zerfallenden Erythrozyten freigesetztes Kalium (Blutung!) führt ebenfalls zu Vasokonstriktion. Medikamentös wird die zerebrale Durchblutung durch Phenobarbital, Theophyllin und Indometacin gedrosselt [8, 9].

Die Anpassung der zerebralen Durchblutung an den O_2-Bedarf des Gehirns über die Gefäßweite (Autoregulation) wird durch schwere Azidose, Hypoxie, Asphyxie und in tiefer Narkose gestört; d. h. Schwankungen des Blutdrucks und O_2-Transports werden nicht mehr durch Vasodilatation bzw. Vasokonstriktion kompensiert [8, 9]. Somit variiert die zerebrale Durchblutung bei aufgehobener Autoregulation mit dem Blutdruck, das O_2-Angebot an das Gehirn mit dem O_2-Gehalt des Blutes und dem Blutdruck. Bei kleinen Frühgeborenen wird die Autoregulation besonders leicht gestört [9, 20].

Die wesentlichen Ursachen zerebraler Schädigung sind in Tabelle 2 zusammengefaßt.

Anästhesie und Kreislauf Neugeborener

Halothan-Lachgas-Narkose führt bei Ferkeln zu Verminderung des Blutdrucks und Abnahme der Durchblutung des Gehirns, der Nieren und der unteren Extremitäten [5]. Der Kreislaufeffekt nimmt mit der Halothankonzentration zu und ist in der 1. Lebenswoche ausgeprägter als bei älteren Tieren. In der 1. Lebenswoche verursacht eine inspiratorische Halothankonzentration von 0,5% eine deutliche Kreislaufdepression, während sie bei älteren Tieren erst bei 1,0% einsetzt. Bei Kindern nimmt der periphere Blutfluß während Halothan-Lachgas-Narkosen zu, der periphere Widerstand sinkt [7]. Phenobarbital (20 mg/kg) besitzt bei Ferkeln keinen wesentlichen Einfluß auf Blutdruck, Herzfrequenz, Herzzeitvolumen und Karotisdurchblutung [12]. Längere Barbituratnarkose führt dagegen bei neugeborenen Hunden zu erheblicher Reduktion des Herzzeitvolumens, ohne den Blutdruck zu ändern [2].

Relaxierung mit Pancuronium ohne Anästhesie verursacht einen kurzzeitigen Anstieg des systemischen Blutdrucks, ohne den zerebralen Blutdruck zu ändern [33]. Der Einfluß von Morphinderivaten auf den Kreislauf wird im Beitrag Zilow u. Linderkamp, S. 171ff., beschrieben.

Grundsätzlich gilt für das Neugeborene noch mehr als für den Erwachsenen [16], daß Volumenmangel, Hypoxie, Azidose und Hypothermie während einer Narkose zu gefährlicher Kreislaufdepression (Hypotension, Bradykardie, Organ-

Tabelle 2. Ursachen, Folgen und Prävention zerebraler Schädigung des Neugeborenen

Problem	Ursachen	Prävention
1. Mangelhafter O_2-Transport (hypoxisch-ischämische Enzephalopathie):		
Hypoxämie	Apnoen, Hypoventilation, mangelhaftes O_2-Angebot	Überwachung, Beatmung, ausreichendes O_2-Angebot
Anämie	Blutentnahme, Blutung, fetoplazentare Transfusion; Hämolyse, Spätanämie des Frühgeborenen	Blutbilder bestimmen, ggf. Transfusion; Eisengabe an Frühgeborene
Erhöhte O_2-Affinität	HbF, Kohlenmonoxid (rauchende Mutter), Hypothermie	
Ischämie	Hypotension, Volumenmangel	Volumengabe
	Hyperventilation	CO_2-Monitor
	Bradykardie	O_2, ggf. Adrenalin
	Erhöhter Venendruck („over-PEEP", Pneumothorax, Herzversagen)	Venendruck messen
	Erhöhter Hirndruck	
	Polyzythämie (Hämatokrit > 67%)	Hämodilution mit Serumspiegelbestimmungen
	Überdosierung von Theophyllin, Phenobarbital, Indomethacin	
Verlust der Autoregulation der Hirndurchblutung	Schwere Asphyxie, Hypoxie, Azidose	Blutdruck im Normbereich halten
	Tiefe Narkose	Hypoxie etc. vermeiden
	Unreife	
2. Intrakranielle Blutung:		
Subdurale, subarachnoidale Blutung, Tentoriumriß	Traumatische Geburt, postnatale Traumen (Schädelkompression)	Atraumatische Betreuung
Peri-, intraventrikuläre Blutung (Frühgeborene)	Unreife	Erhaltung konstanter Blutgase und Kreislaufverhältnisse
	Hypoxisch-ischämische Endothelschädigung	
	Dehnung und Ruptur von Kapillaren (Hypervolämie, hoher arterieller oder venöser Druck)	
	Rasche Bikarbonatgabe (Endothelschrumpfung, Hypervolämie)	Bikarbonat vermeiden bzw. extrem langsam geben
3. Hirnödem:	Hypoxämie, Ischämie, Blutung	Vermeidung der Probleme von 1. und 2.
	Azidose (verstärkt durch Hypeglykämie)	Keine Glukose während Reanimation (Ausnahme: Hypoglykämie)
	Trauma	
4. Infektionen:		
Bakterielle Meningoenzephalitis	Sepsis, kontaminierte Infusion	Blutbild, CRP kontrollieren Blutkulturen Hygiene - Antibiotika
Konnatale Infektion	Toxoplasmose, Röteln, Zytomegalie, Röteln, Lues, Herpes, Listeriose	Anamnese, Titer bestimmen ggf. Antibiotika
Septische Thrombembolien, Ischämie durch Toxine	B-Streptokokken, Pneumokokken	Antibiotika

ischämie) führen [1, 23] und daher unbedingt zu vermeiden sind, um dauerhafte Schäden und Tod des Kindes zu verhindern.

Überwachung des Kreislaufs Neugeborener

Grundsätzlich sollten der Blutdruck und die Herzfrequenz Neugeborener während und einige Stunden nach einer Narkose überwacht werden. Dies gilt insbesondere für Frühgeborene, die wegen der Gefahr von Bradykardien und Apnoen 12–24 h nach einer Narkose überwacht werden müssen [6, 30]. Zur Überwachung des Blutdrucks Neugeborener stehen verschiedene Methoden zur Verfügung (Tabelle 3). Zu beachten sind die Normalwerte des Blutdrucks, die mit dem Gewicht und Alter des Neugeborenen zunehmen (Abb. 1).

Der zentrale Venendruck korreliert besser mit dem Blutvolumen (Abb. 3) als der arterielle Blutdruck. Er sollte stets gemessen werden, wenn ein Verdacht auf Volumenmangel besteht oder erhebliche Volumenverluste zu erwarten sind.

Doppler-Methoden können zur Messung des Herzzeitvolumens und der Blutflußgeschwindigkeit im Gehirn, der Nieren, des Darms und der Extremitäten eingesetzt werden [9]. Die Volumenverschlußplethysmographie ist eine einfach zu handhabende Technik zur Untersuchung des Blutdrucks sowie der peripheren und zerebralen Durchblutung [19, 20], die sich aber in der Praxis kaum durchgesetzt hat.

Die Messung des Blutvolumens erfordert die intravasale Injektion einer Markierungssubstanz, deren Verdünnung untersucht wird [14]. Da die Ergebnisse nicht sofort verfügbar sind, beschränkt sich die Blutvolumenbestimmung auf wenige Indikationen und wissenschaftliche Fragestellungen.

Eine neuere vielversprechende Technik stellt die sog. Oxymetrie dar, die neben der Messung der O_2-Sättigung ein Blutflußsignal wiedergibt. Quantitative Auswertung des Blutflußsignals könnte die Kreislaufüberwachung wesentlich erleichtern.

Behandlung von Kreislaufproblemen

Kreislaufprobleme (Bradykardie, Hypotension) während oder nach einer Narkose entstehen hauptsächlich infolge Hypoxie, Volumenmangel, hoher Konzen-

Tabelle 3. Blutdruckmeßtechniken

Methoden	Probleme
1) Blutig (invasiv)	Katheterapplikation
A. umbilicalis	Durchblutungsstörung
A. radialis	Dämpfung des Signals
2) Doppler (Arteriosonde)	Schwierige Handhabung Bei Hypotension kein Signal
3) Oszillometrie (automatisch)	Unzuverlässig bei Hypotension, Ödemen (Überschätzung des Blutdrucks!)

Tabelle 4. Ursachen und Behandlung von Kreislaufproblemen Neugeborener

Ursachen	Behandlung/Prävention
1) Bradykardie:	
Hypoxie, Hyperkapnie, Azidose	Erhöhung des inspiratorischen Sauerstoffs, Verbesserung der Ventilation, ggf. Bikarbonat
Hypothermie	Geheizter Reanimations-/Operationstisch, Inkubator
Volumenmangel, Hypotension	Volumenzufuhr
Zu tiefe Narkose	Verminderung der Narkosetiefe
Herzversagen, Schock	Reanimation: Adrenalin (Tubus, i.v.), ggf. Herzmassage, Bikarbonat
Reflexbradykardie (Manipulationen am Kehlkopf oder Thorax)	Ursache beseitigen
2) Hypotension:	
Unzuverlässige Blutdruckmessung	Messung wiederholen; Pulsqualität?
Kompression der großen intrathorakalen Gefäße (hoher Beatmungsdruck, Over-PEEP, Pneumothorax, Mediastinalverlagerung während/nach Operation)	Beatmung korrigieren; zu hoher Sog einer Thoraxdrainage (?); ggf. Röntgenthorax
Zu tiefe Narkose	Korrigieren
Volumenmangel	Sichtbare Volumenverluste substituieren; im Zweifelsfall: Serum 10–20 ml/kg
Volumenmangel unwahrscheinlich (Herzinsuffizienz, Vasodilatation infolge Hypoxie, Azidose)	Dopamin (4–10 μg/kg/min; zentraler Katheter) Dobutamin (5–10 μg/kg/min)

tration kardiodepressiver bzw. vasodilatierender Anästhetika und fehlerhafter Beatmung (Hypo-, Hyperventilation, „over-PEEP") [6, 19, 30].

Viele zu operierende Neugeborene benötigen ununterbrochen Intensivpflege und -therapie. Mangelhafte Kontinuität der Betreuung während des Transports zum Operationssaal und während der Operation selbst wird solchen Kindern nicht selten zum Verhängnis. Zu beachten ist die generelle Neigung Neugeborener zu Apnoen, die postoperativ verstärkt ist und bei fehlender Monitorüberwachung zu Hirnschäden oder zum Tode führen kann [6].

Das Vorgehen unserer Klinik bei Kreislaufdepression des Neugeborenen ist in Tabelle 4 dargestellt. Die medikamentöse Behandlung wird im Beitrag Stopfkuchen (s. 9.2, S. 194ff.) beschrieben.

Literatur

1. Ahnefeld FW, Altemeyer KH, Fösel T (1987) Kinderanästhesie. Kohlhammer, Stuttgart
2. Arant BS (1983) Hemodynamic (HD) Effects of barbiturate anesthesia compared developmentally with PRA, angiotensin II (AII) and prostacyclin (6kPGF$_{2\alpha}$) in the dog. Pediatr Res 17:146A (abstr)
3. Bell MJ, Maurer M, Bowen RJ, Ternberg JL (1983) Surgical mortality and morbidity in extremely low-birth-weight infants. Am J Dis Child 137:682–684

4. Bentele KH, Albani M, Ancker U, Schulte FJ (1988) Maturational aspects of respiratory control in previously preterm infants. Eur J Pediatr 147:216 (abstr)
5. Crane L, Gootman N, Gootman PM (1975) Age-dependent cardiovascular effects of halothane anesthesia. Arch Int Pharmacodyn Ther 214:180–187
6. Gregory GA, Steward DJ (1983) Life-threatening perioperative apnea in the ex-„premi". Anesthesiology 59:495–498
7. Helmig FJ (1984) Untersuchungen zum Blutvolumen und zur peripheren Durchblutung bei Kindern – Normalwerte, Veränderungen durch Narkose und Operationstrauma. Habilitationsschrift, Universität München
8. Jones MD, Koehler RC, Traystman RJ (1988) Regulation of cerebral blood flow in the fetus, newborn, and adult. In: Guthrie RD (ed) Neonatal intensive care. Churchill Livingstone, New York Edinburgh London Melbourne, pp 123–152
9. Jorch G (1987) Transfontanellare Dopplersonographie. Thieme, Stuttgart New York
10. Kubli F, Patel N, Schmidt W, Linderkamp O (1988) Perinatal events and brain damage in surviving children. Springer, Berlin Heidelberg New York Tokyo
11. Künzel, W (1985) Fetal heart rate monitoring. Springer, Berlin Heidelberg New York Tokyo
12. Laudignon N, Chemtob S, Beharry K, Rex J, Aranda JV (1986) Effect of phenobarbital on cerebral blood flow in the newborn piglet under stress. Biol Neonate 50:288–296
13. Linderkamp O (1979) Perinataler Blutverlust. Monatsschr Kinderheilkd 127:592–594
14. Linderkamp O (1982) Placental transfusion: determinants and effects. Clin Perinatol 9:559–592
15. Linderkamp O (1987) Blood rheology in the newborn infant. Baill Clin Haematol 1:801–825
16. Linderkamp O, Dehnert-Hilscher A (1977) Der Einfluß von Neuroleptanalgesie auf Blutvolumen und Gefäßdrucke. Anaesthesist 26:349–353
17. Linderkamp O, Zilow EP (1988) Hypoproteinämien bei frühgeborenen Kindern. In: Haschke F, Huber EG (Hrsg) Enke, Stuttgart, S 57–63
18. Linderkamp O, Berg D, Betke K, Köferl F, Kriegel H, Riegel KP (1980) Blood volume and hematocrit in various organs in newborn piglets. Pediatr Res 14:1324–1327
19. Linderkamp O, Versmold HT, Mueller PI, Riegel KP (1981) Periphere Zirkulation beatmeter Neugeborener. In: Lemburg P (Hrsg) Pädiatrische Intensivmedizin II. Thieme, Stuttgart New York, S 92–96
20. Linderkamp O, Helmig FJ, Güntner M, Riegel KP (1982) Die zerebrale Durchblutung Neugeborener: Untersuchungen mit der Venenverschlußplethysmographie. In: Löwenich V von (Hrsg) Pädiatrische Intensivmedizin III. Thieme, Suttgart New York, S 122–126
21. Lister G, Walter TK, Versmold HT, Dallmann PR, Rudolph AM (1979) Oxygen delivery in lambs: Cardiovascular and hematologie development. Am J Physiol 237:H668–H675
22. Neligan GA, Oxon DM, Smith CA (1960) The blood pressure of newborn infants in asphyxial states and in hyaline membrane disease. Pediatrics 26:735–744
23. Nuwayhid B, Vaughn D, Brinkman CR, Assali NS (1978) Circulatory shock in pregnant sheep IV. Fetal and neonatal circulatory response to hypovolemia – Influence of anesthesia. Am J Obstet Gynecol 132:658–666
24. Riegel KP, Versmold H (1973) Postnatal blood oxygen transport, with special respect to idiopathic respiratory distress syndrome. Bull Physiol Pathol Respir 9:1533–1548
25. Rowe MI, Uribe F (1972) Hypoxia and the neonatal response to trauma. J Pediatr Surg 7:482–491
26. Rudolph AM (1974) Congenital diseases of the heart. Year Book Medical Publishers, Chicago
27. Rudolph AM (1983) Circulatory changes during the perinatal period. Pediatr Cardiol [Suppl II] 4:17–20
28. Schneider H (1986) Anatomie und Physiologie des Neugeborenen als Narkoserisiko. Kinderarzt 17:513–520
29. Schöber JG (1986) Perinatale Adaptation von Herz und Kreislauf und ihre Störungen. In: Neuhäuser G (Hrsg) Entwicklungsstörungen des Zentralnervensystems. Kohlhammer, Stuttgart, S 121–125

30. Steward DJ (1982) Preterm infants are more prone to complications following minor surgery than are term infants. Anesthesiology 56:304–306
31. Stopfkuchen H (1987) Changes of the cardiovascular system during the perinatal period. Eur J Pediatr 146:545–549
32. Versmold HT, Kitterman JA, Phibbs RH, Gregory GA, Tooley WH (1981) Aortic blood pressure during the first 12 hours of life in infants with birth weight 610 to 4,220 grams. Pediatrics 67:607–613
33. Wagerle LC, Tziams M, Egler JM, Delivoria-Papadopoulos M (1983) Cerebral blood flow (CBF) and metabolism following pancuronium paralysis in newborn lambs. Pediatr Res 17:146A
34. Wallgren, G (1967) Quantitative studies of the human neonatal circulation. Acta Paediatr Scand [Suppl] 179:1–80

1.3 Niere und Wasser-Elektrolyt-Haushalt

L. Gortner

Embryonalentwicklung der Nieren

Die Entwicklung der Nieren während der Embryonalperiode läßt sich in 3 Abschnitte gliedern, wobei sämtliche nachstehenden Komponenten aus Mesodermstrukturen entstehen.

Zunächst taucht aus dem intermediären Mesoderm die Anlage der Vorniere (Pronephros) auf, die sich im Zervikalbereich mit 7–10 soliden Strängen ausbildet. Dieses System besitzt nur bei Fischen und Amphibien eine Bedeutung, nicht jedoch bei höheren Wirbeltieren. Die Regression dieses Systems ist in der 4. Woche nach Konzeption abgeschlossen.

Während sich die Vorniere zurückbildet, kommt es im thorakalen Bereich zur Ausbildung erster exkretorischer Kanälchen der Urniere. Diesen Kanälchen fehlt im Gegensatz zu obigen Strukturen die Verbindung zur Zölomhöhle. Sie wachsen unter Ausbildung eines Glomerulus nach medial. Nach lateral münden die Kanälchen in einen longitudinalen Sammelgang ein, der als Urnierengang oder Wolff-Gang bezeichnet wird. Bis zur Mitte des 2. Monats hat sich die Urniere zu einem länglichen, beidseits angelegten System entwickelt. Sie ragt in die Zölomhöhle vor und ist mit der hinteren Leibeswand mit einem breiten Mesenterialstiel verbunden. Da sich die Keimdrüsen unmittelbar medial der Urniere entwickeln, wird die von beiden entwickelte Struktur als Urogenitalleiste bezeichnet, ihr Mesenterialteil entsprechend Mesenterium urogenitale. Am Ende des 2. Monats ist der größte Teil der Urnierenkanälchen und Glomeruli verschwunden. Zurück bleibt nur der Wolff-Gang (Urnierengang), der sich beim männlichen Fetus zum Ductus deferens entwickelt. Die Funktionstüchtigkeit der Urniere konnte bei Säugetieren nachgewiesen werden.

In der Phase der Regression des Mesonephros (Urniere) entsteht als definitives Exkretionsorgan die Nachniere. Es handelt sich um die Anlage der definitiven Niere. Diese Nephrone entwickeln sich aus dem metanephrogenen Blastem, das sich kaudal an den nephrogenen Strang anschließt. Die Ausscheidungskanälchen bilden einen S-förmigen Verlauf, an ihrem medialen Ende entsteht ein Glomerulus. Die Bowmann-Kapsel wird hierbei von den Kanälchen ausgebildet.

Die Entwicklung der ableitenden Harnwege beginnt in der 4. Woche durch ein Auswachsen der Ureterknospe aus der dorsomedialen Wand des Urnierengangs. Die Knospe wächst in dorsokranialer Richtung weiter und dringt in das metanephrogene Blastem ein. Der Endabschnitt der Knospe erweitert sich zur Anlage des Nierenbeckenkelchsystems, die sich beim Eindringen in das metanephrogene Blastem dichotom teilen. Es resultieren die sog. sekundären Sammelkanälchen. Die Knospen teilen sich weiter auf, bis rund 12 Generationen von Sammelkanälchen entstanden sind. Aus der Ureterknospe entstehen also der Ureter, die Nierenbecken, Kelche erster und zweiter Ordnung und etwa 1–3 Mio. Sammelkanälchen.

Exkretorischer Apparat

Um mit dem Wachstum des Ureterbäumchen standzuhalten, muß sich das metanephrogene Blastem ständig vermehren. Es wird jede Gangknospe von einer metanephrogenen Blastemkappe bedeckt. Aus diesen Zellanhäufungen bilden sich unter weiterer Differenzierung kleine Bläschen aus, die sog. Nierenbläschen.

Das Nierenbläschen bildet zusammen mit seinen Kanälchen ein Nephron. Der proximale Teil des Nephrons wird durch eine kleine Kapillarschlinge eingebuchtet und bildet die Bowmann-Kapsel aus. Das distale Ende mündet in ein Sammelkanälchen ein und bildet somit die Verbindung zwischen Glomerulus und ableitenden Harnwegen. Das anhaltende Längenwachstum des exkretorischen Kanälchens führt zur Ausbildung des proximalen Tubulus der Henle'schen Schleife und des distalen tubulären Apparats. Die Anlage der Nachniere liegt ursprünglich in der unteren Lumbosakralregion und erfährt durch das Längenwachstum der Ureterknospe eine Aszension.

Harnblase und Urethra

Von der 4. bis zur 7. Entwicklungswoche wird die Kloake in einen hinteren und vorderen Abschnitt, den Anorektalkanal und den Sinus urogenitalis, unterteilt. Am Ende der 7. Entwicklungswoche entsteht durch Proliferation des Septum urorektale das primitive Perineum.

Infolge einer unterschiedlichen Geschwindigkeit im Wachstum werden die Urnierengänge langsam in die Wand der Harnblase mit einbezogen. Dabei münden die ursprünglich vom Urnierengang abgehenden Ureteren direkt in die Harnblase ein. Da die Urnierengänge und die Ureteren mesodermalen Ursprungs sind, ist der Anteil der Blasenschleimhaut, der daraus resultiert, das sog. Trigonum vesicae, mesodermalen Ursprungs. Dieser mesodermale Anteil wird im Laufe des weiteren Wachstums durch entodermalen Epithel ersetzt, so daß die gesamte Harnblase entodermal ausgekleidet ist.

Die Embryonalentwicklung der Niere und des exkretorischen Apparats ist nach rund 3 Monaten abgeschlossen. Eine Neubildung von Glomeruli findet jedoch in der Fetalperiode bis etwa zur 35. Schwangerschaftswoche (SSW) statt.

Fetales Wachstum und intrauterine Physiologie der Nierenfunktion

Nach Schultz et al. [14] liegt das Wachstum der Nieren während der letzten 20 Wochen der Schwangerschaft in dem Bereich, der ein lineares Verhältnis zum

Gestationsalter, Körpergewicht und der Körperoberfläche (KOF) darstellt. Die Nephrogenese ist etwa in der 35. SSW abgeschlossen, d.h. zu diesem Zeitpunkt werden keine neuen Glomeruli gebildet.

Die fetale Urinproduktion beginnt hingegen wesentlich früher, nach Wladimiroff u. Campbell [21] um die 12. Woche nach Ovulation. Die stündliche Urinproduktion liegt ca. zwischen 1 und 8 ml/kg KG/h. Der Urin ist somit neben der fetalen Lungenflüssigkeit (FLF) ein Hauptbestandteil der Amnionflüssigkeit. Eine Steigerung der Urinproduktion auf rund 10 ml/kg KG/h ist für die letzten 5 Schwangerschaftswochen beschrieben.

Nach Guignard et al. [8] steigt die glomeruläre Filtrationsrate von der 28. bis zur 35. SSW stärker als das Nierenwachstum an, reflektiert also die Nephrogenese und als weitere Faktoren die Funktionsreifung bestehender Nephrone. Ab der 35. bis zur 40. SSW sind die Zunahme der glomerulären Filtrationsrate (GFR) und des Nierenwachstums nahezu prallel. Ähnlich der GFR scheint die Nierendurchblutung während der Fetalperiode zuzunehmen. Beide Größen zeigen gute Korrelationen. Auch tubuläre Funktionen zeigen einen vom Gestationsalter abhängigen Reifungsprozeß, wobei dies beispielsweise von Robillard u. Weitzmann [13] am verbesserten Ansprechen auf Vasopressin mit steigendem Gestationsalter gezeigt werden konnte.

Anpassung der Nierenfunktion postpartum

Die glomeruläre Filtrationsrate zeigt einen raschen postpartalen Anstieg, der von mehreren Arbeitsgruppen (z.B. Edelmann u. Spitzer [4], Siegel u. Oh [16] und Guignard et al. [8] in nahezu identischer Form aufgezeigt werden konnte. Nach Guignard et al. [8] steigt die mittels der Inulinclearance gemessene GFR von 10 ml/min/m^2 KOF bis auf das Doppelte innerhalb der ersten 2 Lebenswochen an. Ein weiterer linearer Anstieg läßt sich in den beiden folgenden Wochen der Neugeborenenperiode erkennen.

Verfolgt man die Nierenleistung hinsichtlich der GFR anhand der Serumkreatininkonzentration, so kommt es innerhalb von rund 1–2 Wochen zu einem Abfall des Serumkreatinins von etwa 100–130 µmol/l, was das mütterliche Niveau reflektiert, auf Werte um 40 µmol/l. Somit kann nach Untersuchungen von Feldmann u. Guignard [5] die Nierenfunktion Frühgeborener und Neugeborener ab dem 5. postpartalen Tag anhand der Serumkreatininkonzentration abgelesen werden. Für sehr kleine Frühgeborene, d.h. Kinder mit einem Geburtsgewicht von unter 1500 g läßt sich in Abhängigkeit von deren Unreife eine GFR zum Zeitpunkt der Geburt zwischen 5 und 10 ml/min/1,73 m^2 KOF nachweisen.

Was sind nun die Faktoren, die zu einem raschen Anstieg der GFR führen? Diese lassen sich unter 2 Hauptgesichtspunkten gliedern und sind im wesentlichen hämodynamischer Natur:

1) Es kommt innerhalb der ersten Lebenswochen zu einem Anstieg des arteriellen Blutdrucks, wie es z.B. von Versmold et al. [19] beschrieben ist.
2) Abfall des renalen Gefäßwiderstands, wie er von Gruskin et al. [7] am Tiermodell demonstriert werden konnte, reflektierend eine zunehmende Durchblutung der rindennah gelegenen Glomeruli.

Der effektive Filtrationsdruck, d.h. die Differenz der Drücke in Vas afferens und Vas efferens *minus* dem kolloidosmotischen Druck, steigt dabei an. Weiterhin finden sich Hinweise aus tierexperimentellen Untersuchungen, daß sich die glomeruläre Permeabilität erhöht (Ladungsänderung der glomerulären Basalmembran).

Auch die tubulären Funktionen zeigen eine postpartale Anpassung, die jedoch nicht der Steilheit der GFR entspricht.

Dies läßt sich an den Parametern tubulärer Funktionen, wie z.B. der fraktionellen Natriumausscheidung, der β_2-Mikroglobulinexkretion und dem Azidifikationsvermögen der Nieren, nachweisen.

Die fraktionelle Natriumausscheidung, d.h. der Anteil des im Urin eliminierten Natriums zum glomerulär filtrierten Natrium, liegt für reife Neugeborene unter 1,5%, im Erwachsenenalter unter 1%, beim Frühgeborenen hingegen bei bis zu 5%. Im Vergleich zur Niere des Erwachsenen oder älteren Kindes verhält sich demnach die Niere des Früh- und Neugeborenen als „Salzverschwender", wie später noch gezeigt werden wird. Wie die fraktionelle Natriumausscheidung zeigt auch die renale Ausscheidung des β_2-Mikroglubolins, eines kleinmolekularen Proteins, das im Bereich des tubulären Apparats nahezu vollständig rückresorbiert wird, eine Abnahme in Abhängigkeit von der Reife der untersuchten Kinder. Beide Parameter werden auch zur Diagnostik tubulärer Läsionen verwendet.

Die Entwicklung der tubulären Funktionen läßt sich daneben am Azidifikationsvermögen der Nieren nachweisen, was von Edelmann u. Spitzer [4] und anderen untersucht wurde. Hierbei zeigt der Urin-pH-Wert Frühgeborener einen deutlichen postpartalen Abfall, d.h. das Vermögen zur Ausscheidung fixer Säuren unter Retention von Basen, z.B. Bikarbonat, nimmt zu. Dennoch findet die relative tubuläre Insuffizienz Frühgeborener im Krankheitsbild der „späteren metabolischen Azidose" seinen Ausdruck.

Zusammenfassend läßt sich für die postpartale Adaptation eine raschere Reifung der glomerulären gegenüber der tubulären Funktionen erkennen. Es existiert im Neugeborenenalter eine sog. glomerulotubuläre Imbalanz, wie sie von Edelmann u. Spitzer [4] charakterisiert wurde. Aus der relativen tubulären Insuffizienz resultiert die eingeschränkte Fähigkeit der Niere Früh- und Neugeborener, den Harn - wie im späteren Lebensalter - zu konzentrieren oder zu verdünnen. Nach Joppich et al. [11] liegt die maximale Konzentrationsfähigkeit des Frühgeborenen bei einer Harnosmolalität von rund 500-600 mosm/kg H_2O, die maximale Verdünnungsfähigkeit bei rund 40-50 mosm/kg H_2O.

Die Intensivierung der tubulären Leistungen bringt eine Erhöhung der renalen Stoffwechselaktivität mit sich, wie sie erstmals von Iwamoto et al. [9] im Tierexperiment quantifiziert werden konnte. Hierbei wurden unreife Lämmer mit einem Gestationsalter von 113 bis 118 Tagen mit reifen Lämmern hinsichtlich der GFR, der fraktionellen Natriumausscheidung und des O_2-Verbrauchs verglichen.

Exemplarisch sollen nachfolgend anhand von Atemstörungen, maschineller Beatmung und dem offenen Ductus arteriosus Anpassungsstörungen der Nieren als Folge von Adaptationsstörungen anderer Organsysteme beschrieben werden.

Probleme der renalen Adaptation bei Atemstörungen

Das Atemnotsyndrom, histologisch hyalines Membranensyndrom, führt durch einen Surfactantmangel zu Atemstörungen.

Eine Atemstörung kann in mehrfacher Hinsicht Probleme der renalen Adaptation mit sich bringen. Zunächst resultiert aus der längerdauernden Hypoxie eine Läsion des tubulären Apparats, der im Abschnitt „Akutes Nierenversagen" hinsichtlich seiner Pathophysiologie erläutert wird. Torrado et al. [17] konnten in einer 1974 publizierten Arbeit nachweisen, daß die Urinausscheidung in Prozent der Flüssigkeitszufuhr mit den jeweils tiefsten p_aO_2-Werten des Untersuchungstags korreliert. Obwohl diese Arbeit in ihrer Betrachtungsweise dadurch unvollständig erscheint, daß keine Blutdruckmessungen und keine kompletten Säuren-Basen-**Staten** vorliegen, ist der Zusammenhang evident.

Broberger u. Aperia [2] konnten den Zusammenhang zwischen den tiefsten p_aO_2-Werten und der mittels Inunlinclearance gemessenen Verminderung der GFR in einer 1978 publizierten Arbeit an 11 Frühgeborenen mit hyalinem Membranensyndrom bestätigen. Hierbei waren 4 Kinder mittels IPPV beatmet; bei 6 Kindern wurde eine Atemhilfe mittels nasalem CPAP gewährt. Die transitorische Hypoxie als schädigender Faktor im Rahmen der renalen Adaptation kann aus den zitierten Arbeiten exemplarisch abgelesen werden.

Der Einfluß der maschinellen Beatmung auf die GFR wurde von Leslie et al. [12] an beatmeten und spontan atmenden sehr kleinen Frühgeborenen gleichen Geburtsgewichts und Gestationsalters untersucht. Er konnte in einer 1986 publizierten Arbeit nachweisen, daß sich bei vergleichbaren Patienten statistisch signifikant niedrigere GFR-Werte bei den beatmeten Kindern gegenüber den spontan atmenden zeigten. Die Blutgaswerte beider Kollektive unterschieden sich nicht. Jedoch waren signifikant niedrigere Blutdruckwerte in der Gruppe der beatmeten Kinder gemessen worden. Die Autoren schließen daraus, daß die Reduktion der GFR beatmeter gegenüber den spontan atmenden Frühgeborenen wesentlich durch eine Reduktion der mittleren arteriellen Blutdrücke bedingt ist.

Tulassy et al. [18] konnten an CPAP-atmenden Frühgeborenen eines mittleren Geburtsgewichts von 1800 g nachweisen, daß bei einem PEEP von +3 cm H_2O keine Reduktion der GFR gegenüber spontan atmenden Kindern gleichen Geburtsgewichts nachzuweisen war. Eine Erhöhung des PEEP-Niveaus auf +6 cm H_2O brachte eine signifikante Reduktion der mittels Inulinclearance gemessenen GFR mit sich. Die mittleren arteriellen Blutdruckwerte waren in allen untersuchten Gruppen vergleichbar. Die Autoren folgern, daß die Reduktion der GFR durch eine Umverteilung der intrarenalen Durchblutung eine mögliche Erklärung für die gefundenen Ergebnisse sein könnte.

Zusammenfassend stellt die maschinelle Beatmung bzw. die Etablierung eines PEEP-Niveaus von +6 cm H_2O ein die glomeruläre Funktion herabsetzendes Moment dar, wobei neben einer Beeinflussung der systemischen Hämodynamik auch intrarenale Verteilungsstörungen maßgeblich sind.

Rolle des offenen Ductus arteriosus bei der renalen Adaptation

Aufschlußreiche tierexperimentelle Daten über die Auswirkung eines offenen Ductus arteriosus konnten von den Arbeitsgruppen Baylen et al. [1] und Jobe et al. [10] an beatmeten unreifen Lammfeten eines Gestationsalters von 120 bis 124 Tagen hinsichtlich der renalen Durchblutung gewonnen werden. Sie konnten in ihrem Tiermodell nachweisen, daß eine Steigerung der renalen Durchblutung um rund 75% nach Verschluß des offenen Ductus arteriosus mittels eines Ballonkatheters eintritt. Die arteriellen Mitteldrücke unterscheiden sich vor und nach der Ligatur nur geringfügig. Die Resultate lassen den Schluß zu, daß ein nennenswerter „Steal-Effekt" bei offenem Ductus arteriosus auftritt, welcher die renale Adaptation besonders bei sehr unreifen Kindern beeinträchtigen kann. Dies erscheint auch auf dem Hintergrund der Resultate von Gersony [6] evident, die zeigen konnten, daß mit dem Auftreten eine hämodynamisch wirksamen Ductus arteriosus ein Anstieg der Serumkreatininwerte resultiert.

Für die oben erwähnten Adaptationsprobleme kann der Schluß gezogen werden, daß der hämodynamisch wirksame Ductus arteriosus - besonders bei sehr kleinen Frühgeborenen - in Kombination mit den zuvor aufgeführten Schädigungsmustern auftreten und dann zu einem akuten Nierenversagen führen kann.

Auf die Rolle des akuten Nierenversagens als schwerste Form renaler Adaptationsstörungen soll im folgenden unter besonderer Berücksichtigung von Hypoxie und Schock eingegangen werden.

Akutes Nierenversagen (ANV)

Das ANV ist als funktioneller Verlust der Nieren zur Wahrung der Wasser- und Elektrolythomöostase sowie des Säuren-Blasen-Haushalts charakterisiert. Laborchemisches Kennzeichen sind in Früh- und Neugeborenenalter ein Anstieg der Serumkreatininwerte um 45-90 µmol/l/Tag, entsprechend 0,5-1 mg/dl/Tag sowie bei der oligurischen Form eine Reduktion der Harnausscheidung unter 0,5-1 ml/kg KG/h. Unter pathophysiologischen Gesichtspunkten lassen sich 3 Formen des ANV einteilen. Es sind in Folge das prärenale, das intrinsische und das postrenale ANV und deren jeweilige möglichen Ursachen nachfolgend zusammengefaßt.

Ätiologie des akuten Nierenversagens im Neugeborenenalter

Prärenale Ursachen:

1) Vermindertes intravasales Volumen: Blutung, Dehydratation, septische Infektionen, Eiweißmangel.
2) Verminderte Nierenperfusion bei weiteren Grunderkrankungen: Hypoxie, Schock, schwere Herzinsuffizienz (Low-output-Syndrom), arterielle Hypotension.

Intrinsisch-renale Ursachen:

1) Ischämisches Nierenversagen: Hypoxie, Schock, Dehydratation.
2) Nephrotoxische Schädigung: Indometacin, Aminoglykoside.

3) Konnatale Anomalien: bilaterale Agenesie, bilaterale multizystische Dysplasie, neonatale polyzystische Nierenerkrankung.
4) Vaskuläre Nierenerkrankung: Arterielle oder venöse Nierenthrombose.

Postrenale Ursachen:

1) Bilaterale obstruktive Uropathie: Uretralklappen, Ureterozele, neurogene Blasenlähmung, Megazystis-Megaureter-Syndrom, unilateriale Obstruktion bei Solitärniere.

Prärenales ANV

Zur Pathophysiologie des prärenalen akuten Nierenversagens: Die reguläre Nierenfunktion setzt als Bedingung u.a. zweierlei voraus: zunächst eine ausreichende Durchblutung der Niere, um eine adäquate glomeruläre Filtration zu gewährleisten, und eine ausreichende O_2-Zufuhr, um genügend Energie für die aktiven Transportmechanismen im tubulären Apparat bereitzustellen. Der ausreichende renale Blutdurchfluß kann über einen breiten Bereich variabler arterieller Mitteldrücke durch die sog. Autoregulation hinsichtlich der Perfusionsdrücke konstant gehalten werden.

Das prärenale ANV tritt beim Versagen der Autoregulation zur Erhaltung einer regelrechten GFR bei einer kritischen Minderdurchblutung der Niere ein, d.h. der systemische Blutdruck fällt aus den Autoregulationsgrenzen heraus. Kann die Störung durch Normalisierung der Nierendurchblutung mit Korrektur der Grunderkrankung einer Hypovolämie oder eines Low-output-Syndroms beseitigt werden, kehrt die GFR sofort in den Normbereich zurück. Eine anhaltende Minderdurchblutung oder Hypoxie führt dagegen zur intrinsischen Form des ANV, weil dann eine ischämische parenchymatöse Schädigung eintritt, wie z.B. die akute Tubulusnekrose.

Durch die verminderte Nierendurchblutung beim prärenalen ANV kommt es zur Sekretion von Renin und nachfolgend von Aldosteron, wodurch die Natriumreabsorption im Bereich der Sammelrohre erhöht wird. Im gleichen Sinne wirken ein erhöhter Sympathikotonus aufgrund der verminderten renalen Perfusion sowie die Ausschüttung von antidiuretischem Hormon (ADH), was in der Summe zu einer Reduktion der Urinbildung, zur Oligurie, führt. In der chemi-

Tabelle 1. Differentialdiagnose des akuten Nierenversagens anhand von Urinuntersuchungen (Werte Neugeborener). (Nach Aschinberg et al. 1977)

	Prärenal	Intrinsisch-renal
Osmolalität [mosm/l]	300–400	<300
Urinstatus		Hämaturie
Urin-Na^+	<20–30	>30
Urin: Serumkreatinin	>15–20	<15
RFI[a]	$<3{,}0$	$>3{,}0$

[a] RFI (Renal failure index) $= \frac{\text{Urin-Na}^+}{\text{Urin-Krea}} \cdot \text{Serum.}$

schen Urinanalyse findet sich eine verminderte Urin-Natriumkonzentration und eine erhöhte Urinosmolalität, was Charakteristika des ANV sind. Bei einer Störung des ADH-Systems durch Sekretions- oder Rezeptorprobleme kann die Urinproduktion im prärenalen akuten Nierenversagen auch noch normal sein. Das Charakteristikum der pathologisch tiefen Urin-Natriumkonzentration bleibt erhalten (Tabelle 1).

Eine in der Frühgeborenenperiode nicht seltene Form des ANV als Folge einer Indometacinbehandlung läßt sich ebenfalls partiell in die Gruppe des prärenalen ANV einordnen. Durch die Hemmung der renalen Prostaglandinsynthese nimmt die Nierendurchblutung ab, ein Effekt, der bei der Mehrzahl der behandelten Frühgeborenen reversibel ist. Seyberth et al. [15] konnten die Dosisabhängigkeit dieser unerwünschten Wirkung des zur pharmakologischen Ligatur des offenen Ductus arteriosus eingesetzten Prostaglandinsyntheseinhibitors erkennen. Es ist hierbei nach Winter et al. [20] eine Rückverteilung der intrarenalen glomerulären Durchblutung auf die in der Markzone gelegenen Glomeruli hin zu beobachten.

Intrinsisches ANV

Beim intrinsischen ANV können wir zwischen den Formen einer primär tubulären, glomerulären sowie vaskulären Läsion unterscheiden. Die akute Tubulusnekrose – früher häufig synonym mit dem ANV gebraucht – kann dabei Ausdruck einer ischämischen oder toxischen Läsion sein.

Die ischämische Form des intrinsischen ANV hängt in ihrer Schwere von Ausmaß und Zeitdauer des ischämischen Insults ab. Den primären Ort der Schädigung stellt der dicke aufsteigende Schenkel der Henle-Schleife dar. Mit zunehmender Zeitdauer der Ischämie werden weitere Anteile des tubulären Apparats einbezogen. Daher wird bei kurzer Ischämiedauer nur ein Verlust des Konzentrationsvermögens der Niere resultieren, ohne die GFR wesentlich zu beeinträchtigen. Beispiele für die transienten Formen findet man bei Patienten nach Operationen an der Herz-Lungen-Maschine und bei kurzfristig asphyktischen Früh- und Neugeborenen. Kommt es bei länger anhaltender Ischämie oder Hypoxie zum Fortschreiten der Läsion, wird der gesamte tubuläre Apparat mit dem Resultat der tubulären Nekrose geschädigt. Es resultiert daraus ein sog. backleak-Phänomen, d.h. harnpflichtige Substanzen strömen durch die defekten Tubuluszellen aus den Tubuli zurück in das Blut. Daneben wird der tubuläre Harnfluß durch nekrotische, von der Basalmembran gelöste Tubuluszellen, welche das Lumen der Tubuli obstruieren, gestört. In Abhängigkeit vom Ausmaß der Obstruktion kann der Filtrationsdruck in den Glomeruli bis auf Null abnehmen. Histologisch imponiert dies als ein Nebeneinander von nekrotischen Tubulusepithelien und einer tubulären Dilatation. Im Tierexperiment gibt es Hinweise für einen tubuloglomerulären Feedback-Mechanismus, der eine Reduktion der glomerulären Durchblutung in dieser Situation mit sich bringt und durch die Applikation von Angiotensinkonvertaseinhibitoren wie Captopril gehemmt werden kann.

Bei der nephrotoxischen Form des intrinsischen ANV kommen mehrere toxische Substanzklassen, wie z.B. Aminoglykosidantibiotika, Schwermetalle und

Chelatbildner, organische Lösungsmittel sowie Harn- und Oxalsäure, um einige Beispiele zu nennen, in Betracht. Die am gründlichsten untersuchte Substanzgruppe der Aminoglykoside wirkt wahrscheinlich durch eine Inhibition der lysosomalen Phospholipase toxisch. Durch die Akkumulation von Phospholipiden in den Tubuluszellen kann es zur Zellnekrose kommen, wobei die proximalen Tubuluszellen am empfindlichsten reagieren. Unterschiede hinsichtlich der Nephrotoxizität der verschiedenen derzeit am häufigsten klinisch eingesetzten Aminoglykoside, wie Gentamycin, Tobramycin und Netilmicin, erscheinen marginal. Wichtig ist, die verringerte Empfindlichkeit der unreifen Nieren gegenüber der Aminoglykosidtoxizität zu erwähnen, was u.a. in den Untersuchungen von Burghard et al. [3] aufgezeigt werden konnte. Eine gegenüber den Erwachsenen verminderte Aufnahme der Aminoglykoside in die Tubuluszellen könnte eine Erklärung für das beschriebene Phänomen darstellen. Auch bei der tubulären toxischen Form des ANV kommt es, wie bei der zuvor erwähnten hypoxisch bedingten Form, zu einer Verminderung der GFR, bevor histologische Veränderungen im Sinne eines back-leak-Phänomens oder einer Tubulusobstruktion auftreten. Es wird angenommen, daß die Senkung der GFR durch einen tubuloglomerulären Feedback-Mechanismus bedingt ist. Die Reduktion der GFR konnte im Tiermodell der Aminoglykosidtoxizität hintangehalten werden, wenn die Versuchstiere mit Captopril behandelt wurden.

Laborchemische Charakteristika des nephrotoxisch bedingten ANV sind eine Erhöhung der Urinnatriumkonzentration, Verlust der Konzentrationsfähigkeit, tubuläre Markerenzyme und eine tubuläre Proteinurie, z.B. erhöhte β_2-Mikroglobulinausscheidung. Diese laborchemischen Veränderungen lassen sich regelmäßig vor der Reduktion der GFR nachweisen (Tabelle 1).

Die glomeruläre Form des intrinsischen ANV ist in der Neugeborenenperiode im Gegensatz zur ischämischen Form eher selten. Während des Kindesalters stellen Erkrankungen wie das hämolytisch-urämische Syndrom oder schwer verlaufende Glomerulonephritiden, wie z.B. die Halbmondnephritis, schwere Beeinträchtigungen der glomerulären Funktionen ohne primäre tubuläre Läsionen dar. Für das Neugeborenenalter lassen sich hier Formen des konnatalen nephrotischen Syndroms oder Nierenmißbildungen, wie die polyzystische Nierenerkrankung oder die bilateriale Nierenagenesie, nennen. Laborchemisch zeigt sich bei erhaltener tubulärer Funktion der erworbenen Formen neben einem Anstieg der Harnretentionswerte, z.B. Serumkreatinin und Harnstoff, eine verminderte Urinnatriumkonzentration. Hinweisend sind die Hämaturie und eine Proteinurie des glomerulären Typs. Als vaskuläre Ursachen eines intrinsischen ANV sind die arterielle und venöse Nierenthrombose zu nennen, die sich während der Neugeborenenperiode manifestieren können. Laborchemische Hinweise finden sich in Form eines Anstiegs der harnpflichtigen Substanzen sowie einer Hämaturie und klinischen Organomegalie sowie einer arteriellen Hypertension.

Zur Differentialdiagnose zwischen prärenalen und intrinsisch-renalen Störungen dienen neben den klinischen Zeichen weitere laborchemische Urinuntersuchungen. Die in Tabelle 1 genannten Daten wurden vornehmlich an Neugeborenen gewonnen und können daher für Frühgeborene nur zur Orientierung dienen.

Zur Differenzierung von prärenal und intrinsisch-renalen gegenüber postrenalen Störungen dient die Sonographie als wichtiges diagnostisches Instrument.

Therapie

Bei Verdacht auf ein prärenales ANV, nach Ausschluß eines postrenalen ANV mit Hypervolämie, ist die vermehrte Flüssigkeitsgabe ein sowohl diagnostischer als auch therapeutischer Schritt. In 60–90 min sollten 10–20 ml/kg KG von z. B. 0,9%iger Kochsalzlösung infundiert werden. Tritt darunter kein Erfolg ein oder gibt es aufgrund der Voruntersuchungen Hinweise auf ein intrinsisches ANV, kommt eine weitergehende medikamentöse Therapie mit Furosemid und Dopamin zur Anwendung. Dieses aus der Erwachsenen-Intensivtherapie bekannte Behandlungsschema ist auch beim Früh- und Neugeborenen effektiv. Urinvolumina und Kreatininclearance nehmen insbesondere unter der Kombinationstherapie von Dopamin und Furosemid zu.

Läßt sich mit diesen therapeutischen medikamentösen Maßnahmen keine Stabilisierung der Nierenfunktion erreichen, muß eine Peritonealdialyse bzw. eine Hämofiltration erwogen werden.

Resümee

1) Die glomeruläre Filtration ist sowohl bei reifen Neugeborenen als auch bei unreifen Frühgeborenen den Bedürfnissen hinsichtlich der Wasser- und Elektrolythomöostase adäquat.
2) Eingeschränkte tubuläre Funktionen bezüglich maximaler Harnkonzentration und Verdünnung müssen bei der Wasser- und Elektrolytzufuhr besonders bei sehr unreifen Frühgeborenen in Rechnung gestellt werden.
   Gleichfalls ist die Regulation des Säuren-Basen-Haushalts besonders bei sehr unreifen Frühgeborenen limitiert. Diese glomerulotubuläre Imbalanz ist besonders zu berücksichtigen.
3) Schwerwiegende Störungen der Nierenfunktion im Früh- und Neugeborenenalter manifestieren sich mehrheitlich in Form des prärenalen ANV.
   Die Therapie der Ursachen in Form von Hypoxie und Ischämie entspricht der Behandlung der Grunderkrankungen und erfordert nach entsprechender Diagnostik prompte therapeutische Intervention.

Literatur

1. Baylen BG, Ogata H, Ikegami M, Jacobs HC, Jobe AH, Emmanouilidis GL (1983) Left ventricular performance and regional blood flow before and after ductus arteriosus occlusion in premature lambs treated with surfactant. Circulation 67:837–843
2. Broberger K, Aperia A (1978) Renal function in idiopathic respiratory distress syndrome. Acta Paediatr Scand 67:313–319
3. Burghard R, Leititis JU, Gordjani N, Brandis M (1985) Untersuchung zur Aminoglykosid-Nephrotoxizität bei Neugeborenen. Monatschr Kinderheilk 133:596
4. Edelmann CM, Spitzer A (1969) The maturing kidney. A modern view of well-balanced infants with imbalanced nephrons. J Pediatr 75:509–519
5. Feldmann H, Guignard JP (1982) Plasma creatinine in the first month of life. Arch Dis Child 57:123–126
6. Gersony WM (1986) Patent ductus arteriosus. Pediatr Clin North Am 33:545–560

7. Gruskin AB, Edelmann CM, Ynan S (1976) Maturational changes in renal blood flow in piglets. Pediatr Res 4:7–12
8. Guignard JP, Torrado A, Da Cunha O, Gautier E (1975) Glomerular filtration rate in the first three weeks of life. J Pediatr 87:268–272
9. Iwamoto HS, Oh W, Rudolph AM (1985) Renal metabolism in fetal and newborn sheep. Pediatr Res 19:641–644
10. Jobe A, Jacobs H, Ikegami M, Jones S (1983) Cardiovascular effects of surfactant suspensions given by tracheal instillation to premature lambs. Pediatr Res 17:444–448
11. Joppich R, Kollmann D, Ingrisch U (1979) Urinary cyclic AMP and renal concentrating capacity in infants. Eur J Pediatr 124:113–118
12. Leslie GI, Phillips JB, Work J, Ram S, Cassady G (1986) The effect of assisted ventilation on creatinine clearance of hormonal control of electrolyte balance in very low birth weight infants. Pediatr Res 20:447–452
13. Robillard JE, Weitzman RE (1980) Developmental aspects of the fetal renal response to exogenous arginine vasopressin. Am J Physiol 238:F407–F414
14. Schulz DM, Giordano DA, Schulz DH (1962) Weights of organs fetuses and infants. Arch Pathol 74:244
15. Seyberth HW, Rascher W, Hackenthal R, Wille L (1983) Effect of prolonged indometacin therapy on renal function and vasoactive hormones in very low birth weight infants with symptomatic patent ductus arteriosus. J Pediatr 103:979–984
16. Siegel SR, Oh W (1976) Renal function as a marker of human fetal maturation. Acta Paediatr Scand 65:481–485
17. Torrado A, Guignard JP, Prod'Hom LS, Gautier E (1974) Hypoxaemia and renal function in newborns with respiratory distress syndrome (RDS). Helv Paediatr Acta 29:399–405
18. Tullassy T, Machay T, Kiszel J, Varga J (1983) Effects of continuous positive airway pressure on renal function in prematures. Biol Neonate 43:52–57
19. Versmold T, Kitterman JA, Phibb RH, Gregory GA, Tooley WH (1981) Aortic blood pressure during the first 12 hours of life in infants with birth weigth 610 to 4220 grams. Pediatrics 67:607–613
20. Winter J, Printz PM, Friedman S (1977) The influence of indomethacin on neonatal renal function. Pediatr Res 11:402–407
21. Wladimiroff JW, Campbell S (1974) Fetal urin production rates in normal and complicated pregnancy. Lancet I:151–153

Weiterführende Literatur

Alward CT, Hook JB, Helmrath TA, Bailie HP (1978) Effect of asphyxia on renal function in the newborn piglet. Pediatr Res 12:225–228

Arant BS (1978) Developmental patterns of renal functional maturation compared in the human neonate. J Pediatr 92:705–712

Aschinberg LC, Zeis PM, Hageman JR, Vichyasagar D (1977) Acute renal failure in the newborn. Crit Care Med 5:36–42

Feld LG, Springate JE, Fildes RD (1986) Acute renal failure. I. Pathophysiology and diagnosis. J Pediatr 109:401–408

Fildes RD, Springate JE, Feld LG (1986) Acute renal failure. II. Management of suspected and established disease. J Pediatr 109:567–571

Gaudio KM, Siegel NJ (1987) Pathogenesis and treatment of acute renal failure. Pediatr Clin North Am 34:771–787

Gaudio KM, Siegel NJ (1987) New approaches to the treatment of acute renal failure. Pediatr Nephrol 1:339–347

Guignard JP, Torrado A, Mazouni SM, Gautier E (1976) Renal function in respiratory distress syndrome. J Pediatr 88:845–850

Langman J (1981) Medical embryology, 4th edn. Williams & Wilkens, Baltimore

Norman ME, Asadi FK (1979) A prospective study of acute renal failure in the newborn infant. Pediatrics 63:475–479

Schor N, Ichikawa I, Renneke HG, Troy JL, Brenner BM (1981) Pathophysiology of altered glomerular function in aminoglycoside-treated rats. Kidney Int 19:288-296

Stonestreet BS, Bell EF, Oh W (1979) Validity of endogenous creatinine clearance in low birth weight infants. Pediatr Res 13:1012-1014

Stonestreet BS, Laptook A, Schanler R, Oh W (1982) Hemodynamic response to asphyxia in spontaneously breathing newborn term and premature lambs. Early Hu

1.4 Stoffwechsel und Temperaturregulation

F. Pohlandt

Stoffwechseladaptation

Mit dem Durchtrennen der Nabelschnur bei der Geburt wird der bis dahin kontinuierliche Nährstofffluß zum Neugeborenen abrupt unterbrochen. In der Folge kommt es zum Abfall aller Substrate im kindlichen Blut. Dies läßt sich am Beispiel der Glukose besonders anschaulich demonstrieren.

Bei einer Untersuchung an 52 reifen, gesunden Neugeborenen [15] konnte ein deutlicher Abfall der Blutzuckerwerte innerhalb der ersten Lebensstunden gezeigt werden: Von einem Mittelwert von 105 mg%* unmittelbar nach der Geburt fällt die Blutzuckerkonzentration innerhalb der ersten Stunde auf die Hälfte, nämlich 50 mg%. Bei einzelnen Neugeborenen wurde die Hypoglykämie mit Blutzuckerwerten von 17 und 19 mg% innerhalb der ersten Stunde auch klinisch manifest. Ohne weitere Intervention kommt es ab der 3. Lebensstunde zu einem Anstieg der Blutzuckerwerte, die sich allerdings auf ein niedrigeres Niveau als in utero einstellen. Erklärbar ist dieser Blutzuckeranstieg mit der Freisetzung von Glukose aus den Glykogenvorräten des reifen Neugeborenen, die etwa für 24 h ausreichend sind, und aus der bereits in den ersten Lebensstunden beginnenden Nahrungszufuhr.

Die Konzentration der Aminosäuren nimmt dagegen ohne entsprechende Zufuhr postpartal schnell ab, da auch ein reifes Neugeborenes praktisch keine Aminosäurenreserven hat. Untersuchungen aus den 70er Jahren belegen, daß es bei Neugeborenen, die aus verschiedenen Gründen nicht enteral ernährt werden konnten, sondern für 72 h eine Kohlenhydrat-Elektrolyt-Infusion erhielten, innerhalb von 48 h zu einem dramatischen Abfall der Plasmaaminosäurenkonzentration kommt [10]. Dies gilt insbesondere für die essentiellen Aminosäuren, bei denen ein Abfall bis auf ca. 30% der intrauterinen Ausgangswerte zu verzeichnen ist. So war Cystin nach 48 h bei den meisten Kindern praktisch nicht mehr nachweisbar [9].

Bei ad libitum gestillten Neugeborenen findet man dagegen auch am 4. Lebenstag Plasmaaminosäurenkonzentrationen, die denen der Nabelschnurvene und -arterie entsprechen oder z.T. sogar höher liegen [11,12]. Es kommt zu dieser Zeit des Stillens zu keinem oder nur zu einem geringen oder vorübergehenden Abfall der Aminosäuren. Dies ist nur durch den Proteinreichtum des Kolostrums zu erklären.

---

* 1 mg% = 0,1086 mmol/l.

Die Regulation der Substrathomöostase – v.a. der Glukose – läßt sich aus der Zusammensetzung des kindlichen Körpers erklären und zeigt wichtige Unterschiede zwischen kleinen Früh- und reifen Neugeborenen. Das reife Neugeborene mit einem Geburtsgewicht von 3500 g unterscheidet sich in seinen Substratspeichern erheblich von einem Frühgeborenen von 1000 g Geburtsgewicht. Die relative Körperzusammensetzung des reifen Neugeborenen ist hinsichtlich des Glykogen- und Fettgehalts der Zusammensetzung beim Erwachsenen ziemlich ähnlich. Während das mittelschwere Frühgeborene mit 2000 g wenigstens geringe Fettreserven hat, verfügt das sehr unreife Frühgeborene jedoch weder über Fett- noch über Kohlenhydratreserven [4, 16].

Damit wird verständlich, daß das reife Neugeborene die anfängliche Hypoglykämie durch Mobilisierung von Glukose aus den Glykogenreserven kompensieren kann, während es bei sehr unreifen, niedriggewichtigen Kindern (bzw. bei reifen, aber hypo- oder dystrophen Kindern) nicht zu dieser Gegenregulation kommen kann, da das notwendige Glykogen fehlt. Zur Aufrechterhaltung der Glykosehomöostase müssen dann andere Substrate herangezogen werden, aus denen der Organismus Glukose bilden kann. Bei fehlenden Fett- und Glykogenvorräten stehen lediglich Aminosäuren im körpereigenen Protein zur Verfügung, das für die Glykoneogenese mobilisiert werden kann. Der Abfall des Plasmaproteinspiegels, der Anstieg des Harnstoffs und die Gewichtsabnahme des ohnehin kleinen Frühgeborenen sind deutlicher Ausdruck dieser fatalen katabolen Stoffwechselsituation.

Die unterschiedlichen kalorischen Reserven von reifen Neugeborenen und extrem unreifen Frühgeborenen lassen sich durch Berechnung aus deren Glykogen- und Fettreserven aufzeigen. Geht man davon aus, daß auch ein Drittel der körpereigenen Proteine zur Energiegewinnung herangezogen werden kann, kann ein reifes Neugeborenes ca. 32 Tage ohne äußere Energiezufuhr überleben. Ein Frühgeborenes von 1000 g hat dagegen nur für 4 Tage Reserven, die ja nur aus Proteinen bestehen [7].

Je kleiner ein Neugeborenes ist, um so rascher muß also eine adäquate Energie- und Substratzufuhr begonnen werden. Ausgehend von einem Basisbedarf von 50 kcal/kg KG/Tag und einer für das Wachstum des Kindes notwendigen Gesamtzufuhr von 120 kcal/kg KG/Tag müßte man mehr als 20 g Glukose/Tag als alleinigen Energieträger zuführen. Wie wir aus der klinischen Erfahrung wissen, führt das jedoch in den ersten Tagen nach der Geburt zur extremen Hyperglykämie und ist daher nicht durchführbar [13].

Unter der Annahme einer mangelhaften Insulinsekretion haben wir in diesem Zusammenhang Anfang der 70er Jahre bei Frühgeborenen die Insulinspiegel und die Blutglukosespiegel bei i.v.-Glukosebelastung bestimmt. Wir fanden praktisch keine Insulinsekretion, wie sie unter Belastung bei reifen Neugeborenen, für Kinder oder gesunde Erwachsene typisch ist [13]. Unter verschiedenen Glukoseinfusionen von 4, 8 und 12 g/kg KG/Tag fanden wir mittlere Blutglukosespiegel von 100, 120 und 150 mg% ohne wesentlichen Anstieg der Insulinsekretion. Ein Teil der postnatalen Hyperglykämie dürfte damit auf eine verminderte Insulinsekretion zurückzuführen sein. Unklar bleibt jedoch, warum die Insulinsekretion beim Neugeborenen so eingeschränkt ist. Möglicherweise gibt es einen Zusammenhang mit einem starken Aminosäurenabfall, den man bei dieser reinen Glukoseapplikation beobachten kann. So konnten Untersuchungen von Grasso et al. zeigen, daß bei einer reinen Glukosebelastung die erwartete Insulinsekretion ausblieb, obwohl die Blutglukosekonzentration anstieg [5]. Bei gleichzeitiger Infusion von Glukose (1,2 g) und Aminosäuren (1,25 g) über 30 min kam es zu einem beträchtlichen Insulinanstieg. Leider gibt es keine Angaben über die Plasmaaminosäurenkonzentrationen, die bei dieser hohen Infusionsdosis (1,25 g in 30 min!) wahrscheinlich unphysiologisch hoch liegen.

Eine ähnliche Situation ist für den perioperativen Stoffwechsel bei Neugeborenen beschrieben worden. Frühgeborene, die sich einer Ductusoperation unterziehen mußten - in $N_2O:O_2=50:50$ und d-Tubocurarin-Relaxierung - erhielten perioperativ eine 50%ige Glukoseinfusion von 3-7 mg/kg KG/min (= 4-10 g/kg KG/Tag). Der postoperative Blutzuckerspiegel lag dabei bis zu 300% über dem präoperativen Wert und war auch 24 h später höher als der Ausgangswert. Parallel dazu war bei gleichbleibendem Seruminsulinspiegel ein Anstieg von Laktat und Pyruvat zu verzeichnen.

Als mögliche Erklärung kommen in Frage:

1) Eine verminderte Ansprechbarkeit der β-Zelle.
2) Die Insulinsekretion ist durch den streßbedingt hohen Katecholaminspiegel unterdrückt.
3) Die anhaltende Hyperglykämie wird in der postoperativen Phase durch ein Überwiegen des Glukagons aufrechterhalten.

Als Konsequenz aus diesen Befunden sollten wir festhalten: Frühgeborene und reife Neugeborene haben intra- und postoperativ eine eingeschränkte Verwertbarkeit von von außen zugeführter Glukose. Eine perioperative Infusionslösung sollte nicht mehr als 5% Glukose enthalten.

Leider gibt es noch keine Daten darüber, ob eine gleichzeitige Zufuhr von Aminosäuren zu einer verbesserten Glukoseverwertung führt. In praxi streben wir jedoch mit einer niedrig dosierten Aminosäurenzufuhr von ca. 1 g/kg KG/Tag auch in der postoperativen Phase an, einen weiteren Abfall der Plasmaaminosäurenkonzentration zu verhindern.

Thermoregulation

Wärme kann durch 4 verschiedene Mechanismen abgegeben werden: durch Leitung, Konvektion, Strahlung und Verdunstung. Die Leitfähigkeit, hier ist die Wärmetransportgeschwindigkeit aus dem Körperkern an die Hautoberfläche gemeint, ist beim Neugeborenen sehr viel besser als beim Erwachsenen. Damit ist die Wärmeabgabe durch direkte Leitung von der Haut an die Unterlage, aber auch der Wärmeverlust durch Konvektion und Strahlung größer als beim Erwachsenen, da ständig und schneller Wärme aus dem Kern an die Hautoberfläche nachgeliefert werden kann. Das Neugeborene gibt also sehr viel leichter und schneller Wärme ab und ist damit viel stärker von einer Unterkühlung bedroht als Erwachsene.

Die auf die einzelnen Faktoren Leitung, Konvektion, Strahlung und Verdunstung fallenden Anteile des Wärmeverlusts hängen stark von der Temperatur und den äußeren Bedingungen ab. Im Indifferenzmilieu von 34 °C, in dem die Luft, die Unterlage, der Raum und die umgebende Wand mit 34 °C gleich warm sind, gibt es einen kleinen Anteil Wärmeverlust durch Leitung, einen größeren Anteil durch Konvektion und Verdunstung und den größten Teil des Wärmeverlusts durch Strahlung. Bei einer Inkubatortemperatur von 34 °C und einer Raumtemperatur von nur 21 °C nimmt die Strahlung ganz beträchtlich zu, da die Rückstrahlung von der relativ kalten Inkubatorwand entsprechend gering ist, d. h. der kindliche Wärmeverlust wird trotz guter Inkubatortemperatur durch die kältere Raumtemperatur erhöht. Um diese Strahlungsverluste einzuschränken, muß der Temperaturgradient Inkubator-Raumluft möglichst klein gehalten werden, d. h. Umgebungs-, Wand- und Inkubatortemperatur müssen entsprechend gleich hoch sein. Der Wärmeverlust über Strahlung läßt sich nur durch Verringerung des Temperaturgradienten einschränken. Ist dies nur im begrenzten Umfang möglich, muß man auf anderem Weg, z. B. durch Konvektion oder Leitung, versuchen, den Wärmeverlust auszugleichen [8].

Ein besonderes Problem stellt der Wärmeverlust durch Verdunstung dar, für die die größten Unterschiede zwischen Neugeborenen und Erwachsenen festzustellen sind. Eine wesentliche Größe für die Verdunstung stellt der transepidermale Wasserverlust dar, der in ungeheurem Maße vom Gestationsalter des Kindes abhängt. Ein reifes Kind verliert etwa 5 g/m^2 KOF/h Flüssigkeit, bei abnehmender Schwangerschaftsdauer - d. h. Gestationsalter - steigt der Wasserverlust exponentiell an [6]. Die Gefahr, Wärme über Verdunstung zu verlieren, nimmt also mit der Unreife des Frühgeborenen exponentiell zu.

Die Luftfeuchtigkeit hat ebenfalls Einfluß auf die Wärmeabgabe durch Verdunstung. Der Wasserverlust sinkt linear mit steigender relativer Luftfeuchtigkeit. Sie ist deshalb möglichst bei 100% zu halten, um die Verdunstungsverluste so gering wie möglich zu halten.

Welche Möglichkeiten hat das Kind, Wärmeverluste zu kompensieren?

Während das neugeborene Ferkel ausschließlich durch Zittern Wärme produziert und eine Wärmeproduktion im braunen Fettgewebe nicht möglich ist, hat der Mensch ausschließlich die Thermogenese im braunen Fett und kann nicht zittern [3]. Je unreifer ein Frühgeborenes ist, um so weniger ist es in der Lage, auf Kältestreß mit Wärmeproduktion zu reagieren. Die kompensatorische Wärmeproduktion ist eingeschränkt und abhängig vom Gestationsalter. Während ein gesundes reifes Neugeborenes zum Zeitpunkt der Geburt auf Kälte mit einer Wärmeproduktion von 4 kcal*/kg KG/h antwortet, kann ein Frühgeborenes der 30. SSW mit ca. 2000 g nur eine Wärmeproduktion von 2 kcal/kg KG/h erreichen und braucht Wochen, um die Heizleistung eines eutrophen Neugeborenen zu erreichen. Das Frühgeborene hat also sowohl eine vermehrte Wärmeabgabe, als auch eine eingeschränkte Kapazität zum Ausgleich dieser Wärmeverluste.

Da die kompensatorische Wärmeproduktion mit einer zusätzlichen O_2-Aufnahme bzw. O_2-Verbrauch verbunden ist, ist jeder Wärmeverlust auch mit einem erhöhten O_2-Verbrauch verbunden. Gerade intraoperativ muß daher auf einen möglichst minimierten Wärmeverlust geachtet werden, da viele Neugeborene eine grenzwertige O_2-Versorgung haben.

---

* 1 kcal = 4,1868 kJ.

In Abhängigkeit vom Gestationsalter und vom postpartalen Alter liegt die optimale Umgebungstemperatur unmittelbar nach der Geburt bei den sehr unreifen Kindern bei 37 °C, bei reifen Neugeborenen bei etwa 32 °C und noch niedriger bei zunehmendem postnatalem Alter [14].

Über den Einfluß von Operation und Narkose bei Früh- und Neugeborenen auf die eigene Wärmeproduktion ist mir aus der Literatur nichts bekannt. Tierexperimentelle Untersuchungen an Hunden belegen jedoch, daß mit zunehmender Narkosetiefe die Fähigkeit zur eigenen Wärmeproduktion und damit eine gewisse kompensatorische Regulation bei Absinken der Körpertemperatur abnimmt. Bei sehr tiefen Narkosestadien oder einer Kerntemperatur von 30 °C bricht dieses System der Thermoregulation überhaupt zusammen [2].

Zusammenfassung

Intra- und postoperativ besteht eine eingeschränkte Verwertung für infundierte Glukose. Es besteht die Gefahr der Hyperglykämie mit Dehydratation. Die Infusionslösungen sollten deshalb nur 5% Glukose enthalten.

Je unreifer oder je leichter das Neugeborene ist, um so geringer sind die Reserven und um so penibler muß auf eine rasche und individuelle Energiezufuhr geachtet werden. Je unreifer und je leichter das Neugeborene ist, um so größer ist die Gefahr der Unterkühlung.

Literatur

1. Anand KJS, Aynsley-Green (1985) Metabolic and endocrine effects of surgical ligation of patent ductus arteriosus in the human preterm neonate: are there implications for further improvement of postoperative outcome? In: Falkner F, Kretchmer N, Rossi E (eds) Modern problems in paediatrics, vol 23. Karger, Basel, pp 143–157
2. Behmann FW, Bontke E (1958) Die Regelung der Wärmebildung bei künstlicher Hypothermie. I. Experimentelle Untersuchungen über den Einfluß der Narkosetiefe. Pflügers Arch 266:408–421
3. Brueck K (1970) Heat production and temperature regulation. In: Stave U (ed) Physiology of the perinatal period, vol 1. Appleton-Century-Crofts, New York, pp 493–557
4. Friis-Hansen B (1971) Body composition during growth: In vivo measurments and biochemical data correlated to differential anatomical growth. Pediatrics 47:264
5. Grasso S, Messina A, Distefano G, Vigo R, Reinano G (1973) Insulin secretion in the premature infant. Response to glucose and amino acids. Diabetes 22:349–354
6. Hammarlund K, Sedin G (1979) Transepidermal water loss in newborn infants. III. Relation to gestational age. Acta Paediatr Scand 68:795–801
7. Heird WC, Driscoll JM Jr, Schullinger JN, Grebin B, Winters RW (1972) Intravenous alimentation in pediatric patients. J Pediatr 80:351–372
8. Hey E (1973) Physiological principles involved in the care of the preterm human infant. In: Austin CR (ed) The mammalian fetus in vitro. Chapmann & Hall, London, pp 251–355
9. Pohlandt F (1974) Cystine: a semi-essential amino acid in the newborn infant. Acta Paediatr Scand 63:801–804
10. Pohlandt F (1975) Zur Vermeidung von Aminosäurenimbalanzen bei Neugeborenen mit parenteraler Ernährung. Monatsschr Kinderheilkd 123:448–450
11. Pohlandt F (1978) Plasma amino acid concentrations in newborn infants breast-fed ad libitum. J Pediatr 92:614–616

12. Pohlandt F (1978) Plasma amino acid concentrations in umbilical cord vein and artery of newborn infants after elective cesarean section or spontaneous delivery. J Pediatr 92:617–623
13. Pohlandt F, Heinze E, Fussgänger F, Mayer V, Teller W (1973) Insulin secretion in human neonates during longterm infusion of glucose. Acta Endocrinol [Suppl] 173:122
14. Sauer PJJ, Dane HJ, Visser HKA (1984) New standards for neutral thermal environment of healthy very low birthweight infants in week one of life. Arch Dis Child 59:18–22
15. Srinivasan G, Pildes RS, Cattamanchi G, Voora S, Lilien LD (1986) Plasma glucose values in normal neonates: A new look. J Pediatr 109:114–117
16. Widdowson EM (1968) Growth and composition of the fetus and newborn. In: Assali NS (ed) Biology of gestation, vol 2. Academic Press, New York

2 Perioperative Probleme beim Früh- und Neugeborenen mit persistierendem Ductus Botalli

2.1 Pathophysiologische Grundlagen und präoperative Vorbereitung

H. Stopfkuchen

Der Links-rechts-Shunt über einen offenen Ductus arteriosus Botalli ist ein häufiges, gewichtiges medizinisches Problem des sehr unreifen Frühgeborenen; betrifft also eine Altersgruppe, in der Kenntnisse über physiologische und pathophysiologische Abläufe erst in bescheidenen Ansätzen erworben werden. Aber selbst dabei handelt es sich immer noch überwiegend nur um Erkenntnisse aus tierexperimentellen Untersuchungen.

In bezug auf den offenen Ductus arteriosus Botalli sei hier nur kurz auf die wahrscheinlichen Besonderheiten der Myokardfunktion und der Hirndurchblutung hingewiesen.

(„Normale") Neugeborene (Tiere) zeichnen sich postpartal durch eine hohe kardiomuskuläre Kontraktilität aus, die durch Katecholamine kaum mehr gesteigert werden kann. Demnach dürften Inotropika auch auf das Herz eines Frühgeborenen - zumindest solange dies nicht insuffizient ist - keinen die Kontraktilität steigernden Einfluß haben. Der Links-rechts-Shunt über den offenen Ductus arteriosus Botalli bedingt eine deutliche Vorlasterhöhung des linken Ventrikels. Frank-Starling-Kurven von Feten und Neugeborenen weisen aber darauf hin, daß in dieser Altersgruppe das Herz normalerweise bereits im Spitzenbereich dieser Funktionskurven arbeitet. Eine weitere Vorlasterhöhung (Links-rechts-Shunt) dürfte deswegen nur schlecht toleriert werden. Einzig die mit dem Links-rechts-Shunt einhergehende Nachlasterniedrigung könnte dazu beitragen, daß die durch den Shunt hervorgerufene Mehrbelastung des Herzen zumindest vorübergehend toleriert werden kann.

Wie insbesondere Doppler-sonographische Untersuchungen gezeigt haben, verursacht der offene Ductus arteriosus Botalli mit Links-rechts-Shunt oft z.T. erhebliche Blutflußveränderungen in peripherer gelegenen arteriellen Gefäßen, insbesondere auch in der zerebralen Zirkulation. Dies wirft die Frage nach dem Vorhandensein autoregulatorischer Mechanismen, insbesondere im Bereich der zerebralen Zirkulation des Frühgeborenen auf, wobei dies den praktisch tätigen Therapeuten nicht nur unter qualitativen, sondern auch unter quantitativen Aspekten interessiert. Gesunde Neugeborene verfügen wohl über eine dem Erwachsenen qualitativ vergleichbare Autoregulationskurve. Allerdings liegt dabei die untere Grenze bei einem arteriellen Mitteldruck von knapp unter 40 mm Hg. Bei den Frühgeborenen mit offenem Ductus arteriosus Botalli liegen die Blutdruckwerte aber bereits normalerweise etwa in diesem Bereich, d.h. Frühgeborene verfügen demnach - gleiche Verhältnisse wie bei Neugeborenen vorausgesetzt - nach unten nur über eine sehr kleine „Blutdruckreserve", um nicht aus der Autoregulationskurve herauszufallen. Andererseits wissen wir, daß bei Neugeborenen mit schwerer Asphyxie die Autoregulation im Bereich der zerebralen Zirkulation aufgehoben ist. Ob und mit welchem Ausmaß dies auch für beeinträchtigte Frühgeborene mit offenem Ductus arteriosus Botalli gilt, ist bislang noch nicht endgültig geklärt. In diesem Zusammenhang sei nochmals auf die auch praktisch gut anwendbare Blutflußgeschwindigkeitsmessungen in den zerebralen und herznahen Gefäßen mit Hilfe der Doppler-Sonographie hingewiesen, die ja eine bedeutsame Rolle bei der Diagnostik eines wirksam offenen Ductus arteriosus Botalli darstellt.

Die 3 wichtigsten, nicht operationstechnisch bedingten Komplikationen während der Durchführung einer operativen Ligatur des Ductus arteriosus Botalli sind Wärmeverlust, Blutdruckinstabilität und Hypoxie.

Auf das für diese Altersgruppe so gravierende Problem des Wärmeverlusts wurde bereits ausführlich eingegangen. Optimale, an verschiedenen Institutionen bereits erfolgreich etablierte Verhältnisse sehen die Durchführung des operativen Eingriffs auf den Frühgeborenenstationen selbst vor. Außer der in der Regel erfolgreichen Aufrechterhaltung günstiger „klimatischer" Verhältnisse werden dadurch auch die z. T. doch erheblichen Transportrisiken vermieden.

Bezüglich der Vermeidung von Hypotonien, insbesondere im Rahmen der Narkoseeinleitung, sei daran erinnert, daß viele dieser Frühgeborenen in der Zeit vor dem operativen Eingriff flüssigkeitsrestriktiv behandelt wurden und dementsprechend eine latente Hypovolämie aufweisen können.

Zum Zeitpunkt der Ductusligatur kann es dagegen akut zum Blutdruckanstieg kommen, da nun plötzlich das gesamte Herzzeitvolumen in den Systemkreislauf ausgeworfen wird.

Hypoxien können zu verschiedenen Zeitpunkten des peri- und intraoperativen Geschehens auftreten, z. B. bei der Umlagerung des Kindes, mit dem Beginn des operativen Eingriffs, durch mechanische Manipulationen insbesondere der Lungenkompression während der Operation und auch in der postoperativen Phase (z. B. Pneumothorax).

Welche praktischen Gesichtspunkte sind im Zusammenhang mit der operativen Ligatur eines offenen Ductus arteriosus Botalli zu beachten? Nach der Indikationsstellung zur operativen Ligatur des offenen Ductus arteriosus Botalli durch den erfahrenen Neonatologen werden entsprechende Gespräche mit den Eltern geführt. Daran sind der Neonatologe, der Operateur und der Anästhesist beteiligt.

Zur Operationsvorbereitung gehören das Bereitstellen von Frischblutkonserven sowie die aktuelle Überprüfung der Blutgase und des roten Blutbildes (Hämatokrit). Bei den Laborparametern Serumelektrolyte, Gesamteiweiß, Nierenfunktionsparameter (insbesondere nach vorausgegangener Therapie mit Indometacin) genügen in der Regel Werte, die in den zurückliegenden 12–24 h gewonnen wurden. Jede darüber hinausgehende Laboruntersuchung bedeutet ein zusätzliches Blutabnehmen bei instabilen Kindern und wird besonderen Indikationen vorbehalten bleiben. Insbesondere bei den vorausgehend mit Indometacin behandelten Kindern stellt natürlich die kontinuierliche registrierte Urinmenge einen wichtigen Überwachungsparameter dar. Als sinnvoll zu erachten (auch aus forensischen Gründen) ist sicherlich auch eine präoperativ durchgeführte sonographische und Doppler-sonographische Untersuchung des Gehirns.

Hinsichtlich der prä-, intra- und postoperativen Überwachung wird es in der Regel ausreichend sein, kontinuierlich Herzfrequenz, Blutdruck, arteriellen Sauerstoffstatus und Körpertemperatur zu kontrollieren. Wegen der ausreichend guten Qualität der nichtinvasiven oszillometrischen Blutdruckmeßverfahren kann meist auf die blutige Blutdruckmessung verzichtet werden. Auf eine adäquate Auswahl der Blutdruckmanschetten ist allerdings zu achten.

Für die kontinuierliche nichtinvasive Überwachung des arteriellen Sauerstoffstatus stehen heute 2 Verfahren zur Verfügung: die Messung der transkutanen O_2-Sättigung und die Messung des transkutanen pO_2. Beide Methoden haben ihre theoretischen und praktischen Vor- und Nachteile. In der Regel wird man sich anhand der vorhandenen Möglichkeiten entscheiden. Es sei in diesem Zusammenhang daran erinnert, daß die Häufigkeit des Auftretens eine Retinopathia praematurorum bei den hier in Betracht kommenden kleinen Frühgeborenen weltweit weiterhin als sehr hoch anzusehen ist.

Ein peripher-venöser Zugang - evtl. auch ein zentral-venöser Zugang - muß jederzeit die genügend rasche, sichere und ausreichende Zufuhr von Medikamenten, Infusionslösungen und Blut erlauben. Wie bereits erwähnt, werden viele der betroffenen Frühgeborenen präoperativ flüssigkeitsrestriktiv behandelt. Bereits präoperativ sollte ein Hb-Wert von 14 g%* angestrebt werden.

Eine prophylaktische prä- bzw. perioperative Antibiotikagabe ist ohne zusätzliche Gesichtspunkte nicht erforderlich.

* 1 g% = 0,6206 mmol/l.

2.2 Narkoseführung

T. Fösel, C. Wick und U. Schirmer

Einleitung

Vor 50 Jahren führten Gross u. Hubbard [5] die erste Ligatur eines persistierenden Ductus arteriosus in Zyklopropananästhesie bei einem 7jährigen Mädchen durch. Heute dagegen überwiegen sehr unreife Frühgeborene mit einem Geburtsgewicht zwischen 500 und 1000 g bei der Operation zur Ductusligatur.

Dabei treten zu den hämodynamischen Veränderungen, die durch den persistierenden Ductus hervorgerufen werden, noch die spezifischen Probleme der sehr unreifen Frühgeborenen.

Die hämodynamische Charakteristik vor der Unterbindung des persistierenden Ductus ist bereits in der Arbeit von Gross u. Hubbard [5] beschrieben. Präoperativ besteht eine Linksherzbelastung mit einer großen Blutdruckamplitude, die durch das Abströmen des Blutvolumens in das Niederdrucksystem des pulmonalen Kreislauf bedingt ist. Häufig sind die Kinder mit einer Ductussymptomatik wegen einer restriktiven Flüssigkeitstherapie oder einer diuretischen Therapie in einer relativen Hypovolämie.

Nahezu alle Kinder weisen pulmonale Probleme auf. Die pulmonale Hyperperfusion aufgrund des Links-rechts-Shunts kann schon durch die Störung des Ventilations-Perfusions-Verhältnisses zu einer verminderten Oxygenierung führen. Dazu kommen noch die charakteristischen pulmonalen Veränderungen dieser sehr unreifen Kinder, wie das Atemnotsyndrom des Neugeborenen, die bronchopulmonale Dysplasie mit „air trapping“ oder ein interstitielles Emphysem wegen Alveolarruptur. Häufig ist ja eine Verschlechterung der pulmonalen Situation eine Indikation für die Ductusligatur. Außerdem droht bei einer längerdauernden Hyperoxie die Gefahr einer retrolentalen Fibroplasie.

Als zusätzlicher Risikofaktor bei diesen sehr unreifen Kindern tritt auch noch die Möglichkeit einer intrazerebralen Blutung hinzu. Als Risiko dafür fanden Dykes et al. [4] in einer prospektiven Untersuchung folgende Punkte:

- $p_aO_2 < 50$ mm Hg,
- $p_aCO_2 > 50$ mm Hg,
- MAP < 25 mm Hg,
- Alveolarruptur,
- Atemnotsyndrom des Neugeborenen.

Außerdem sind Bolusgaben von Volumen und ein persistierender Ductus arteriosus selbst Risikofaktoren für eine intrazerebrale Blutung.

Die üblichen Voraussetzungen für die Operation solch kleiner Kinder, wie z. B. die Erhöhung der Umgebungstemperatur, Wärmematten, genau arbeitende Infusionspumpen und ein adäquates Instrumentarium, müssen vorhanden sein.

Nach unserer Überzeugung sollte präoperativ der F_IO_2 möglichst nicht über 0,6 liegen, wobei dieser F_IO_2 nicht durch eine exzessive Erhöhung des inspiratorischen Drucks oder PEEP erkauft sein darf.

Intraoperativ muß nämlich während der Präparationsphase mit einer deutlichen Erhöhung der präoperativen F_IO_2 gerechnet werden.

Auch ein Frühgeborenes empfindet Schmerz [1] und muß deshalb eine ausreichende Analgesierung intraoperativ erhalten. Die negativen metabolischen und kardiozirkulatorischen Auswirkungen einer mangelnden Anästhesie sind von Anand et al. [1, 2] beschrieben worden. Erfahrungen liegen über den Einsatz von Fentanyl vor [1, 3, 10, 11]. Die Dosierungsangaben für Fentanyl schwanken dabei zwischen 20 und 50 µg/kg KG. Fentanyl verhält sich auch in diesen hohen Dosen relativ indifferent bezüglich des Herz- und Kreislaufsystems. Hickey et al. [7] fanden bei 12 Säuglingen zwischen 4 und 12 Monaten nach der Gabe von 25 µg/kg KG keine Änderung von Herzfrequenz, „cardiac index", mittlerem pulmonalen Druck oder pulmonal-vaskulärem Widerstand und nur einen geringfügigen Abfall des mittleren arteriellen Blutdrucks und des systemischen Widerstands. Diese Dosierung war ausreichend, um eine kardiovaskuläre Reaktion auf den definierten Reiz einer endotrachealen Absaugung zu unterdrücken [6]. Weder im systemischen noch im pulmonalen Kreislauf konnten dabei Veränderungen registriert werden. Bei Frühgeborenen muß mit einer wesentlichen verlängerten Halbwertszeit von Fentanyl gerechnet werden [3].

Der Einsatz neuerer Opiatderivate wie Alfentanil oder Sufentanil erscheint nach dem gegenwärtigen Stand keinen Vorteil zu bringen. Hochdosierte Morphingabe kann gerade bei diesen kleinen Kindern mit zerebralen Krampfanfällen oder drastischen Blutdruckabfällen verbunden sein.

Als Relaxans setzen wir Vecuronium in der Dosierung von 0,1 mg/kg KG ein. Von allen Muskelrelaxanzien hat Vecuronium die geringste Auswirkung auf Hzerzfrequenz und Blutdruck. Allerdings ist auch Vecuronium in dieser Altersstufe ein langwirksames Muskelrelaxans mit einer sehr breiten streuenden und nicht vorhersehbaren Wirkdauer.

Zur Beatmung verwenden wir ein Luft-Sauerstoff-Gemisch. Wir verzichten dabei auf Lachgas, da unter Lachgas der pulmonal-arterielle Widerstand ansteigen kann. Außerdem kommte es gerade bei Vorliegen eines interstitiellen Emphysems zu einer Volumenzunahme diese Emphysembläschen, wenn der Stickstoff durch Lachgas ersetzt wird.

Von einem Einsatz von halogeniertem Kohlenwasserstoff sehen wir wegen der Myokarddepression ab.

Praktisches Vorgehen bei der Narkose zur Ductusligatur

1) Nach Lagerung auf dem Operationstisch in Rückenlage werden Blutdruck und Puls gemessen. Liegt der MAP Druck unter 30 mm Hg, erfolgt eine Vo-

lumengabe von 5 ml/kg KG. Die Beatmung mit einem Luft-Sauerstoff-Gemisch wird mit dem vorbestehenden Beatmungsmuster weitergeführt.
2) Zur Narkoseeinleitung geben wir Fentanyl in der Dosierung von 20 μg/kg KG und Vecuronium in der Dosierung von 0,1 mg/kg KG.
3) Bleibt der Kreislauf stabil, wird die Rechtsseitenlagerung durchgeführt. Der F_IO_2 wird entsprechend der Blutgasanalyse oder der pulsoximetrisch gemessenen O_2-Sättigung erhöht.
4) Nach Pleuraeröffnung gehen wir auf Handbeatmung über, um eine bessere Anpassung an die Operation zu erreichen.
5) Vor Verschluß der Pleura wird die Lunge noch einmal gebläht.
6) Je nach Operationsdauer muß zur Hautnaht noch eine Repetitionsdosis Fentanyl erfolgen.

Neben der klinischen Überwachung, die gerade bei diesen Kindern einen sehr großen Stellenwert besitzt, führen wir folgende Maßnahmen zur intraoperativen Überwachung durch:

- Ein präkordiales Stethoskop wird auf dem rechten Hemithorax angebracht, außerdem ein Monitor-EKG abgeleitet. Der Blutdruck wird oszillometrisch gemessen. Wünschenswert ist aber eine direkte intraarterielle Blutdruckmessung über einen Nabelarterienkatheter oder über eine Radialarterie. Die Oxygenierung läßt sich am besten kontinuierlich mit Hilfe der Pulsoximetrie überwachen. Außerdem muß die Körpertemperatur gemessen werden. Bei länger dauernden Operationen ist eine Laborkontrolle von Hämatokrit, Blutgasanalyse, Kalium und Blutzucker sinnvoll.
- Die Volumensubsititution muß mit graduierten Einmalspritzen erfolgen. Zur Überwachung der Infusionszufuhr eignen sich am besten genau arbeitende Infusionspumpen.
- Während der Operation sind 6 kritische Phasen zu erwarten. Bei der Seitenlage muß die F_IO_2 erhöht werden, der Hautschnitt und die Hautnaht stellen nach unserer klinischen Erfahrung die schmerzhaftesten Phasen während des operativen Eingriffs dar. Bei unzureichender Analgesie kommt es nicht nur zu einer Tachykardie, es kann auch eine Zyanose auftreten, möglicherweise durch einen überwiegenden Rechts-links-Shunt auf Ductus- oder Vorhofebene.
- Nach Thoraxeröffnung empfiehlt sich die Handbeatmung, die F_IO_2 muß entsprechend den Werten der Pulsoximetrie erhöht werden. In den meisten Fällen muß während der Präparation am Ductus botalli mit reinem Sauerstoff beatmet werden, um eine ausreichende O_2-Sättigung zu erreichen. Kommt es zu Bradykardien, so sind diese überwiegend hypoxisch bedingt. In diesen Fällen muß die Operation unterbrochen werden und eine gute Ventilation der Lunge durchgeführt werden. In seltenen Fällen kann die Bradykardie auch durch Manipulationen am N. vagus verursacht sein, in diesen Fällen ist die Gabe von 10 μg/kg KG Atropin indiziert.
- Nach der Ductusligatur kommt es in der Regel zu einem Anstieg des systolischen Blutdrucks. Diese Veränderungen sind ja bereits von Gross u. Hubbard [5] aufgezeigt worden. Für die Gruppe der Frühgeborenen konnten Marshall et al. [9] dieselben Veränderungen nachweisen. Konsekutiv zum Blutdruckan-

stieg kommt es zu einem leichten Abfall der Herzfrequenz. Die Barorezeptoren scheinen bereits in dieser Altersstufe zu funktionieren. Postoperativ werden die Kinder im Inkubator auf die neonatologische Intensivstation zurückverlegt, eine Extubation ist in dieser Altersgruppe nicht möglich.

Für das Gelingen dieser Operation ist eine gute Kooperation zwischen Pädiatern, Chirurgen und Anästhesisten notwendig.

Literatur

1. Anand KJS, Hickey PR (1987) Pain and its effects in the human neonate and fetus. N Engl J Med 317:1321
2. Anand KJS, Sippel WG, Aynsley-Green A (1987) Randomised trial of fentanyl anaesthesia in preterm babies: Effects on the stress response. Lancet I:243
3. Collins C, Koren G, Crean P, Klein J, Roy WL, MacLeod SM (1985) Fentanyl pharmacokinetics and hemodynamic effects in preterm infants during ligation of patent ductus arteriosus. Anesth Analg 64:1078
4. Dykes FD, Lazzara A, Ahmann P, Blumenstein B, Schwartz J, Brann AW (1980) Intraventricular hemorrhage: A prospective evaluation of ethiopathogenesis. Pediatrics 66:42
5. Gross RE, Hubbard JP (1939) Surgical ligation of a patent ductus arteriosus. N Engl J Med 112:729
6. Hickey PR, Hansen DD, Wessel DL, Lang P, Jonas RA, Elixson EM (1985) Blunting of stress responses in the pulmonary circulation of infants by fentanyl. Anesth Analg 64:1137
7. Hickey PR, Hanson DD, Wessel DL, Lang P, Jonas RA (1985) Pulmonary and systemic hemodynamic responses to fentanyl in infants. Anesth Analg 64:483
8. Levene MI, Fawer CL, Lamont RE (1982) Risk factors in the development of intraventricular hemorrhage in the preterm neonate. Arch Dis Child 57:410
9. Marshall TA, Marshall F, Redely P (1982) Physiological changes associated with ligation of the ductus arteriosus in preterm infants. J Pediatr 101:749
10. Metzler H, Hiotakis K, Rigler B, Tscheliesnig H, Stenzl W (1982) Veränderungen des pulmonalen Gasaustausches bei der Ductusligatur von Frühgeborenen. Anaesth Intens Notfallmed 17:92
11. Robinson S, Gregory GA (1981) Fentanyl air-oxygen anesthesia for ligation of patent ductus arteriosus in preterm infants. Anesth Analg 60:331

2.3 Diskussion

Frage: Welchen Stellenwert nimmt die Indometacingabe zum medikamentösen Verschluß eines hämodynamisch relevanten Ductus Botalli apertus ein?

Antwort: Die Therapieschemen bei der Anwendung von Indometacin in den einzelnen neonatologischen Zentren sind nicht einheitlich. In vielen Zentren ist man mit Indometacin bei sehr unreifen Kindern wegen seines negativen Einflusses auf die Nierenfunktion sehr zurückhaltend geworden und ist der Meinung, daß bei diesen Kindern der Ductus besser operativ ligiert wird.

Indometacin wird also eher bei Kindern ab der 28. SSW bzw. mit einem Geburtsgewicht ab 1200 g eingesetzt, wenn keine Nierenfunktionsstörungen, keine Gerinnungsstörungen, keine Hirnblutungen und keine nekrotisierende Enterokolitis bestehen.

Frage: Wie soll man diese unreifen Kinder zur Durchführung der Ductusligatur transportieren?

Antwort: Wenn möglich, sollten diesen unreifen Kindern Transporte erspart bleiben, da sie durch den Inkubatortransport sehr gefährdet werden, insbesondere durch Auskühlung.

Vielmehr sollten auch auf den neonatologischen Intensivstationen organisatorische und räumliche Möglichkeiten geschaffen werden, um dort den operativen Verschluß des Ductus Botalli durchführen zu lassen. Die in der amerikanischen Literatur angeführte Durchführung der Ductusligatur im Inkubator selbst bringt, schon bedingt durch die engen räumlichen Verhältnisse, wohl mehr Probleme als Nutzen.

Frage: Ist eine hohe präoperative F_IO_2 eine Kontraindikation für die Operation?

Antwort: Die Problematik der Oxygenierung darf sicherlich nicht nur nach der F_IO_2 betrachtet werden. Neben der Erhöhung von F_IO_2 müssen alle anderen Möglichkeiten zur besseren Oxygenierung über die Veränderungen des PEEP, des Atemminutenvolumens, der Inspirationszeit und der Frequenz konsequent ausgenützt werden. Gerade bei Kindern, bei denen trotz Ausreizung des präoperativen Beatmungsschemas eine hohe F_IO_2 notwendig ist, läßt sich durch die Ductusligatur eine deutliche Besserung der Oxygenierung und eine Reduzierung der F_IO_2 postoperativ erreichen. Unsere Bemühungen müssen dahin gehen, bei den Kindern die Indikation zur Operation so frühzeitig zu stellen, daß die intraoperativen Probleme einer Hypoxämie nicht auftreten können. Eine Grenze für F_IO_2 kann deshalb nicht genannt werden, es muß jeweils individuell entschieden werden.

Frage: Welche Laborwerte sollten präoperativ vorliegen?

Antwort: An aktuellen Werten sollte die Blutgasanalyse bei bestehender Respiratoreinstellung, der Blutzucker, die Elektrolyte und der Hämatokrit vorliegen. Der Hämatokrit sollte in der Regel 45% nicht unterschreiten, ein Wert von bis zu 40% kann jedoch bei sehr niedrigem Beatmungsbedarf toleriert werden. Aus den letzten 24 h sollten Serumalbumin und ein Gerinnungsstatus vorliegen, da bei den Frühgeborenen durch eine mangelnde Syntheseleistung der Leber diese Faktoren stark erniedrigt sein können und präoperativ bzw. intraoperativ entsprechend korrigiert werden müssen.

Frage: Was sollte an intraoperativem Monitoring angewandt werden?

Antwort: In der Regel haben die Kinder einen peripher-venösen Zugang, manchmal auch einen zentral-venösen Katheter. Ein arterieller Zugang und die kontinuierliche, arterielle Blutdruckmessung sind sehr empfehlenswert. Damit kann man Blutdruckabfälle, die durch chirurgische Manipulationen bedingt sind, sofort erkennen. Je schlechter der Zustand des Kindes und je risikoreicher der Eingriff ist, desto eher besteht die Indikation für eine arterielle Kanüle. Zur Überwachung der Oxygenation eignet sich die pulsoximetrische Sättigungsmessung eher als die transkutane O_2-Messung, da bei letzterer intraoperativ die Elektrokoagulation oder eine Vasokonstriktion der Haut zu falschen Meßergebnissen führen kann. Zweifellos hat aber auch die Pulsoximetrie bei fehlender Pulsation ihre Probleme. Außerdem kann eine gerade in dieser Altersstufe gefährliche Hyperoxie nicht sicher erfaßt werden. Faktoren, die die O_2-Dissoziation und damit die O_2-Abgabe ins Gewebe beeinflussen, wie HbF, Azidose und Temperatur, müssen berücksichtigt werden.

3 Perioperative Probleme bei der neonatalen Peritonitis

3.1 Pathophysiologische Grundlagen und präoperative Vorbereitung

H. Segerer

Ursachen der Peritonitis im Neugeborenenalter

Bei der Mekoniumperitonitis handelt es sich um eine primär sterile Peritonitis nach (definitionsgemäß) pränataler Darmperforation [50], fast immer infolge einer vorbestehenden Darmobstruktion. Verschließt sich die Ruptur nicht spontan, so ist innerhalb von 24 h nach der Geburt mit einer Keimbesiedelung des Bauchraums und somit mit der Entwicklung einer bakteriellen Peritonitis zu rechnen.

Eine bakterielle Peritonitis kann primär entstehen, wobei meist kein verursachender Fokus innerhalb oder außerhalb des Abdomens nachgewiesen werden kann. Diese primäre Peritonitis ist in der Neonatalzeit selten [10].

Wesentlich häufiger ist eine bakterielle Peritonitis Folge einer abdominalen Erkrankung, die per se oder als Folge einer Obstruktion zur Perforation führt; entzündliche Darmerkrankungen, insbesondere die nektrotisierende Enterokolitis, können zur Durchwanderungsperitonitis oder zur Darmgangrän mit Peritonitis führen [2, 23]. Beispiele zeigt Tabelle 1.

Auswirkungen der Peritonitis auf das Neugeborene

Die meisten betroffenen Neugeborenen leben bereits in dem für sie ungünstigen Keimmilieu einer Intensivstation und sind zudem durch andere Grunderkrankungen beeinträchtigt [2]: Frühgeburtlichkeit, Atemnotsyndrom mit künstlicher Beatmung, Zustand nach peripartaler Asphyxie, Stoffwechselinstabilität u.a.

Tabelle 1. Ursachen gastrointestinaler Perforation bei 60 Neugeborenen. (Aus [2])

Obstruktion	Atresie, Mekoniumileus, M. Hirschsprung	8
Infarzierung	Volvulus, Gastroschisis, Hernien	2
Spontan	Magenperforation (Maskenbeatmung?)	10
Ulzeration	Duodenalulkus	1
Traumatisch	Magensonde, Duodenalsonde, Fieberthermometer	6
Entzündlich	Nekrotisierende Enterokolitis, Appendizitis	31
Unklar		2
Gesamt		60

Tabelle 2. Neugeborenenimmunität (Beispiele). (Aus [40, 51])

Abwehrsystem	Immunologische Aufgaben	Funktion im Vergleich zum Erwachsenen
Unspezifische Abwehr	Z. B. Magensäure-, Gallensäurenproduktion	Vermindert
Granulozyten	Chemotaxis	Verzögert
	Phagozytose	Normal
	Bakterizidie bei Streß, Infektion	Vermindert
	Granulozyten-Knochenmark-Pool	Vermindert
T-Lymphozyten	Lymphokin-, Lymphotoxin-, Interferonproduktion	Vermindert
	Zytotoxische Reaktionen	Vermindert
	Spezifische Antigenerkennung	Unmöglich
B-Lymphozyten	IgA-, IgG-, IgE- und IgM-Produktion	Minimal
	Übertragene IgG-Konzentration	Bei Frühgeborenem vermindert
	Produktion von sekretorischem IgA	Nicht vorhanden
Komplement	Aktivität beim reifen Neugeborenen	(Vermindert)
	Aktivität beim Frühgeborenen	Vermindert

Darüber hinaus sind viele Abwehrvorgänge bei Früh- und Neugeborenen unreif (Tabelle 2): Neben der Verminderung unspezifischer Abwehrleistungen sind Granulozytenfunktionen unreif, insbesondere Chemotaxis und Bakterizidie. Die Produktion von Lymphozytenfaktoren ist ebenso vermindert wie die zytotoxischen Reaktionen. Die Immunglobulinproduktion ist noch minimal; die transplazentar übertragenen IgG-Antikörper sind in ihrer Konzentration beim Frühgeborenen vermindert. Dies trifft auch für die Aktivität der Komplementfaktoren zu [40, 51].

Die Perforation eines Magen- oder Darmteils nach der Geburt hat eine Peritonitis zur Folge [29], wenn sie nicht schon vorher vorhanden war. Wegen der geringen Größe des Omentum majus kann das Neugeborene eine Peritonitis nicht örtlich begrenzen; in der Regel entwickelt sich eine generalisierte Peritonitis [2]. Darüber hinaus wird aber der gesamte Organismus in Mitleidenschaft gezogen; eine Darmentzündung wie eine Perforation können rasch zur bakteriellen Sepsis und zum septischen Schock führen [8, 15].

Die Zwerchfellatmung des Neugeborenen wird durch ein flüssigkeitsgefülltes und möglicherweise luftgeblähtes Abdomen mechanisch behindert.

Der O_2-Bedarf des Organismus ist erhöht [21, 35]; Atemnot ist ein wichtiges Symptom der Neugeborenensepsis. Die O_2-Diffusion kann infolge eines interstitiellen pulmonalen Ödems als Schockfolge („A“RDS) erschwert sein [21]; ebenso kann aber auch eine Überinfusion bei Behandlung des Kreislaufschocks zum iatrogenen Lungenödem führen [22]. Eine Beeinträchtigung der Lungenfunktion durch eine Aspiration von Magensaft bei erhöhtem intraabdominellen Druck muß unbedingt vermieden werden. Schließlich kann die Atemsituation noch durch Apnoen kompliziert werden [49], die als spezifisches, wenn auch spätes Zeichen der Sepsis bei Neugeborenen auftreten [17]. Bei der nekrotisierenden Enterokolitis können große Flüssigkeitsmengen sowohl in das Darmlumen als auch in die Bauchhöhle verlorengehen [18]; dies gilt auch für die Perforationsperitonitis. Zusätzlich kann beim Endotoxinschock durch Weitstellung der Kreislaufperipherie ein intravasaler Volumenmangel eintreten [18]. Verstärkt wird dieses Problem durch eine erhöhte Kapillarpermeabilität, die zum Austritt von Plasma ins Interstitium führt [30]

Diesem Pathomechanismus entsprechen die klinischen Zeichen der Peritonitis: Lethargie und Trinkunlust [14, 38], aufgetriebenes Abdomen und Verdauungsschwäche [38], graumarmoriertes Hautkolorit. Die Fontanelle ist eingesunken; die Herzfrequenz steigt, während der Blutdruck sinkt.

Sowohl durch diesen Flüssigkeitsverlust in den „dritten Raum" als auch durch Endotoxinwirkung kann die Nierenfunktion beeinträchtigt werden: Hypovolämie und Hypotonie können zum prärenalen Nierenversagen führen. Mikrozirkulationsstörungen, die sowohl Folge der Hypovolämie wie auch einer Verbrauchskoagulopathie sein können, verursachen ein renales Nierenversagen [36], das noch durch direkte Endotoxinwirkung verstärkt oder überhaupt erst ausgelöst werden kann [36]. Die Unterscheidung zwischen prärenalem und renalem Nierenversagen ist bei noch bestehender Oligurie aus dem Urin möglich (Tabelle 3) [24, 36].

Eine Lebervergrößerung ist in 33 bis über 50% [9] aller Fälle von Neugeborenensepsis nachweisbar; etwa ebenso häufig ist ein Ikterus zu beobachten [17].

Die relativ unreifen Leberzellen Neugeborener reagieren auf exogene Noxen, beispielsweise auf bakterielle Endotoxine, stereotyp mit einer Verminderung der exkretorischen Funktion, also mit einer Cholestase, die definiert werden kann als ein Anstieg des direkten Anteils am Gesamtbilirubin im Serum auf über 20% [1] bei einer Gesamtbilirubinkonzentration von über 4 mg/dl.

Bei Neugeborenen bestehen neben quantitativen auch qualitative Unterschiede in der Gallensäurensynthese im Vergleich zu Erwachsenen [1]. Während einer Sepsis werden vermehrt abnormale Gallensäuren gebildet, die als Hepatotoxine eine Cholestase auslösen oder verstärken können [1].

Die Abnahme der Syntheseleistung der Leber als Folge einer Funktionsstörung der Leberzellen macht sich v. a. in der Verminderung von Gerinnungsfakto-

Tabelle 3. Unterscheidung von prärenalem und renalem Nierenversagen (*NV*) bei Neugeborenen aus dem Urin. (Aus [24, 36])

	Prärenales NV	Renales NV
Urinosmolalität (unzuverlässig)	>500 mosmol/l	<350 mosmol/l
Urin-Na-Konzentration (unzuverlässig)	<40 mval/l	>40 mval/l
Fraktionelle Natriumausscheidung: $FE_{Na} = \frac{U_{Na}:P_{Na}}{U_{Krea}:P_{Krea}} \cdot 100$	<1.5	>2.0

Tabelle 4. Diagnose der Verbrauchskoagulopathie (*PTT* partielle Thromboplastinzeit, *AT* Antithrombin)

Quick-Wert	↓
PTT	↑
Thrombozyten	↓
Faktor V	<40%
Thrombinkoagulase	>30%
AT III	<30%

ren bemerkbar. Allerdings ist dieses Symptom oft nur schwer von einer peripheren Gerinnungsstörung, einer Verbrauchskoagulopathie, zu unterscheiden. Die Entwicklung einer disseminierten intravasalen Gerinnung (DIG, Verbrauchskoagulopathie) ist einerseits eine Folge von Mikrozirkulationsstörungen im Rahmen des hypovolämischen Schocks [41], andererseits beruht sie auf der Wirkung bakterieller Endotoxine [42]. Klinisch imponieren Petechien, Hämatome sowie verlängerte Blutungen aus Punktionsstellen [42]; labordiagnostische Hinweise für eine entstehende Verbrauchskoagulopathie sind immer weiter abfallende Quick-Werte, ansteigtende PTT, Thrombozytenabfall und sinkende Fibrinogenkonzentrationen sowie der Nachweis von Fibrinogenspaltprodukten (Tabelle 4) [11]. Zusätzlich ist die Bestimmung von Faktor V und von AT III diagnostisch wertvoll (peripherer Verbrauch und transkapillärer Verlust von AT III bei DIG [33]). Entscheidend für die Diagnose einer Verbrauchskoagulopathie ist jedoch die Verlaufsbeobachtung.

Indikationen zur Operation

Der Nachweis eines Pneumoperitoneums als Hinweis für eine Magen- oder Darmperforation gilt sowohl bei der Mekonium- als auch der bakteriellen Peritonitis als absolute Indikation zur Laparotomie [2, 12, 31, 50].

Ebenso muß eine intestinale Obstruktion als Ursache einer Peritonitis chirurgisch beseitigt werden.

Eine Darmgangrän sowie eine drohende Perforation stellen ebenfalls Indikationen zur chirurgischen Intervention dar [31]. Hier stellt sich das Problem der Diagnose, die zwar aufgrund radiologischer Zeichen [3, 12, 31] und evtl. einer abdominalen Parazentese [31, 38, 45] zu vermuten ist - die Entscheidung über eine Operation muß jedoch v. a. anhand des klinischen Verlaufs vom Neonatologen und vom Kinderchirurgen gemeinsam getroffen werden.

Der postoperative Ausgang ist wesentlich vom präoperativen Zustand des Neugeborenen abhängig [8]. Daher kann die Entscheidung für eine Laparotomie nicht in jedem Fall bedeuten, daß *sofort* operiert wird; vielmehr ist zu erwägen, ob bei sehr schlechtem Zustand des Kindes nicht durch konservative Maßnahmen eine - wenn auch nur vorübergehende - Besserung erreicht werden kann oder ob möglicherweise erst ein längerer Transport in ein kinderchirurgisches Zentrum erforderlich ist, für den das Neugeborene in ausreichend stabilen Zustand gebracht werden muß.

Praktisches Vorgehen bei operationspflichtiger Peritonitis

Das Vorgehen zwischen Indikationsstellung und Durchführung der Operation hängt einerseits vom Zustand des Kindes, andererseits von der Entfernung der Kinderklinik zu einem kinderchirurgischen Zentrum und den Transportmöglichkeiten ab.

Ein Neugeborenes mit Mekoniumperitonitis und persistierendem Darmleck oder nachgewiesener Darmobstruktion wird so schnell wie möglich operiert, um der Gefahr einer sekundären Keimbesiedlung zuvorzukommen [50].

Erleidet ein Neugeborenes im Rahmen einer entzündlichen Darmerkrankung (nekrotisierende Enterokolitis) eine Perforation oder besteht der Verdacht auf eine Gangrän (bei jedoch noch gutem Allgemeinzustand ohne Hinweise auf eine drohende Kreislauf- oder Niereninsuffizienz und ohne Gerinnungsstörung), so sollte ebenfalls nach rascher Vorbereitung (s. Übersicht) die Operation möglichst ohne Verzögerung durchgeführt werden.

Allgemeine Maßnahmen

- Beendigung jeglicher oraler Ernährung,
- Einführen einer Magenablaufsonde,
- Inkubatorpflege,
- parenterale Flüssigkeits-, Elektrolyt- und Kolloidzufuhr,
- parenterale antibiotische Behandlung,
- Intubation und künstliche Beatmung.

Falls das Kind jedoch zunächst in ein kinderchirurgisches Zentrum transportiert werden muß, sollte einer Verschlechterung des Allgemeinzustands während der Stunden bis zur Operation vorgebeugt werden. Neben den oben genannten Maßnahmen können weitere erforderlich werden, auf die im folgenden eingegangen wird:

Muß die Indikation zur Laparotomie zu einem Zeitpunkt gestellt werden, während dem sich das Kind im drohenden oder manifesten Kreislaufschock befindet, sich eine Gerinnungsstörung entwickelt oder ein akutes Nierenversagen zu befürchten ist, so muß der Patient mit allen zur Verfügung stehenden medizinischen Maßnahmen in einen stabilen Zustand gebracht werden, bevor eine chirurgische Intervention gewagt werden kann:

Die Beendigung oraler Ernährung und die Einführung einer Magensonde zur abdominalen Dekompression sind selbstverständlich.

Daraus ergibt sich zwangsläufig die Indikation zur parenteralen Flüssigkeits-, Nährstoff- und Medikamentenzufuhr. Bei längerem Intervall bis zur Operation bzw. in der postoperativen Phase scheint die vollständige parenterale Ernährung wesentlich zur erfolgreichen Behandlung beizutragen [12, 34].

Nabelgefäßkatheter sollten bei Kindern mit Peritonitis nicht gelegt werden; noch vorhandene müssen bei Entwicklung einer entzündlichen Abdominalerkrankung entfernt werden [46]. Dennoch ist im Hinblick auf die bevorstehende Operation ein zentraler Venenkatheter zur Überwachung des ZVD und als sicherer venöser Zugang wünschenswert.

Wichtig erscheint uns außerdem, zumindest bei reifen Neugeborenen, präoperativ eine Radialisarterie zu kanülieren, um einerseits kontinuierlich den Blutdruck registrieren, andererseits regelmäßig arterielle Blutgaswerte kontrollieren zu können. Sie erlauben nicht nur die Überwachung einer ausreichenden O_2-Versorgung des Organismus, sondern auch durch den Vergleich mit transkutan gemessenen pO_2-Werten eine Aussage über die aktuelle Hautperfusion.

Von den meisten Autoren wird eine Kombinationsbehandlung vorgeschlagen, bestehend aus einem Ampicillin- [14, 39, 49] oder Cephalosporinpräparat [5] und einem Aminoglykosid. Wenn Staphylokokken vermutet werden, ist die Gabe von Vancomycin empfehlenswert [39]. Allerdings überwiegen bei der Peritonitis von intensivpflegebedürftigen Früh- und Neugeborenen Enterobacteriaceae (E. coli, Enterobacter, Klebsiellen und Citrobacter) als Erreger; relativ häufig werden auch Bacteroides fragilis gefunden [2, 4]. Eine orale Antibiotikumgabe, z. B. bei der nekrotisierenden Enterokolitis, scheint keine Vorteile zu bringen [18].

Die Gabe von Kortikosteroiden scheint lediglich in der Frühphase des septischen Schocks eine pharmakologisch erklärbare [44] und klinisch erkennbare (Literatur s. [21]) Wirkung zu zeigen; allerdings fehlen kontrollierte Studien weitgehend. Wegen der Vielzahl der möglichen ungünstigen Nebenwirkungen [13] und der klinisch nicht überzeugenden Wirkung in unserem eigenen Krankengut haben wir in den letzten Jahren auf die Gabe von Kortikoiden bei Sepsis und septischem Schock verzichtet.

Intubation und künstliche Beatmung sind bei jeder drohenden Atem- und Kreislaufinsuffizienz, also auch bei Sepsis oder Peritonitis, angezeigt [25]. Damit und mit der Dekompression des Abdomens durch eine Magensonde wird die Gefahr der Aspiration gebannt: dem Kind wird die Atemarbeit erleichtert, die notwendige O_2-Zufuhr gewährleistet, den Auswirkungen von Apnoen vorgesorgt sowie Ventilation und Oxygenierung auch bei iatrogenem Lungenödem infolge Überinfusion sichergestellt.

Bei der Intubation sollte eine Maskenbeatmung und damit eine Luftinsufflation in das ohnehin geblähte Abdomen vermieden werden. Sie muß nach Sedierung und Präoxygenierung mit Einsetzen der Relaxierung erfolgen.

Neben allen anderen Maßnahmen entscheidet sich der Krankheitsverlauf wahrscheinlich an der Entschlossenheit des behandelnden Arztes, die Kreislauffunktion bis zur Operation (und darüber hinaus während und nach der Operation) aufrechtzuerhalten bzw. wiederherzustellen. Die enormen Flüssigkeitsverluste aus dem zirkulierenden Blutvolumen in Darm, Bauchhöhle und Interstitium erfordern eine massive Substitution. Ziel dieser Maßnahme muß die ständige normale periphere Perfusion mit einer Kapillarfüllungszeit von unter 2 s sowie eine ausreichende Urinausscheidung von wenigstens 1 ml/kg KG·h sein (Tabelle 5) [49].

Weitere Merkmale für eine ausreichende Flüssigkeitssubstitution sind ein systolischer Blutdruck von über 55 mmHg *beim reifen Neugeborenen* [22] (bei Frühgeborenen müssen niedrigere Druckwerte akzeptiert werden [48]), ein zentraler Venendruck um 5 cm H_2O, ein normaler Blut-pH-Wert sowie Normalwerte für Natrium, Eiweiß und kolloidosmotischen Druck (Tabelle 5).

Zur Wiederherstellung einer ausreichenden Kreislauffunktion im septischen Schock kann es notwendig sein, bis zu 100 ml/kg·h zu infundieren [22]. Wegen

Tabelle 5. Minimalforderungen der Flüssigkeitssubstitution

Kapillarfüllungszeit	< 1–2 s
Urinausscheidung	> 1 ml/kg·h
Zusätzliche Kriterien:	
Zentraler Venendruck	positiv
Basenüberschuß	> −6
Natriumkonzentration	> 130 mval/l

der Verluste an Eiweiß und Gerrinnungsfaktoren müssen neben glukosehaltigen Elektrolytlösungen Gefrierplasma [28, 49] oder Humanserum und Gerinnungsfaktorenkonzentrate großzügig eingesetzt werden.

Eine ausgeprägte metabolische Azidose weist häufig auf eine Kreislaufinsuffizienz mit ungenügender Gewebeoxygenierung hin [43]; sie bessert sich meist rasch nach ausreichender Flüssigkeitsgabe [49], so daß auf die Gabe von über 1 mval Natriumbikarbonat/kg KG in der Regel verzichtet werden kann.

Bei unzureichender Urinausscheidung trotz großzügiger Volumensubstitution kann die Infusion von Dopamin (2–4 µg/kg·min) die Nierenperfusion verbessern [6, 52]. Bereits bei dieser Dosierung werden der Blutdruck und die Herzleistung angehoben [27]. Die Applikation sollte über einen zentralen Venenkatheter erfolgen.

Die Gerinnungssituation muß im Verlauf einer Peritonitis immer wieder überprüft werden.

Zur Vorbeugung einer Verbrauchskoagulopathie infundieren wir Heparin in niedriger Dosierung (2–5 E/kg·h) [26].

Die Therapie einer manifesten disseminierten intravasalen Gerinnung mit klinisch deutlicher Blutungsneigung besteht in der Gabe von Gefrierplasma [7] oder Frischblut, Vitamin K, Heparin in einer Dosierung von 10–20 E/kg·h sowie Antithrombin (AT) III (initial 40 E/kg·Tag; weitere Dosierung je nach Spiegelbestimmung), das zur Komplexbildung mit Heparin erforderlich ist [26]. Unter ausreichender AT-III-Substitution (Spiegel >60%) kann die Heparindosierung niedriger gehalten werden [19, 38].

Kommt unter diesem Regime eine stärkere Blutung nicht zum Stillstand, so kann eine Austauschtransfusion mit Warmblut lebensrettend sein [5, 7, 47]. Auf keinen Fall darf eine Operation begonnen werden, solange die Verbrauchskoagulopathie fortbesteht. Wenn eine kontinuierliche Verschlechterung der Gerinnungsparameter unstillbare Blutungen befürchten läßt, bevor sie klinisch manifest werden, hat sich bei uns eine Warmblutaustauschtransfusion als unmittelbar präoperative Maßnahme gut bewährt.

Zur Unterstützung der Abwehrsituation kommen verschiedene Maßnahmen in Betracht (Tabelle 6).

Durch die Gabe von i.v. applizierten Immunglobulinen kann über eine Verbesserung von Opsonierung und Phagozytose [51] zumindest bei Frühgeborenen eine Erniedrigung der Mortalität bei Sepsis erreicht werden [37].

Mit der Zufuhr von Frischplasma werden neben Immunglobulinen auch Komplementfaktoren substituiert [51]. Granulozytentransfusionen haben sich in

Tabelle 6. Wirkung immuntherapeutischer Maßnahmen auf Abwehrsysteme des Neugeborenen. (Nach [5, 51])

	B-Zell-System	T-Zell-System	Granulozyten	Komplement	Monozyten
i.v.-IgG	+	–	–	–	–
i.v.-IgM	+	–	–	–	–
Frischplasma	+	–	–	(+)	–
Granulozytentransfusion	–	–	+	–	–
Austauschtransfusion	+	+?	+	+	?

Doppelblindstudien als wirksam bei der bakteriellen Neugeborenensepsis erwiesen [20, 51]: allerdings sind wiederholte Gaben notwendig.

Wird aufgrund einer Verbrauchskoagulopathie eine Austauschtransfusion durchgeführt, so wird damit gleichzeitig die Konzentration bakterieller Endotoxine reduziert [47]; Immunglobuline, Granulozyten, Komplementfaktoren und evtl. Monozyten werden übertragen und die serumabhängige Bakterizidie des Blutes verbessert [5]. Somit kommen der Warmblutaustauschtransfusion wesentliche immuntherapeutische Wirkungen zu. Darüber hinaus werden die hepatotoxischen Gallensäuren sowie Bilirubin verdünnt und harnpflichtige Substanzen eliminiert [5]. Schließlich kann eine Verbesserung der peripheren und pulmonalen Perfusion und der Gewebeoxygenierung erreicht werden [47].

Da während der Prozedur der Austauschtransfusion die Flüssigkeitsverluste anhalten können, muß auf ausreichende zusätzliche Substitution geachtet werden.

Schlußfolgerungen

An unserer Klinik wurden in den Jahren 1976–1986 32 Früh- und Neugeborene mit bakterieller Peritonitis behandelt; 11 dieser Kinder starben, was einer Mortalitätsrate von 34% entspricht; 6 der 32 Kinder wurden nicht operiert, von diesen starben 5.

Diese Gegenüberstellung mag noch einmal verdeutlichen, welchen Stellenwert die Operation des Neugeborenen mit bakterieller Peritonitis bei drohender Perforation oder nach einer Perforation hat.

Durch chirurgisches Eingreifen ist es möglich, die Ursache der Peritonitis und ihre Folgeerscheinungen zu beseitigen. Bei Zeichen drohenden Atemversagens, der Kreislaufzentralisation, der abnehmenden Nierenfunktion oder der Entwicklung einer Verbrauchskoagulopathie hat jedoch die energische Behandlung dieser Veränderungen Vorrang vor dem unverzüglichen Beginn einer Operation [31]. Die kontinuierliche Verschlechterung des Allgemeinzustands macht zwar ein chirurgisches Vorgehen notwendig [31, 38]; das Kind darf aber die neonatale Intensivstation nur in stabilem Zustand verlassen, um operiert zu werden [29, 32].

Insbesondere bei Frühgeborenen in schlechtem Allgemeinzustand, bei denen das Operationsrisiko wegen eines Atemnotsyndroms zusätzlich erhöht ist, kann die vorübergehende Peritonealdrainage unter Lokalanästhesie einen Aufschub der Laparotomie erlauben [16]. Jedoch ist die Überlebenschance bei Peritonitis infolge einer Darmperforation am größten, wenn innerhalb von 24 h nach diesem Ereignis operiert werden kann (Literatur in [2]).

Die Mortalität der operationspflichtigen Peritonitis bei Neugeborenen wird mit 29 [8] bis 99% [2] angegeben. Der maximale Einsatz aller konservativen Möglichkeiten mit dem Ziel, die präoperative Ausgangssituation dieser schwerkranken Kinder zu verbessern, wird auch die postoperativen Ergebnisse günstig beeinflussen [8].

Literatur

1. Balistrieri WF (1985) Neonatal cholestasis. J Pediatr 106:171–184
2. Bell MJ (1985) Peritonitis in the newborn – current concepts. Pediatr Clin North Am 32:1181–1201
3. Bell MJ, Ternberg JL, Feigin RD, Keating JP, Marshall R, Barton L, Brotherton T (1978) Neonatal necrotizing enterocolitis. Ann Surg 187:1–7
4. Bell MJ, Ternberg JL, Bower RJ (1980) The microbial flora and antimicrobial therapy of neonatal peritonitis. J Pediatr Surg 15:569–573
5. Belohradsky B (1981) Die serumabhängige und granulozytäre Bakterizidie bei Neugeborenen. Habilitationsschrift, Universitäts-Kinderklinik, München
6. Bourgeois M, Liersch R (1980) Herzinsuffizienz. In: Harnack GA von (Hrsg) Therapie der Krankheiten des Kindesalters. Springer, Berlin Heidelberg New York, S 428–438
7. Buchanan GR (1984) Disseminated intravascular coagulation. In: Levin DL, Morriss FC, Moore GC (eds) Pediatric intensive care. Mosby, St. Louis Toronto Princeton, pp 135–139
8. Daum R, Schütze U, Hill E, Hoffmann H (1979) Mortality of preoperative peritonitis in newborn infants without intestinal obstruction. Prog Pediatr Surg 13:267–271
9. Diekmann L (1978) Klinik der Neugeborenen-Septikämie. In: Simon C, Loewenich V von (Hrsg) Neugeborenen-Infektionen. Enke, Stuttgart, S 132–139
10. Ein SH (1986) Primary peritonitis. In: Welch KJ, Randolph JG, Ravitch MM, O'Neill JA, Rowe MI (eds) Pediatric surgery. Year Book Medical Publishers, Chicago London, pp 976–978
11. Frantz ID III, L'Heurex P, Engel RR, Hunt CE (1975) Necrotizing enterocolitis. J Pediatr 86:259–263
12. Guzetta PC, Randolph JG, Anderson KD, Boyajian M, Eichelberger M (1987) Surgery of the neonate. In: Avery GB (ed) Neonatology: pathophysiology and management of the newborn. Lippincott, Philadelphia, pp 944–984
13. Hieber JP (1984) Sepsis. In: Levin DL, Morriss FC, Moore GC (eds) Pediatric intensive care. Mosby, St. Louis Toronto Princeton, pp 273–277
14. Hieber JP, Dammert W (1984) Peritonitis. In: Levin DL, Morriss FC, Moore GC (eds) Pediatric intensive care. Mosby, St. Louis Toronto Princeton, pp 287–289
15. Hümmer P, Klein P, Mang K (1986) Vorgehen bei fulminanten Verlaufsformen der nekrotisierenden Enterocolitis. Langenbecks Arch Chir 369:673–676
16. Janik JS, Ein SH (1980) Peritoneal drainage under local anesthesia for necrotizing enterocolitis (NEC) perforation: a second look. J Pediatr Surg 15:565–568
17. Klein JO, Marcy SM (1983) Bacterial sepsis and meningitis. In: Remington JS, Klein JO (Hrsg) Infectious diseases of the fetus and newborn infant. Saunders, Philadelphia London Toronto Mexico City Rio de Janeiro Sydney Tokyo, pp 679–735
18. Kliegman RM, Fanaroff AA (1984) Necrotizing enterocolitis. N Engl J Med 310:1093–1103

19. Kries R von, Stannigel H, Göbel U (1987) Antithrombin-III-Substitution bei Neugeborenen. In: Schröder H (Hrsg) Pädiatrische Intensivmedizin VIII. Thieme, Stuttgart New York, S 81–87
20. Laurenti F, Ferro R, Isachi G et al (1981) Polymorphonuclear leukocyte transfusion for the treatment of sepsis in the newborn infant. J Pediatr 98:118–123
21. Levin DL, Perkin RM (1984) Shock. In: Levin DL, Morriss FC, Morre GC (eds) Pediatric intensive care. Mosby, St. Louis Toronto Princeton, pp 68–89
22. L'Hommedieu CS, Hoelzer DJ (1982) Intraoperative fluid management of newborns with bacterial peritonitis. Anesthesiology 57:A423
23. Marcy SM, Klein JO (1983) Focal bacterial infections. In: Remington JS, Klein JO (eds) Infectious diseases of the fetus and newborn infant. Saunders, Philadelphia London Toronto Mexico City Rio de Janeiro Sydney Tokyo, pp 782–819
24. Mathew OP, Jones AS, James E, Bland H, Groshong T (1980) Neonatal renal failure: usefulness of diagnostic indices. Pediatrics 65:57–60
25. Mayrhofer O (1972) Die endotracheale Intubation. In: Frey R, Hügin W, Mayrhofer O (Hrsg) Lehrbuch der Anaesthesiologie, Reanimation und Intensivtherapie. Springer, Berlin Heidelberg New York, S 258–267
26. Oehler G, Lasch HG (1984) Gerinnungsstörungen im Schock. In: Riecker G (Hrsg) Schock. Springer, Berlin Heidelberg New York Tokyo, S 203–259
27. Padbury JF, Agata Y, Baylen BG, Ludlow JK, Polk DH, Goldblatt E, Pescetti J (1986) Dopamine pharmacokinetics in critically ill nuewborn infants. J Pediatr 110:293–298
28. Reid WD, Shannon MP (1973) Necrotizing enterocolitis – a medical approach to treatment. Can Med Assoc J 108:573–576
29. Reuter-Deilmann I, Piroth P (1981) Operationsindikation und Prognose der nekrotisierenden Enterokolitis des Neugeborenen nach chirurgischer Therapie. Z Kinderchir 32:99–104
30. Riecker G (1984) Schock. Springer, Berlin Heidelberg New York Tokyo, S 4
31. Rowe MI (1986) Necrotizing enterocolitis. In: Welch KJ, Randolph JG, Ravitch MM, O'Neill JA, Rowe MI (eds) Pediatric surgery. Year Book Medical Publishers, Chicago London, pp 944–958
32. Rowe MI, Marchildon MB (1980) Surgical management. In: Brown EG, Sweet AY (eds) Neonatal necrotizing enterocolitis. Grune & Stratton, New York London Toronto Sydney San Francisco, pp 167–178
33. Schmidt BK, Muraji T, Zipursky A (1986) Low antithrombin III in neonatal shock: DIC or non-specific protein depletion? Eur J Pediatr 145:500–503
34. Schullinger JN, Mollitt DL, Vinocur CD, Santulli TV, Driscoll JM (1981) Neonatal necrotizing enterocolitis. Am J Dis Child 135:612–614
35. Schuster HP (1984) Differentialtherapie des Schocks in der Intensivmedizin. In: Riecker G (Hrsg) Schock. Springer, Berlin Heidelberg New York Tokyo, S 377–401
36. Seybold D, Gessler U (1984) Die Niere im Schock und Schockniere. In: Riecker G (Hrsg) Schock. Springer, Berlin Heidelberg New York Tokyo, S 261–321
37. Sidiropoulos D, Böhme U, Muralt G von, Morell A, Barandun S (1981) Immunglobulinsubstitution bei der Behandlung der neonatalen Sepsis. Schweiz Med Wochenschr 111:1649–1655
38. Sigge W (1984) Die nekrotisierende Enterocolitis des Neugeborenen. Monatsschr Kinderheilkd 132:278–285
39. Starr SE (1985) Antimicrobial therapy of bacterial sepsis in the newborn infant. J Pediatr 106:1043–1048
40. Stiehm ER (1985) Neonatal immunology. Acta Paediatr Jpn 27:35–39
41. Sutor AH (1978) Diagnose der disseminierten intravasalen Gerinnung beim Neugeborenen mit besonderer Berücksichtigung der Neugeborenen-Sepsis. In: Simon C, Loewenich V von (Hrsg) Neugeborenen-Infektionen. Enke, Stuttgart, S 150–159
42. Sutor AH, Panochar H, Künzer W (1983) Gerinnungsparameter bei Infektionen Neugeborener. Laboratoriumsblätter 33:131–138
43. Sweet AY (1980) Medical management. In: Brown EG, Sweet AY (eds) Neonatal necrotizing enterocolitis. Grune & Stratton, New York London Toronto Sydney San Francisco, pp 143–165

44. Togari H, Sugiyama S, Ogino T et al (1986) Interactions of endotoxin with cortisol and acute phase proteins in septic shock neonates. Acta Paediatr Scand 75:69–74
45. Töllner U, Pohlandt F (1984) Aszitespunktion zur Differentialdiagnose beim akuten Abdomen des Neugeborenen. Klin Pädiatr 196:319–320
46. Touloukian RJ (1976) Neonatal necrotizing enterocolitis: an update on etiology, diagnosis, and treatment. Surg Clin North Am 56:281–298
47. Vain NE, Mazlumian JR, Swarner OW, Cha CC (1980) Role of exchange transfusion on the treatment of severe septicaemia. Pediatrics 66:693–697
48. Versmold HT, Kitterman JA, Phibbs RH, Gregory GA, Tooley WH (1981) Aortic blood pressure during the first 12 hours of life in infants with birth weight 610 to 4,220 grams. Pediatrics 67:607–613
49. Walsh MC, Kliegman RM (1986) Necrotizing enterocolitis: treatment based on staging criteria. Pediatr Clin North Am 33:179–201
50. Wiener ES (1986) Meconium peritonitis. In: Welch KJ, Randolph JG, Ravitch MM, O'Neill JA, Rowe MI (eds) Pediatric surgery. Year Book Medical Publishers, Chicago London, pp 929–931
51. Yoder MC, Polin RA (1986) Immunotherapy of neonatal septicemia. Pediatr Clin North Am 33:481–501
52. Zaritsky A, Chernow B (1984) Use of catecholamines in pediatrics. J Pediatr 105:341–350

3.2 Narkoseführung

G.-B. Kraus

Kinder mit nekrotisierender Enterokolitis haben häufig eine prä- oder postnatale Asphyxie, ein Atemnotsyndrom des Neugeborenen oder eine Herzinsuffizienz, z. B. aufgrund eines offenen Ductus Botalli durchgemacht. Dabei scheinen Neugeborene und junge Säuglinge Schockzustände unterschiedlichster Genese mit einer dem Tauchreflex von Säugetieren ähnlichen Reaktion, nämlich maximaler Vasokonstriktion von Haut-, Muskulatur-, Nieren- und Mesenterialgefäßen und fast ausschließlicher Durchblutung von Gehirn und Herzmuskel zu beantworten [8]. Primäres Schockorgan des Neugeborenen ist neben der Lunge der Darm, wobei durch zusätzliche Faktoren, wie eine enterale hyperosmolare Ernährung und immunologische Defizite die nekrotisierende Enterokolitis ausgelöst wird [5, 10, 11].

Neugeborene mit operationspflichtiger Peritonitis sind immer als ateminsuffizient zu betrachten und kommen in aller Regel bereits intubiert und beatmet von der pädiatrischen Intensivstation zur Operation.

Wichtig ist die zeitgerechte Vorbereitung von Operationssaal und entsprechendem Instrumentarium inklusive Medikamenten (s. Übersicht). Erst, wenn alles bereit, überprüft und funktionsfähig ist und die Operateure verständigt sind, soll das Kind vom Transportinkubator auf den OP-Tisch gelagert und in den Saal gebracht werden.

Präoperative Vorbereitung

- OP heizen,
- Op.-Tisch anwärmen, Wassermatte installieren,
- arterielle und venöse Druckdome abgleichen,
- Perfusoren vorbereiten,
- Medikamente und Instrumentarium überprüfen,
- Fahrstuhl bereithalten,
- Monitoring (EKG, transkutane pO_2 und pCO_2-Sonde) übernehmen.

Von Beginn an sind alle Maßnahmen zur Wärmeerhaltung zu berücksichtigen, d.h. der OP sollte, sofern möglich, präoperativ aufgeheizt werden. Das Kind wird auf einem Wärmetisch oder zumindest einer Wärmematte gelagert, mit einer Kopfbedeckung versehen, die Extremitäten in Watte gepackt und mit warmen Tüchern zugedeckt, jedes unnötige Aufdecken muß vermieden werden. Plastikadhäsivfolien können die Verdunstung über die Haut vermindern. Auch intraoperativ ist die Wärmeabgabe stark erhöht: Die Oberfläche des freiliegenden

Abdomens entspricht der Gesamtkörperoberfläche des Säuglings und ist der Grund massiver Wärmeabgabe. Deshalb ist auch auf die Bereitstellung erwärmter Spülflüssigkeit für die intraabdominelle Anwendung zu achten. Die Anwärmung von Infusions- und Transfusionslösungen sowie die Anwärmung und Befeuchtung der Narkosegase bzw. die Verwendung von Narkosekreissystemen reduzieren ebenfalls die auftretenden Wärmeverluste [1].

Die Beatmungsparameter Atemfrequenz, Spitzendruck, endexspiratorischer Druck, Sauerstoffkonzentration und das Verhältnis I:E wird von der pädiatrischen Intensivstation übernommen:

Beatmungsdaten/Primäreinstellung

F_IO_2
AF
PIP
PEEP
I:E } von pädiatrischer Intensivstation übernehmen

AZV ~ 10– 15 ml/kg KG
AMV ~ 150–250 ml/kg KG

Möglichst bald BGA!

Sobald das Kind an einem möglichst volumengesteuerten Beatmungsgerät und Ekg angeschlossen und der Blutdruck überprüft ist, wird die Narkose mit Fentanyl 20–30 µg/kg KG und mit Pancuronium 0,1 mg/kg KG eingeleitet. Katecholamin-, Heparin- und AT-III-Perfusoren laufen selbstverständlich auch intraoperativ weiter. Sodann ist das weitere Monitoring zu installieren. Unabdingbar sind ein präkordiales oder Ösophagusstethoskop und eine ösophageale Temperatursonde.

Eine arterielle Kanüle in der A. radialis erleichtert wesentlich die Überwachung des Blutdrucks. Die Form der Druckkurve und ihre Atemabhängigkeit dienen als zusätzliche indirekte Zeichen einer suffizienten Flüssigkeitstherapie. Die arterielle Kanüle gestattet darüber hinaus die in kurzen Abständen erforderliche arterielle Blutgasanalyse mit Beurteilung von p_aO_2, p_aCO_2 und Säure-Basen-Haushalt.

Eine venöse Druckmessung über einen Kavakatheter erlaubt ebenfalls die Abschätzung des Flüssigkeitsbedarfs; die mit einem elektronischen Druckwandler gemessenen Werte der V. cava sind allerdings nur nach Eröffnung des Abdomens und ohne eingesetzte chirurgische Haken für den Venendruck repräsentativ.

Die minimal erforderlichen Urinvolumina von 1–2 ml/kg/h dienen ebenfalls der Beurteilung des Flüssigkeitshaushalts und sollten intraoperativ gemessen werden.

Kreislaufmonitoring

- präkordiales Stethoskop,
- Ekg,
- Blutdruck,
- Temperatursonde,

- arterielle Druckmessung,
- venöse Druckmessung,
- Urinvolumen und spezifisches Gewicht.

Das Beatmungsmonitoring umfaßt außer dem Stethoskop eine inspiratorische O_2-Messung, eine elektronische Volumenmessung, Atemwegsdruckmessungen mit eingestellten Alarmgrenzen und, wo vorhanden, eine endexspiratorische pCO_2-Messung. Der Servoventilator 900 C hat sich bei uns zur Beatmung von Neugeborenen sehr bewährt.

Zur Beurteilung der suffizienten Ventilation und Oxygenation dient die arterielle Blutgasanalyse. Bedeutung haben in letzter Zeit, speziell in der Kinderanästhesie, die nichtinvasiven Überwachungsmöglichkeiten erlangt [2]:

Mittels der Pulsoximetrie ist ein O_2-Sättigungsabfall sofort zu registrieren, sofern nicht eine periphere Vasokonstriktion durch Hypothermie mit Werten unter 33 °C und Schock oder eine zu kleine Blutdruckamplitude vorliegt. Zu beachten ist darüber hinaus, daß die Sättigung bei Neugeborenen mit der großen O_2-Affinität des fetalen Hämoglobins in Relation zur p_aO_2 höher liegt als in allen übrigen Altersklassen.

Beatmungsmonitoring:

- inspiratorische pO_2-Messung,
- AZV, AMV,
- Beatmungsdruck (inspiratorisch, exspiratorisch),
- Stenose- und Diskonnektionsalarm,
- arterielle BGA,
- endexspiratorische pCO_2-Messung,
- Pulsoximetrie,
- transkutane pO_2- und pCO_2-Messung.

Die auf Intensivstationen sehr bewährte transkutane pO_2- und pCO_2-Messung ist im OP nur unter stabilen Kreislaufverhältnissen zuverlässig. Die neue Beschichtung der Sondenmembran mit Polyäthylen macht sie zwar gegen Lachgas und den Einfluß von halogenierten Inhalationsanästhetika unempfindlich. Nachteilig ist jedoch die Störanfälligkeit durch das elektrische Messer, die relativ lange Anschlagzeit mit ca. 10–15 min Dauer und die nicht akkurate Anzeige, sobald es zur Kreislaufzentralisation mit peripherer Vasokonstriktion und Hypothermie kommt. Hier ist nur noch eine Trendanzeige mit abfallenden pO_2- und ansteigenden pCO_2-Werten zu registrieren, d. h. zu einem Zeitpunkt, wo Absolutwerte wichtig wären, wird man durch diese Methode im Stich gelassen. Sie ist deshalb z. Z. eine wertvolle Bereicherung, aber nicht als Ersatz für invasive Methoden wie die regelmäßige arterielle Blutgasanalyse zu betrachten.

Die Narkose wird am besten mit Fentanyl und Pancuronium weitergeführt. Bei uns haben sich diese Substanzen besonders bewährt, da sie, der Operation angepaßt, von mittellanger Dauer, relativ kreislaufneutral bzw. wie bei Pancuronium eher kreislaufstimulierend wirken und in jedem Fall nachbeatmet wird. Da die Abkling- bzw. Relaxierungszeiten gerade in der Neugeborenenperiode von Kind zu Kind stark differieren und auch von Einflüssen wie einer intraabdominellen Druckerhöhung abhängen [6], ist eine individuelle Nachinjektion angezeigt: Fentanyl wird dabei in einer Bolusdosis von 1–2 μg/kg KG gegeben, wenn Herzfrequenz und Blutdruckanstieg eine nachlassende Analgesie anzeigen. Bei nachlassender Relaxierung wird Pancuronium 0,01 mg/kg KG injiziert. Eventuell kann bei stabilem Kreislauf Isofluran in steigender Konzentration bis zu 0,5 Vol.-% im Luft-Sauerstoff-Gemisch zugegeben werden, um Opiat- und Relaxansdosen einzusparen.

Wo technisch möglich, ist auf Inhalationsnarkotika von Anfang an zu verzichten: Zum einen haben sie im Neugeborenenalter eine in Abhängigkeit von der Konzentration starke Depression der Barorezeptoren mit abgeschwächter bis aufgehobener Kreislaufregulation zur Folge [3, 4]: Dadurch wird bei einem Blutdruckabfall das Herzzeitvolumen durch den ausbleibenden Herzfrequenzanstieg nicht mehr kompensiert. Zum anderen kommt es bei Einsatz von Lachgas durch die rasche Diffusion in den luftgefüllten Darm zu einem weiteren Druckanstieg im Darmlumen mit zusätzlicher ischämischer Schädigung und der Unmöglichkeit des abdominellen Verschlusses am OP-Ende. 50% Lachgas im Inspirationsgemisch verdoppeln und 75% Lachgas im Inspirationsgemisch vervierfachen das Gasvolumen im Intestinaltrakt [9].

Zentrales Problem bei neonataler Peritonitis ist die Abschätzung von Flüssigkeitsverlusten und deren ausreichende Bilanzierung. Neben dem Basisbedarf und dem Ersatz von Blutverlusten durch Elektrolytlösung bzw. PPL, FFP und Bluttransfusionen ist insbesondere die Abschätzung von Verlusten in den dritten Raum, ins Interstitium, und von Flüssigkeitsverlusten durch Verdunstung am weit offenen Abdomen äußerst schwierig: Hier können 40–100 ml/kg/h notwendig werden [7].

Wie wird nun die Flüssigkeitstherapie gesteuert?

Der Basisbedarf wird mit ⅓- bis ½-Elektrolytlösung in 5%iger Glukose gedeckt, die Menge errechnet sich aus Tabelle 1. Eine Erhöhung des Basisbe-

Tabelle 1. Errechnung des Basisbedarfs an Flüssigkeit (⅓- bis ½-Elektrolytlösung in 5%iger Glukose)

Patient	Berechnungen
0–10 kg	4 ml/kg/h
11–20 kg	40 ml/h + 2 ml/kg/h für jedes kg über 10 kg
>20 kg	60 ml/h + 1 ml/kg/h für jedes kg über 20 kg
Präoperatives Defizit = Anzahl der Nüchternheitsstunden · Basisbedarf/h	
Hiervon:	50% in der 1. Stunde
	25% in der 2. Stunde
	(evtl. 25% in der 3. Stunde)
Bei nicht befeuchteten Atemgasen:	+2 ml/kg/h
Pro 1 °C Temperaturanstieg:	+12%
Neugeborene:	1. Lebenstag: 50% Basisbedarf
	2. Lebenstag: 75% Basisbedarf
	3. Lebenstag: 100% Basisbedarf
Ausnahme:	Niereninsuffizienz, Herzinsuffizienz

darfs ergibt sich bei erhöhter Körpertemperatur und bei der Verwendung nicht befeuchteter Atemgase. Neugeborene erhalten am 1. Lebenstag 50%, am 2. Lebenstag 75% und ab dem 3. Lebenstag 100% des hier dargestellten Basisbedarfs.

Vor jeder Operation wird das Blutvolumen des Kindes und in Kenntnis des Hämatokritwertes der tolerierbare Blutverlust berechnet. Dabei wird bei Früh- und Neugeborenen ein postoperativer Hämatokritwert von 40% zugrunde gelegt. Kindern, die aufgrund schwerer Herz- oder Lungenerkrankungen auf einen hohen Hämatokritwert zur ausreichenden Sauerstoffversorgung des Organismus angewiesen sind, muß selbstverständlich der präoperativ erhöhte Hämatokritwert erhalten bleiben.

Ersatz von Blutverlusten (Berechnungen):

(a) Blutvolumen (BV):
- Frühgeborene: 100 ml/kg
- Neugeborene: 80–90 ml/kg
- Säuglinge: 75 ml/kg
- Kinder: 70 ml/kg

(b) Geschätztes Erythrozytenvolumen (GEV) $= BV \cdot \frac{Hkt}{100}$

(c) Da der endgültige postoperative Hämatokritwert nicht unter 30% (Frühgeborene + Neugeborene = 40%) absinken sollte, gilt:

geschätztes Erythrozytenvolumen (GEV_{30}) $= BV \cdot \frac{30}{100}$

(Frühgeborene + Neugeborene: $GEV_{40} = BV \cdot \frac{40}{100}$)

(d) Tolerierbarer Erythrozytenverlust (TEV) = $GEV – GEV_{30}$
(Frühgeborene + Neugeborene: GEV_{40})

(e) Tolerierbarer Blutverlust (TBV) = $TEV \cdot 3$
(Frühgeborene + Neugeborene: $TBV = TEV \cdot 2{,}5$)

Ausnahme: Kinder mit angeborenen, insbesondere zyanotischen Herzvitien oder schweren Lungenerkrankungen benötigen oft einen wesentlich höheren Hämatokritwert!

Verluste bis zu 30% des errechneten tolerablen Blutverlustes werden mit Vollelektrolytlösung, darüber mit 5%iger Albuminlösung substituiert. Übersteigt der Blutverlust den errechneten tolerierbaren Blutverlust, so wird Vollblut oder Erythrozytenkonzentrat, im Verhältnis 1:1 mit PPL oder FFP aufgeschwemmt und mit graduierten 10-ml-Spritzen transfundiert. Neugeborene und Säuglinge reagieren oft auf den Kalziumabfall durch das Zitratblut mit einer myokardialen Insuffizienz. Deshalb empfiehlt es sich, nach Gabe von 100 ml transfundiertem Blut 50–100 mg Kalziumchlorid langsam zu injizieren. Ab einem Blutverlust von 50% des errechneten Blutvolumens ist die Gabe von Warmblut, FFP und evtl. Thrombozytenkonzentraten zu empfehlen.

Ersatz von Blutverlusten

Blutverlust <30% TBV → Ersatz mit gleichem Volumen Vollelektrolytlösung
Blutverlust 30–100% TBV → Ersatz mit gleichem Volumen 5% Albuminlösung
Blutverlust über 100% TBV → Erythrozytenkonzentrat + PPL oder Vollblut
Blutverlust über 50% des Blutvolumens:
- Warmblut
- FFP
- evtl. Thrombozytenkonzentrate

nach Infusion von 100 ml Blut → 50–100 mg $CaCl_2$ langsam i.v. geben

Die Messung des Blutverlustes kann außerordentlich schwierig sein: So stehen zwar klein dimensionierte Meßzylinder, das Auswiegen von Tupfern und Tüchern, die häufig durchgeführte Hämatokritkontrolle und die in England praktizierte Hämoglobinbestimmung nach Auswaschen von Tupfern und Tüchern in einer definierten Wassermenge zur Verfügung, trotzdem wird der Blutverlust leicht unterschätzt. Es empfiehlt sich daher, den geschätzten Blutverlust mit 25–50% Aufschlag zu substituieren.

Für die Evaporation über Haut, Verdunstung über Peritoneum und Sequestration von Flüssigkeit in das Op.-Gebiet werden normalerweise bei Laparatomien 6–8 ml/kg/h gerechnet. Da diese Flüssigkeitsverluste in den ersten 2 h am ausgeprägtesten sind und dann abnehmen, wird die Zufuhr nach dieser Zeit reduziert. Nachdem außer Wasser auch relativ viel Natrium verlorengeht, kommt zur Substitution nur eine Vollelektrolytlösung in Frage. Die Gesamtmenge sollte im Regelfall maximal 40 ml/kg betragen, es können jedoch bei schwerer Peritonitis 40–100 ml/kg/h benötigt werden.

Der Ersatz von Blutverlusten sowie operationsbedingten Verlusten in den dritten Raum müssen dem aktuellen Bedarf entsprechend variabel in Bolusdosen von 10–20 ml/kg KG gegeben werden. Wichtigstes und häufigstes Zeichen der akuten Hypovolämie ist neben der sichtbaren peripheren Vasokonstriktion mit verlängerter kapillärer Füllungszeit (über 1 s) der Blutdruckabfall: Unterschreitet der arterielle Blutdruck zwei Standardabweichungen des für das Gewicht des Kindes üblichen Normwertes, oder, vereinfacht ausgedrückt, sinkt der systolische Blutdruck unter 50–55 mm Hg, so ist mit einem Volumenmangel zu rechnen. Auch atemzyklusabhängige Schwankungen der arteriellen Pulskurve um mehr als 10 mm Hg sind ein Zeichen latenter Hypovolämie. Ein mit einem elektronischen Druckwandler gemessener ZVD unter 3 cm H_2O deutet ebenfalls auf einen Volumenmangel hin, während Urinausscheidung und spezifisches Gewicht im Op.-Betrieb als Maß einer ausreichenden Flüssigkeitstherapie bei den schnellen Volumenänderungen weit in den Hintergrund treten und eine nur geringe Rolle spielen.

Zeichen der Hypovolämie:

- periphere Vasokonstriktion,
- kapilläre Füllungszeit >1 s,
- Blutdruckabfall <50–55 mm Hg systolisch,

- atemabhängige Schwankungen der arteriellen Druckkurve >10 mm Hg,
- ZVD <3 mm Hg,
- Urinausscheidung <1 ml/kg/h.

Regelmäßig durchzuführende Elektrolyt-, Hämatokrit-, Blutzucker- und Blutgasanalysen dienen zur Überprüfung und gegebenenfalls Korrektur der quantitativen und qualitativen Flüssigkeitssubstitution. Bei diesen Operationen erleichtert ein Bilanzbogen die Übersicht über den aktuellen Stand der Flüssigkeitstherapie sehr. Hierbei werden auch Spüllösungen von Kathetern und Medikamente volumenmäßig erfaßbar, die sich bei Früh- und Neugeborenen zu erheblichen Mengen summieren können.

Monitoring – Flüssigkeitstherapie und Metabolismus:

- Kreislaufmonitoring,
- Na^{+}, K^{+}, Ca^{++}, Cl^{-},
- Hämatokrit,
- Blutzucker,
- BGA.

Am Operationsende wird das Kind in jedem Fall intubiert und beatmet und mit entsprechendem Monitoring nach ausführlicher Information des Pädiaters im Transportinkubator auf die pädiatrische Intensivstation zurückverlegt und der weiteren Obhut unserer pädiatrischen Partner anvertraut.

Literatur

1. Altemeyer KH, Breucking E, Rintelen G et al (1981) Experimentelle und klinische Untersuchungen zur Verwendung verschiedener Narkosesysteme im Säuglingsalter. In: Haid BG, Mitterschiffthaler G (Hrsg) Zentraleuropäischer Anaesthesiekongreß, Bd 3: Experimentelle Anaesthesie – Monitoring – Immunologie. Springer, Berlin Heidelberg New York (Anaesthesiologie und Intensivmedizin, Bd 141, S 95)
2. Bhat R, Diaz-Blanco J, Chandhry U et al (1986) Recent instrumentation. Pediatr Clin North Am 33:503–522
3. Duncan PG, Gregory GA, Wade JG (1981) The effect of nitrous oxide on baroreceptor function in newborn and adult rabbits. Can Anaesth Soc J 28:339–341
4. Gregory GA (1982) The baroresponses of preterm infants during halothane anesthesia. Can Anaesth Soc J 29:105–107
5. Kittermann JA (1975) Effects of intestinal ischemia in necrotizing enterocolitis in the newborn infant. In: Moore TD (ed) Report of the sixty-eight Ross Conference on Pediatric Research Columbus Ohio Ross Laboratories, pp 38–41
6. Koehntop D, Rodman J, Brundaje D et al (1984) Pharmacokinetics of fentanyl in neonates. Anesthesiology 61:A439
7. L'Hommedieu CS, Hoelzer DJ (1982) Intraoperative fluid management of newborns with bacterial peritonitis. Anesthesiology 57:A423
8. Lloyd JR (1969) The etiology of gastrointestinal perforations in the newborn. J Pediatr Surg 4:77–84
9. Munson ES (1974) Transfer of nitrous oxide into body air cavities. Br J Anaesth 46:202–209
10. Philippart AI, Rector FE (1979) Necrotizing enterocolitis. In: Ravitch MD (ed) Pediatric surgery, 3rd edn, vol 2. Year Book Medical Publishers, Chicago, pp 970–976
11. Touloukian RJ (1976) Neonatal necrotizing enterocolitis: an update on etiology, diagnosis and treatment. Surg Clin North Am 56:281–298

3.3 Diskussion

Frage: Wann stellt sich die Indikation zur Laparatomie bei der neonatalen Peritonitis?

Antwort: Man muß dabei grundsätzlich die verschiedenen Ursachen der Peritonitis unterscheiden. Eine chemische Peritonitis (v.a. die unkomplizierte Mekoniumperitonitis) sowie die hämatogene und die Durchwanderungsperitonitis (bakterielle Peritonitiden) brauchen bei suffizienter konservativer Behandlung nicht immer operiert zu werden. Eine Operation ist dagegen indiziert bei Kindern mit einer Obstruktion, einer Gangrän oder einer Perforationsperitonitis. Sie machen etwa 15% aller Neugeborenenperitonitiden aus. Bei etwa 85% aller an einer Peritonitis erkrankten Neugeborenen sollte ein konservativer Behandlungsversuch unternommen werden, wenn eine Perforation oder eine andere der o.g. Komplikationen ausgeschlossen ist. Daraus läßt sich ableiten, wie wichtig die richtige Differentialdiagnose der Peritonitisursache ist. Auch mit sehr viel Erfahrung fällt es schwer, die richtige Diagnose zu stellen und den optimalen Op.-Termin zu finden. Bei der Beurteilung des Kindes muß man bislang getroffene konservative Maßnahmen wie Antibiotikatherapie und Infusionsregime, aber auch den Verlauf der Erkrankung berücksichtigen. Erst aus vielen Mosaiksteinchen kann sich das gesamte Bild der Diagnose ergeben. Die Verlaufsbeobachtung steht dabei ganz im Vordergrund. So ist eine umschriebene Rötung der Bauchwand keine Op.-Indikation, sondern erfordert die engmaschige Kontrolle. Bei einer Zunahme und Vergrößerung dieser Bauchwandphlegmone liegt wahrscheinlich eine Darmschlinge an der Bauchdecke innen an und ist entweder gedeckt perforiert oder gangränös. In beiden Fällen würde damit die Indikation zur Operation bestehen. Das gleiche trifft auf den Nachweis von freier Luft im Abdomen zu, wobei schon kleinste Mengen eine Indikation zur Operation sind. Bewährt hat sich eine Übertischaufnahme bei seitlichem Strahlengang mit rechts anliegender Kassette. Auch der Nachweis einer fixierten Schlinge in der Abdomenübersichtsaufnahme bei der radiologischen Verlaufskontrolle trägt zur Indikationsstellung bei. Mehr noch als bei anderen Erkrankungen im Neugeborenenalter ist bei der Beurteilung einer Peritonitis die Hilfe eines erfahrenen Kinderradiologen bedeutsam.

Auch unter Einbeziehung sämtlicher diagnostischen Maßnahmen sind die Kriterien zur Op.-Indikation bei der neonatalen Peritonitis schwer zu erstellen. Die Op.-Indikation bleibt in Einzelfällen immer eine individuelle Entscheidung, die nach einer entsprechenden Verlaufsbeobachtung innerhalb von Stunden gemeinsam interdisziplinär getroffen werden sollte. Eine während dieser Beobachtungsperiode auftretende Verschlechterung des Zustands des Kindes stellt keine Kontraindikation zur Operation dar. Beginnende Gerinnungsprobleme, die zunehmende Zentralisierung und metabolische Azidose oder ein gesteigerter Beatmungsbedarf sollen Signale sein, daß operiert werden muß. Dies gilt um so mehr, wenn die Verschlechterung unter einer optimalen Behandlung der Kinder eingetreten ist.

Frage: Welche Rolle spielt die Punktion des Abdomens zur Gewinnung von Flüssigkeit bei der Diagnostik der Peritonitis?

Antwort: Der diagnostische Stellenwert der Punktion wird verschieden bewertet.

Nach Ergebnissen von Koslowski, Patrick und Pohlandt bietet die Punktion eine hohe diagnostische Sicherheit bei Vorliegen einer Perforation oder einer Gangrän. Bei der sofortigen mikroskopischen Untersuchung des Punktats, die etwa 5 min in Anspruch nimmt, wird nach Bakterien, Granulozyten und Stuhlpartikeln gesucht. Der Nachweis von Stuhlpartikeln erlaubt auch ohne andere Zeichen, wie z. B. freie Luft im Abdomen, die sofortige Diagnose einer Perforation.

Der Nachweis von Bakterien und Granulozyten ist dagegen zur Indikationsstellung der Laparatomie umstritten, da auch bei einer schweren Streptokokkensepsis oder einer Nabelinfektion mit Peritonitis der entsprechende Keimnachweis im Abdomen gelingen kann. Bei diesen beiden Krankheitsbildern liegt bei guter konservativer Therapie jedoch keine Op.-Idikation vor. Wegen oft vorliegenden Gerinnungsstörungen des Neugeborenen ist eine Punktion nicht ganz ungefährlich. Zur Reduzierung der Verletzungsgefahr sollte die Punktion unter Sonographiekontrolle in Bauch- oder Seitenlage des Kindes und unter Verwendung einer Teflonkanüle durchgeführt werden. Läßt sich nur mit der Aspiration nicht genügend Material gewinnen, kann eine Spülung mit 10 ml Kochsalzlösung erfolgreich sein.

Die Punktion des Abdomens ist keine diagnostische Maßnahme im Frühstadium der Peritonitis, sondern sollte nur im Zweifelsfall in einem späteren Stadium zur Entscheidungshilfe herangezogen werden. Sie scheint besonders erfolgversprechend bei sonographischem Nachweis von reichlicher intraabdomineller Flüssigkeit.

Die nekrotisierende Enterokolitis muß wegen ihrer unterschiedlichen Verlaufsformen dabei jedoch gesondert betrachtet werden. Unter Berücksichtigung von Lokalbefund, Allgemeinzustand, der Labor- und Röntgenbefunde und des Krankheitsverlaufs sollte die Diagnose interdisziplinär erarbeitet und das therapeutische Vorgehen besprochen werden.

Frage: Was ist bei der Therapie dieser Kinder zu beachten?

Antwort: Bei Kindern mit einer NEC muß man insbesondere auf eine suffiziente Volumensubstitution achten. Eine Hypovolämie ist in jedem Fall zu vermeiden, da sie zur Hypoperfusion v. a. der Mesenterialgefäße führen kann. Die Beurteilung der Kreislaufverhältnisse erfolgt am besten mit der kapillären Füllungszeit.

Sie gibt uns relevantere Informationen als der systolische Blutdruck und sollte mindestens unter 2 s, besser unter 1 s liegen.

Der Wasser-Elektrolyt- und Säure-Basen-Haushalt sollte ausgeglichen werden. Zur breiten antibiotischen Therapie sollte auch das Metronidazol gehören.

Frage: Welches Monitoring ist empfehlenswert?

Antwort: Man sollte zwischen der konservativen Intensivtherapie und der intraoperativen Situation unterscheiden. Bei der konservativen Therapie kann die oszillometrische Blutdrucküberwachung ausreichend sein. Bei schwerem Krankheitsverlauf bietet eine arterielle Kanüle neben der kontinuierlichen Blutdrucküberwachung den Vorteil, kurzfristig arterielle Blutgasanalysen durchführen zu können. Ein zentralvenöser Silastikkatheter ist zur parenteralen Ernährung meist nötig, der zentrale Venendruck kann damit jedoch nicht gemessen werden.

Intraoperativ bringt bei entsprechend schlechter Ausgangssituation eine arterielle Kanüle und eine kontinuierliche Blutdrucküberwachung zusätzliche Sicherheit. Wegen hoher intraoperativer Flüssigkeits- und Volumenverluste kann auch die Messung des zentralvenösen Druckes empfehlenswert sein. Sie sollte dabei immer über einen elektronischen Druckwandler erfolgen, die Interpretation der Meßwerte muß immer unter Berücksichtigung des jeweiligen Op.-Situs und einer möglichen abdominellen Kompression (Haken, Bauchtücher u.a.) erfolgen. Für einen Pulmonalarterienkatheter sehen wir bei diesen Patienten keine Indikation. Das Einbringen der für das invasive intraoperative Monitoring notwendigen Zugänge sollte jedoch keine Verzögerung der Operation mit sich bringen.

Frage: Welches Narkoseverfahren würden Sie bevorzugen?

Antwort: Bei diesen meist schwerkranken Neugeborenen halten wir die hochdosierte Fentanylgabe und die Relaxierung unter Verzicht auf volatile Anästhetika und Lachgas für die schonendste Narkoseform. Die beim Einsatz von volatilen Anästhetika zu beobachtende Beeinflussung der Barorezeptorenregulation mit Kreislaufdepressionen ist dabei nicht zu beobachten. Postoperativ werden die Kinder intubiert und beatmet auf die Intensivstation zurückverlegt.

4 Perioperative Probleme bei Neugeborenen mit einer Gastroschisis oder Omphalozele

4.1 Präoperative Vorbereitung und Narkoseführung

J. Holzki

Die Aufrechterhaltung der Temperaturkonstanz ist ein bekanntes und schwierig zu lösendes Problem für alle Eingriffe im Früh- und Neugeborenenalter. Beim Kind mit einer Gastroschisis oder großen Omphalozele müssen die üblichen Wärmeschutzmaßnahmen besonders beachtet werden: Einsatz eines Wärmestrahlers bis zur endgültigen Abdeckung des Kindes, heizbarer Op.-Tisch, vorgewärmte Abdecktücher. Ob eine Vorwärmung der Desinfektionslösung sinnvoll ist, ist nicht untersucht. Die Anwärmung von Infusionslösungen ist über neue Erwärmungsgeräte zumindest so weit sicher, daß die neuen Wärmegeräte bei Überschreiten der Temperatur von 38,5° C einen Warnton von sich geben. Eine wesentliche Maßnahme ist die Anfeuchtung und Anwärmung der verwendeten Narkosegase. Noch während der Operation läßt sich damit ein Auskühlen des Kindes weitgehend vermeiden. Nach Angaben in der Literatur kann die Inspirationsluft beim unterkühlten Patienten völlig gefahrlos bis auf über 40°C angeheizt werden; wir überschreiten eine Sicherheitstemperatur von 39°C aber nicht. Diese Anwärmung der Narkosegase bringt uns einen durchschnittlichen Temperaturanstieg von 0,5–0,8° zusätzlich zu den anderen Maßnahmen.

Zur eigentlichen Anästhesie ist folgendes zu bemerken: Die Kinder sollen mit einem Sauerstoff-Luft-Gemisch beatmet werden, damit das Lachgas nicht in die schwerentzündlichen Darmschlingen eindringen und sie weiter aufblähen kann, denn ein kritischer Punkt, der über den Erfolg der Operation entscheidet, ist der Verschluß der Bauchhöhle. Zur Anästhesie wird im wesentlichen Fentanyl verwendet. Auch die Zugabe von Halothan in niedrigen Konzentrationen ist sinnvoll, wenn die Fentanylgabe nicht auszureichen scheint (hoher Blutdruck!). Zugabe von Halothan demaskiert sehr schnell einen evtl. vorhandenen Volumenmangel durch die starke periphere Vasodilatation, die offensichtlich auch bei Konzentrationen von 0,2–0,3 Vol.-% auftritt.

Während der Operation sind 2 Phasen wichtig, die unterschiedliche anästhesiologische Probleme mit sich führen:

1. Darmmobilisierung (Entfernung von fibrinösen Belägen, Ausstreichen des Darms, transmurale Injektion von Gastrografin oder Mukolytika);
2. der Bauchdeckenverschluß.

In der ersten Phase, deren Dauer stark vom operativen Vorgehen und vom Operateur abhängig ist, besteht ein sehr hoher Flüssigkeits- und Elektrolytbedarf durch die Ausbildung eines ausgesprochen schwer abzuschätzenden dritten Raums. Die Phase ist um so eher abgeschlossen, je eher das Darmkonvolut in das Abdomen verlagert werden kann. Werden z. B. sämtliche fibrinösen Beläge abgezogen oder der Darm nach oral und aboral ausgestrichen, verlängert sich die Operationsdauer, und der Flüssigkeitsbedarf des Kindes steigt. Dafür ist ein primärer Bauchdeckenverschluß um so häufiger möglich. Dieser primäre Bauchverschluß hat einen wesentlichen Einfluß auf postoperative Mortalität und Morbidität, insbesondere auch auf die Liegedauer im Krankenhaus.

Der Zustand des Darms und dessen Beurteilung auch durch den Anästhesisten ist für die Flüssigkeits- und Volumensubstitution wichtig. Ein durch die Bauchwand abgeklemmter ischämischer oder stenotischer Darm kann durch Flüssigkeits- und Volumenverluste in das Lumen zu schweren intraoperativen Problemen führen.

In der Zeit der Eventration der Baucheingeweide ist auch der Temperaturverlust am größten. In dieser Zeit gehen dem kleinen Patienten in erster Linie plasmaisotone Flüssigkeits- und Elektrolytmengen verloren. Eine schnelle Infusion, manchmal sogar als Druckinfusion, wird nötig, um die Verluste auszugleichen und den Kreislauf zu stabilisieren. Die Infusionsgeschwindigkeit während dieser Situation muß durchaus bis zu 80 ml/kg KG/h betragen; man kann in dieser Phase praktisch nicht überinfundieren.

Die Gefahr der Überinfusion entsteht dann nach Rückverlagerung des Darms ins Abdomen, insbesondere, wenn die Bauchwand dann unter hohem Druck verschlossen werden muß. Ein Kavakompressionssyndrom ist in der zweiten Phase nicht selten. Der Chirurg sollte die Bauchwand für eine Weile provisorisch adaptieren und die Reaktion des Kreislauf abwarten, die der Anästhesist nun sehr eng zu kontrollieren hat.

In der Literatur wird der Messung des zentralen Venendrucks zu diesem Zeitpunkt eine besondere Bedeutung gegeben. Diese Erfahrung können wir nicht bestätigen, denn selbst ein hypovolämischer Patient kann durch die Druckerhöhung im Bauchraum zunächst einen erhöhten zentralen Venendruck bekommen. Kommt es aber zur echten Kavakompression, kann der Kreislauf ganz plötzlich zusammenbrechen. Insofern ist es viel sinnvoller, die Blutdruckveränderungen sehr engmaschig zu kontrollieren, insbesondere auch auf die Blutdruckamplitude zu achten. Der Kontrolle des zentralen Venendrucks kommt eine größere Bedeutung in der postoperativen Phase zu.

Durch eigene retrospektive Untersuchungen von 100 Narkosen bei großen abdominellen Eingriffen im Neugeborenenalter infundierten wir parallel mit einer Infusionslösung, die 3% Glukose und 1/3-Elektrolytlösung enthielt, eine zweite Lösung (Ringer-Lösung) ohne Glukose. Die früher übliche 5%ige Glukoselösung als Basislösung führte vermehrt zu erheblichen Hyperglykämien intra- und unmittelbar postoperativ.

Für die intraoperativen Infusionsaufnahmen gibt es keine sinnvollen Regeln außer der klinischen Einschätzung der Verluste und den häufigen Kontrollen von Elektrolyten, Blutzucker und ggf. des zentralen Venendrucks.

Es kommt bei Kindern mit Gastroschisis während der intraoperativen Flüssigkeitssubstitution immer zu einer erheblichen positiven Natriumbilanz. Wenn die Natriumzufuhr nicht ausreicht, kommt es zu schweren metabolischen Azidosen, die durch Bikarbonatinfusion ausgeglichen werden. Damit wird auf eine unphysiologische Weise die fehlende Natriumzufuhr nachgeholt. Bei retrospektiver

Betrachtung unserer Narkosen fiel auf, daß bei den Patienten mit höherer Wasser- und Elektrolytsubstitution auch weniger Natriumbikarbonat benötigt wurde.

Beim Neugeborenen sollte wegen des fetalen Hämoglobins bei einem geschätzten Blutverlust von mehr als 10–15% des Gesamtvolumens mit der Bluttransfusion begonnen werden. Die Frage, ob man zwischenzeitlich Plasmaersatzmittel zuführen sollte oder nicht, ist nicht endgültig entschieden. In früheren Jahren haben wir durch die Gabe von Humanalbumin ein Gesamteiweiß von 4,5–4,8 g/l angestrebt. Aber auch bei einer Substitution bis zu 1 g/kg KG/Tag konnten wir keinen wesentlichen Anstieg des Gesamteiweiß feststellen, ohne daß eine Eiweißausscheidung im Urin festzustellen war. Das Albumin mußte also im Interstitium abgelagert sein.

Durch die ausführliche Kommunikation mit E. Bancalari, (Jackson Memorial University Hospital, Miami) erfuhren wir, daß die Eiweißsubstitution beim Früh- und Neugeborenen unter der operativen Belastung eher zu Nachteilen führt: Albumine werden im Interstitium festgehalten und zum großen Teil im Lungengewebe deponiert, was zu einer Wasserretention im Interstitium führe. Man müsse mit verlängerter Beatmungsdauer bei diesen Patienten rechnen.

Aus diesem Grunde führen wir ganz selten im Akutstadium Humanalbumin zu. Der klinische Verlauf bei diesen Patienten hat sich gewiß nicht verschlechtert. Eine Besserung der generellen Situation im Wasser- und Elektrolythaushalt ließ sich allerdings auch nicht verifizieren. Werden Volumenersatzmittel eingesetzt, ziehen wir wegen der Molekülgröße Plasmaproteinlösung (Biseko, bei Gerinnungsstörungen Fresh-frozen-Plasma) vor. Es läßt sich mit Sicherheit sagen, daß die Patienten durch fehlende Zufuhr von Humanalbumin intraoperativ keine Nachteile, eher Vorteile der Kreislaufsituation aufweisen.

Zusammenfassend steht bei der Anästhesie der Gastroschisis die Problematik der Infusionstherapie im Vordergrund, bei der man von allen herkömmlichen Schemata und allen Prognosen einer Zufuhr absehen muß. Eine besonders kritische Situation entsteht bei dem immer nur unter großer Spannung durchzuführenden Bauchdeckenverschluß.

4.2 Diskussion

Frage: Wie soll ein Kind mit Omphalozele oder Gastroschisis zur Operation vorbereitet werden?

Antwort: Bei Kindern mit einer pränatal diagnostizierten Gastroschisis sollte wegen der Risiken bei einer Spontangeburt, z. B. Mesenterialeinriß, eine Entbindung per Sectio angestrebt werden. Es wäre sicher vorteilhaft, das Kind dort zu entbinden, wo auch die kinderchirurgische Revision durchgeführt werden kann. Das Hauptproblem bei der präoperativen Vorbereitung dieser Kinder ist und bleibt die Auskühlung. Über vorgelagerten Magen und Darm kann extrem viel Wärme verloren gehen. Sie sollten deshalb als erstes mit sterilen, trockenen Tüchern abgedeckt werden. Darüber ist in jedem Fall ein Verdunstungstuch erforderlich, z. B. Alufolie, Kunststoffolie oder ein Plastiksack, in den man das Kind auch ganz hineinstecken kann. Der Kopf und bei Bedarf ein Arm oder Bein sollten frei bleiben, so daß man Zugangsmöglichkeiten zum Kind behält. Der größte Fehler beim Versuch des Wärmeschutzes besteht in der Verwendung von feuchten Tüchern ohne einen zusätzlichen Verdunstungsschutz. Auch die anfangs angewärmten Tücher kühlen an der Außenluft sehr schnell ab und entziehen dem Kind über die Verdunstungskälte extrem viel Wärme (1 ml verdunstete Flüssigkeit entspricht 580 cal). Feuchte Tücher ohne Verdunstungsschutz bilden somit die Hauptquelle der Hypothermie und sollten, wenn überhaupt, nur bei den oben erwähnten Maßnahmen für den Verdunstungsschutz angewendet werden.

Eine weitere wichtige präoperative Maßnahme ist das Legen einer Magensonde. Kinder mit einer Gastroschisis erbrechen häufig, der Magen ist überbläht und oft durch den Bauchwanddefekt hervorgetreten (daher der Name Gastroschisis).

Auch Kinder mit einer Omphalozele sollten möglichst frühzeitig in ein neonatologisches Zentrum verlegt werden. Bei ihnen steht die Diagnostik möglicher weiterer Fehlbildungen im Vordergrund. In Abhängigkeit von örtlichen Gegebenheiten ist bei diesen Kindern, im Gegensatz zu Kindern mit einer Gastroschisis, die geplante Geburt nicht unbedingt in unmittelbarer Nähe zu einem kinderchirurgischen Zentrum notwendig.

Bei großen Omphalozelen oder seltener bei einer Gastroschisis kann auch die Leber mit vorverlagert sein. Vor allem in Rückenlage kann die V. cava inferior verlagert und abgeknickt werden. Die resultierende untere Einflußstauung kann zu Kreislaufproblemen führen. Deshalb werden diese Kinder am besten auf die Seite gelagert.

Mit dem Schutz vor Wärmeverlusten, dem Legen der Magensonde und der Seitenlage des Kindes sind die wichtigsten spezifischen präoperativen Maßnahmen getroffen. Neben dem Bereitstellen von Erythrozytenkonzentraten gehören Laborkontrollen von Natrium, Kalium, Kalzium, Hkt, Blutzucker sowie eine Blutgasanalyse zur präoperativen Diagnostik.

Frage: Wie ist die Indikation für eine präoperative Intubation, z. B. für einen doch notwendigen Transport, zu stellen?

Antwort: Bei Gastroschisiskindern handelt es sich ja meist um gesunde Kinder ohne pulmonale Probleme. Hier gelten die üblichen Kriterien zur Intubation.

Bei Kindern mit einer Omphalozele stellt sich wegen der oft begleitenden Fehlbildung die Indikation zur Intubation sehr viel häufiger. Als Beispiel sei hier das Wiedemann-Beckwith-Syndrom (EMG-Syndrom) erwähnt. Es handelt sich um sehr große Kinder, die auf den ersten Blick gesund aussehen, wegen einer generellen hohen funktionellen Unreife jedoch oft pulmonal bedroht sind.

Vor dem Transport sollte man eine Blutgasanalyse durchführen und danach, zusammen mit dem klinischen Bild, über die Intubation entscheiden. Wegen der Gefahr der gastralen Luftinsufflation sollte eine Maskenbeatmung sehr zurückhaltend angewendet werden.

Frage: Muß bei einer Omphalozele in jedem Fall operiert werden, und wann ist der geeignete Op.-Zeitpunkt?

Antwort: Die Operation sollte postpartal so schnell wie möglich durchgeführt werden. Die bereits genannten Vorbereitungsmaßnahmen sollten nicht mehr als 4–6 h in Anspruch nehmen. Lediglich bei torquirten, nicht durchbluteten Darmabschnitten ist eine Intervention sofort notwendig, um eine Darmnekrose zu verhindern.

Als einzige Kontraindikation für eine frühe Operation sehen wir das Atemnotsyndrom des Frühgeborenen, bei dem eine Narkose und diese Operation eine zu hohe Gefährdung des Kindes bedeuten würden. In diesem Fall muß man eine primär konservative Therapie einschlagen. Mit einer verschorfenden Behandlung mit quecksilberfreien Lösungen, z. B. Silbernitrat oder PVP-Lösung, kann man 8–10 Tage überbrücken, um das Kind bis dahin in einen besseren Zustand zu bringen.

Frage: Welche Probleme können beim Bauchdeckenverschluß auftreten?

Antwort: Der primäre Bauchdeckenverschluß kann über eine übermäßige intraabdominelle Druckerhöhung zu mehreren Problemen führen, die limitierend für das chirurgische Vorgehen sein können.

So können Beatmungsprobleme mit extremer Erhöhung des Beatmungsdrucks und einer langen postoperativen Nachbeatmung auf Intensivstation resultieren. Sehr viel häufiger sind hämodynamische Probleme durch übermäßige Kavakompression oder Durchblutungsstörungen, insbesondere der Beine, die über eine Azidose und einen Laktatanstieg zu einer weiteren Gefährdung des Kindes führen. Wenn irgend möglich, wird wegen des besseren Ergebnisses der primäre Verschluß angestrebt. Sind die oben genannten Probleme limitierend, bieten sich die Bauchdeckenplastik mit gefriergetrockneter Dura oder mit Amnion nach Gharib oder die Anlage eines Silastikschlauchs nach Schuster an.

Frage: Wie sollte die Flüssigkeits- und Volumensubstitution durchgeführt werden?

Antwort: Zur Substitution der hohen Flüssigkeitsverluste sollte als Mittel der Wahl eine Vollelektrolytlösung zum Einsatz kommen. Erst bei größeren Blutverlusten sollten zusätzlich kolloidale Lösungen verwendet werden. Sie haben bei großen Verlusten einen sichereren und schneller einsetzenden hämodynamischen Effekt.

Die Wahl des Volumenersatzmittels (Plasma, Serum oder Kolloid) ist umstritten. Ähnlich wie bei der Verbrennung kann das Problem der Membranlecks zur Ablagerung von substituierten kolloidalen Lösungen im Interstitium mit konsekutiver Wasserbindung führen. Diese Ödeme bleiben lange Zeit bestehen und sind nur schwer mobilisierbar. Nach der klinischen Erfahrung scheinen die stärksten Ödeme bei überwiegender Albuminsubstitution aufzutreten. Nach alleiniger Gabe von Fresh-frozen-Plasma als Volumenersatz scheinen die Ödeme deutlich geringer zu sein.

Frage: Welches invasive Monitoring ist empfehlenswert?

Antwort: Bei einer Gastroschisis oder großen Omphalozele sollte bereits präoperativ ein zentraler Venenkatheter gelegt werden. Er dient der intraoperativen Volumen- und Kreislaufüberwachung und ist postoperativ für die langfristige parenterale Ernährung notwendig. Die Blutdrucküberwachung sollte kontinuierlich über eine arterielle Kanüle erfolgen.

5 Perioperative Probleme bei Neugeborenen mit einer Zwerchfellhernie

5.1 Pathophysiologische Grundlagen und präoperative Vorbereitung

J. G. Schöber und A. Garhammer

Die Problematik der kongenitalen Zwerchfellhernie liegt in der Hemmung der Lungenentwicklung. Die daraus resultierende Lungenhypoplasie betrifft obligat die ipsilaterale Seite, fakultativ auch die kontralaterale Seite.

Die Histopathologie der hypoplastischen Lungen zeigt: Verminderung des Volumens und des Gewichts der Lunge, Verminderung der Bronchien und Alveolen, fetaler Charakter und vermehrte Muskelfasern der Pulmonalarterien [2].

Aufgrund dieser anatomischen Besonderheiten ist die postnatale Adaptation der Atmung extrem erschwert. Wegen der eingeengten Lungenstrombahn persistiert der fetale Rechts-links-Shunt über den Ductus Botalli und das Foramen ovale. Die Folgen sind Hypoxie, Hyperkapnie und Azidose.

Neben diesen pathologisch-anatomischen Befunden bei kongenitaler Zwerchfellhernie scheint nach neueren Untersuchungen auch ein humoraler Faktor eine Rolle zu spielen [1]. In Untersuchungen an Schafen, bei denen in der ersten Schwangerschaftshälfte eine Zwerchfellhernie gesetzt und dadurch eine Verlagerung von Baucheingeweiden in den Thorax erreicht wurde, zeigte es sich, daß neben der zu erwartenden Lungenhypoplasie auch ein Anstieg des systemischen und pulmonal-vaskulären Blutdrucks auftrat. Das Gewicht des rechten Ventrikel nahm stark zu. Dieser Anstieg des Blutdrucks wird auf einen noch nicht näher definierten vasoaktiven, humoralen Faktor zurückgeführt.

Klinische Befunde bei angeborener Zwerchfellhernie

Um die Maladaptation Neugeborener mit Zwerchfellhernie zu dokumentieren, wurden 42 Fälle der Schwabinger Kinderklinik* und des Kinderkrankenhauses an der Lachnerstraße aus den letzten 10 Jahren ausgewertet. Es wurde versucht, die Faktoren zu analysieren, welche den prä- und postoperativen Verlauf und die Letalität beeinflussen.

Das Geburtsgewicht von Kindern mit angeborener Zwerchfellhernie ist in der Regel normal bis leicht reduziert. Allerdings hatten die Verstorbenen mit 2698 g im Mittel ein niedrigeres Geburtsgewicht als die Gruppe der Überlebenden mit 3126 g. Bezüglich des Gestationsalters ergab sich mit 37,5 Wochen bei den Verstorbenen bzw. 38,9 Wochen bei den Überlebenden kein signifikanter Unter-

---

* Herrn Prof. F. Höpner, dem Direktor der Kinderchirurgischen Klinik Schwabing, möchten wir für die Überlassung der Krankenakten sehr danken.

schied, so daß die Verstorbenen doch eher der Gruppe der „Small-for-date“-Kinder angehörten, die auch zusätzliche Mißbildungen aufwiesen.

Als weiterer Faktor wurde der Beginn der Symptomatik mit Zyanose, Tachypnoe und jugulären sowie interkostalen Einziehungen ausgewertet. Bei den meisten Kindern trat die Symptomatik schon in der ersten Lebensstunde auf, bei einigen aber auch erst im weiteren Verlauf des ersten Lebenstages. Letztere Kinder überlebten alle (Abb. 1).

Eigentlich ließ sich die Prognose bereits in den ersten Lebensminuten vorhersagen (Abb. 2). Die nicht überlebenden Kinder waren mit einem Apgar von 4,3 im Mittel in der ersten Minute schwer asphyktisch und besserten sich während

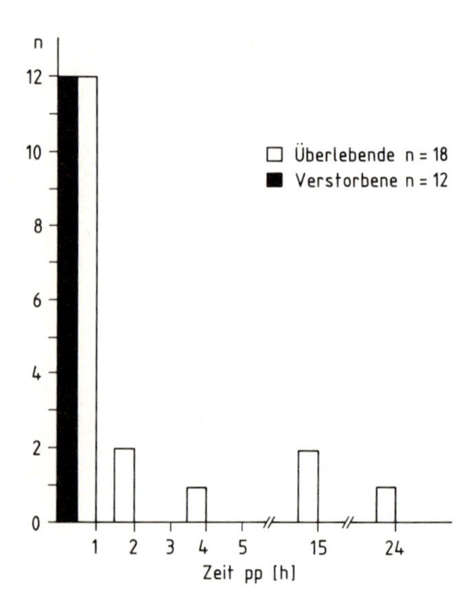

Abb. 1. Zeitpunkt des Einsetzens der Symptome bei Neugeborenen mit Zwerchfellhernie (Stunden nach der Geburt)

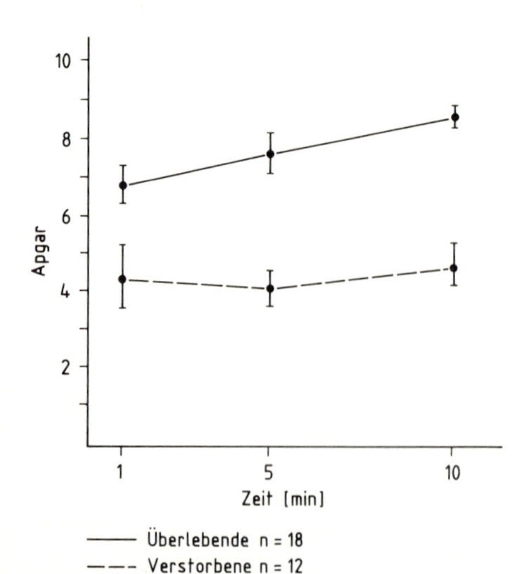

Abb. 2. Apgar-Verlauf bei überlebenden und verstorbenen Neugeborenen mit angeborener Zwerchfellhernie

der Kreißsaalreanimation nicht. Demgegenüber wiesen die überlebenden Kinder einen Apgar von 6,8 auf und zeigten während der nächsten 10 min einen Apgar-Anstieg auf 8,6. Einschränkend muß sicherlich gesagt werden, daß unter den nicht überlebenden Kindern beim heutigen Therapiestandard auch überlebende hätten sein können.

Präoperative Therapie

Wie stellen wir uns nun eine optimale Behandlung vor?

Idealerweise ist die Zwerchfellhernie durch pränatale Sonographie bekannt, was derzeit aber nur selten der Fall ist. Der erfahrene Neonatologe wird auch aus dem klinischen Bild die Verdachtsdiagnose „Zwerchfellhernie" stellen können: Eingesunkenes Abdomen, ungleiche Belüftung, Herztöne rechts lauter als links (meist ist die Zwerchfellhernie links) und zunehmende Dyspnoe schon in den ersten Lebensminuten. Mitentscheidend für den weiteren Verlauf ist eine adäquate Erstversorgung im Kreißsaal (s. unten). Maskenbeatmung ist auf jeden Fall zu unterlassen, um Magen und Darm nicht unnötig aufzublähen und die Kompression der Lunge zu verstärken. Reicht die O_2-Insufflation nicht aus, so muß umgehend intubiert und über einen ausreichend dicken Tubus beatmet werden.

Erstversorgung bei kongenitaler Zwerchfellhernie im Kreißsaal:

- 100% O_2-Insufflation,
- *keine* Maskenbeatmung,
- Intubation und Beatmung,
- Magensonde mit leichtem Sog,
- Hochlagerung des Oberkörpers,
- Kind warm halten.

Zur Frage der optimalen Beatmungsparameter haben wir die Gruppe der Überlebenden mit den Verstorbenen verglichen. Hierbei zeigte sich, daß die Verstorbenen längere In- und Exspirationszeiten, langsamere Beatmungsfrequenzen, einen höheren Beatmungsdruck und einen höheren PEEP hatten als die Überlebenden. Als Konsequenz bemühen wir uns, bei Neugeborenen mit Zwerchfellhernie mit niedrigen Drücken und hohen Frequenzen zu beatmen.

Einstellung des Respirators bei kongenitaler Zwerchfellhernie:

- Inspirationszeit ca. 0,2 s,
- Exspirationszeit ca. 0,5 s,
- Frequenz ca. 85 min,
- PEEP ca. +2 cm H_2O,
- Flow möglichst nicht über 10 l/min,
- dicker, kurzer Exspirationsschlauch.

Ziel der Beatmung ist neben der Oxygenierung ein Ausgleich der meist vorhandenen respiratorischen Azidose. Läßt sich die Hyperkapnie nicht beseitigen, so sollte durch Alkaliinfusionen ($NaHCO_3$) eine Normalisierung des pH versucht werden. Das gleiche gilt auch für eine evtl. vorliegende metabolische Azidose. Durch Azidose wird bekanntlich der Lungengefäßwiderstand erhöht. Nach neueren Untersuchungen kommt dem Ausgleich der Azidose (metabolisch oder respiratorisch) hinsichtlich des Lungengefäßwiderstands eine größere Bedeutung zu als der Beseitigung der Hyperkapnie [4].

Ein wichtiger Punkt ist die Optimierung der O_2-Transportkapazität. Bei einem Hämatokrit (Hkt) über 70% ist ein Aderlaß zu empfehlen mit Ersatz des Blutvolumens durch Humanserum. Albumin entweicht zu schnell ins Interstitium und ist deshalb weniger gut geeignet. Frischplasma hat gegenüber dem Humanserum schlechtere rheologische Eigenschaften aufgrund des Fibrinogenanteils [3]. Bei einem Hkt unter 50% sollte Erythrozytenkonzentrat transfundiert werden. Bei einer Hypovolämie (abgeschwächte Pulse, niedrige Drücke, schlechte Nachfüllreaktion) muß man sich entsprechend dem Hkt zwischen Humanserum, Vollblut oder Erykonzentrat entscheiden.

Optimierung von Hb und Hkt:

- bei $Hkt_{ven} \geqq 70\%$: Aderlaß, Ersatz durch Biseko,
- bei $Hkt_{ven} < 50\%$: Gabe von Erythrozytenkonzentrat.

Bei schlechter myokardialer Funktion mit echokardiographisch nachgewiesener verminderter Ejektionsfraktion bietet sich Dobutamin als positiv inotropes Medikament an.

In jedem Fall sollte der Systemdruck und das Herzzeitvolumen in den Normbereich angehoben werden.

Sedierung ist ein weiterer wichtiger Faktor der medikamentösen Therapie. In Betracht kommen Phenobarbital oder Morphin.

Präoperative medikamentöse Therapie bei kongenitaler Zwerchfellhernie:

Obligat:	Phenobarbital	5 mg/kg (ED)
	oder Morphin	0,1 mg/kg (ED)
Fakultativ:	Tolazolin	1–3 mg/kg (ED)
		1–3 mg/kg/h
	Dopamin	0,2 mg/kg/h
	Dobutamin	0,2–1,0 mg/kg/h
	Antibiotika	

Läßt sich trotz aller Bemühungen keine ausreichende Oxygenierung erzielen, so kann ein Versuch mit Vasodilatatoren unternommen werden. In etwa der Hälfte der Fälle läßt sich die Lungenperfusion durch Tolazolin verbessern. Wegen möglicher nachteiliger Wirkungen auf den Systemskreislauf ist eine sorgfältige Blutdruck- und transkutane pO_2-Überwachung unverzichtbar.

Operationszeitpunkt

Der richtige Operationszeitpunkt wird z. T. noch kontrovers diskutiert. Die einen – meist Kinderchirurgen – befürworten eine sofortige Operation nach der Geburt. Andere wieder plädieren dafür, durch oben angeführte Maßnahmen das Kind erst zu stabilisieren und dann unter optimalen Stoffwechsel- und Kreislaufbedingungen zu operieren. Wir machten mehrfach die Beobachtung, daß Neugeborene mit Zwerchfellhernie, die mit Hyperkapnie, Hypoxie und Azidose in den Operationssaal gingen, in noch schlechterem Zustand wieder herauskamen. Denn das eigentliche Problem, die Hypoplasie der Lunge, läßt sich ja durch den operativen Eingriff nicht sofort beseitigen.

Um einen kleinen Beitrag zur Klärung der Frage des Operationszeitpunkts zu leisten, haben wir die von uns untersuchten Neugeborenen mit Zwerchfellhernie in 3 Gruppen eingeteilt:

Gruppe 1: Schlechte Ausgangssituation nach der Geburt mit einem pH $<7,1$, einem pCO_2 >80 Torr und einem pO_2 <50 Torr. Möglichst rasche Operation (im Mittel 5 h nach der Geburt) ohne eine entscheidende Besserung der schlechten Ausgangssituation abzuwarten.

Gruppe 2: Schlechte Ausgangssituation im Kreißsaal, pH postpartum ebenfalls $<7,1$ pCO_2 >80 Torr und pO_2 <50 Torr. Stabiliserung auf der Intensivstation mit Azidoseausgleich (Anstieg auf pH 7,34), mit Reduktion des pCO_2 von 90 auf 58 Torr und Anstieg des pO_2 von 40 auf 50 Torr. Operation dann erst im Alter von 14 Stunden.

Gruppe 3: Gute Ausgangssituation im Kreißsaal, keine signifikante Azidose, keine Hyperkapnie, mäßige Hypoxie. Weitere Stabilisierung auf der Intensivstation, Operation im Alter von 12 Stunden.

Aus der Gruppe 1 starben von 18 Kindern 13, aus der Gruppe 2 keines der 4 Kinder und aus der Gruppe 3 eins von 6 Kindern (Abb. 3). Diese Zahlen lassen,

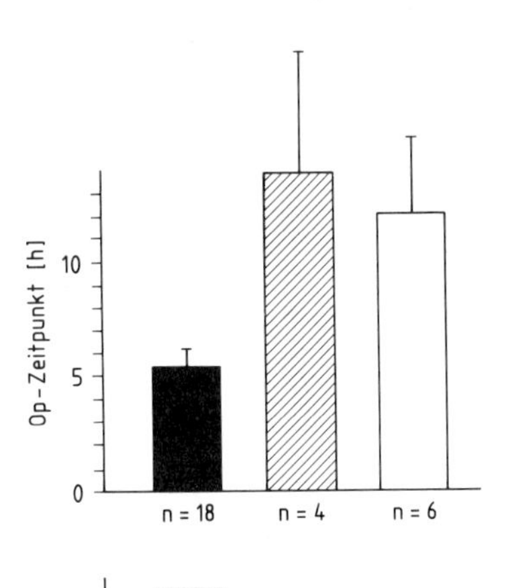

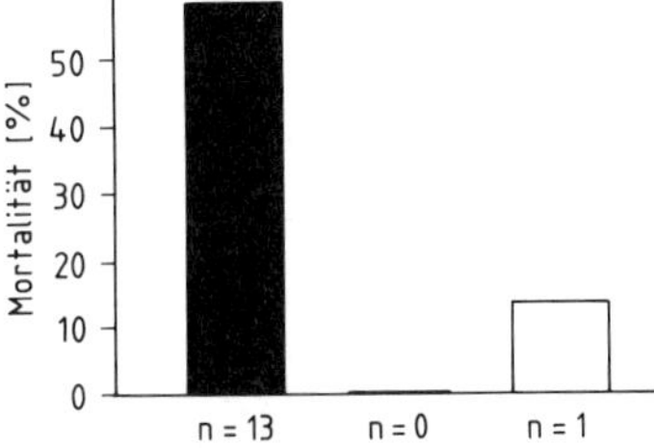

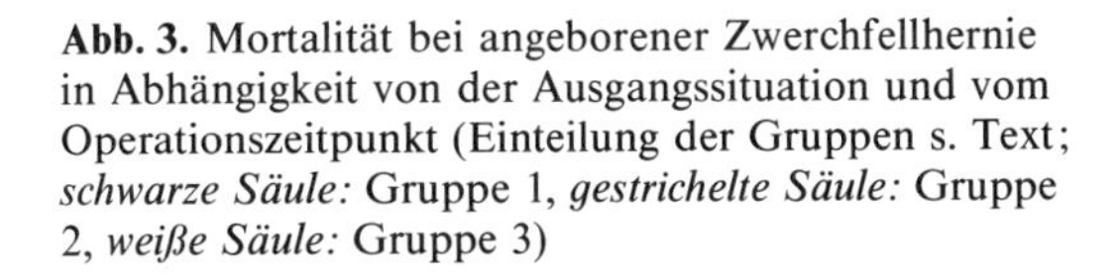
Abb. 3. Mortalität bei angeborener Zwerchfellhernie in Abhängigkeit von der Ausgangssituation und vom Operationszeitpunkt (Einteilung der Gruppen s. Text; *schwarze Säule:* Gruppe 1, *gestrichelte Säule:* Gruppe 2, *weiße Säule:* Gruppe 3)

mit aller Vorsicht interpretiert, den Schluß zu, daß man Neugeborene mit Zwerchfellhernie erst durch Intensivpflege stabilisieren sollte, um sie unter optimaleren Stoffwechsel- und Kreislaufbedingungen etwa im Alter von 12–14 Stunden zu operieren. Sicherlich bedarf es aber noch weiterer Beobachtungen bei einer größeren Fallzahl, um diese Schlußfolgerung hinsichtlich des Operationszeitpunkts mit noch größerer Sicherheit ziehen zu können.

Literatur

1. Hill AC, Stevens MB, Heymann MA (in preparation) Congenital diaphragmatic hernia: Preliminary hemodynamic study using the microsphere method in chronically instrumented fetal sheep.
2. Levin DL (1978) Morphologic analysis of the pulmonary vascular bed in left-sided diaphragmatic hernia. J Pediatr 92:805–809
3. Linderkamp O, Versmold HT, Riegel KP, Betke K (1984) Contributions of red cells and plasma to blood viscosity in preterm and full-term infants and adults. Pediatrics 74:45–51
4. Schreiber MD, Heymann MA, Soifer SJ (1986) Increased arterial pH, not decreased $PaCO_2$, attenuates hypoxia-induced pulmonary vasoconstriction in newborn lambs. Pediatr Res 20:113–117

5.2 Narkoseführung

F.-J. Kretz

Trotz verbesserter und intensivierter pränataler Diagnostik, Aufbau von spezialisierten Notarztsystemen, intensiver ärztlicher Weiterbildung und verbesserten anästhesiologisch-intensivmedizinischen Möglichkeiten ist die Letalität der kongenitalen Zwerchfellhernie über Jahrzehnte gleich hoch geblieben [4, 5, 6, 13, 23, 26, 28, 31, 33, 34, 37, 38]. Diese erstaunliche Entwicklung ist nur damit erklärbar, daß heute Neugeborene mit dieser vitalbedrohlichen Mißbildung kinderchirurgische Zentren erreichen und dann in die Letalitätsstatistik eingehen, die bislang postpartal ohne Diagnostik und therapeutische Intervention starben [19].

Klassifizierung

Die hohe Letalität dieser Neugeborenen hat zu eingehenden wissenschaftlichen Diskussionen Anlaß gegeben. Dies bezeugt die Vielzahl von Literaturstellen zu diesem Thema. Kollegen aller betroffenen Fachdisziplinen - Pathologen, Kinderchirurgen, Pädiater, Anästhesisten - haben sich zu der Problematik von Diagnose, Therapie und Prognose geäußert. Unglücklicherweise hat dies eine Vielfalt von Klassifizierungen hinterlassen. Für den Anästhesisten und Intensivmediziner sind dabei morphologisch-anatomische [8] von geringem Interesse, bedeutsamer sind funktionell-klinische Klassifizierungen.

Die von Hatch u. Sumner [20] verwendete Einteilung ist symptomorientiert und klinisch brauchbar:

Grad I: Kind ist symptomlos; Diagnose als Zufallsbefund (z.T. nach Wochen und Monaten);

Grad II: Zeichen der Ateminsuffizienz des Neugeborenen, die zwischen 6 und 24 h postpartal auftritt und zur Diagnosestellung führt;

Grad III: Ateminsuffizienz tritt unmittelbar postpartal oder innerhalb von 6 h auf („High-risk"-Kinder).

Eine differenzierte, am Schweregrad orientierte Betrachtung der Letalität des Krankheitsbildes ist zwingend, da bei pauschaler Nennung der Letalität der Eindruck entsteht, in bestimmten Zentren sei eine weitgehend problemlose Therapie des schweren Krankheitsbildes möglich [17, 22, 27, 44]. So muß man auch heute noch bei den High-risk-Kindern selbst bei einem optimalen Verlauf von Diagnostik und Therapie mit einer Letalität von ca. 50% rechnen [5]. Die Letalität der Kinder mit Grad II beträgt etwa 10%, die Sterblichkeit der Kinder mit Grad I unter 1%.

Operationszeitpunkt

Die Fehlbildung der kongenitalen Zwerchfellhernie entsteht bereits in der 7.–11. Schwangerschaftswoche [8]. Die Lunge der betroffenen Seite persistiert in dieser Entwicklungsstufe. Kein operatives Vorgehen kann diesen Zustand akut ändern. Für die Wahl des Operationszeitpunkts ist daher weniger die Diagnose, als vielmehr die präoperative Vorbereitung entscheidend.

Bei Neugeborenen, bei denen pränatal die Mißbildung diagnostiziert wurde und die optimal vorbereitet (Intubation, Relaxation, Beatmung, Magensonde) in den Operationssaal gebracht werden, gibt es keinen Grund zur sofortigen, möglicherweise hektischen operativen Intervention. Eine kurze, von Marshall und Sumner mit durchschnittlich 75 min angegebene Vorbereitungszeit ([28], s. auch [1, 12]) vermindert die Letalität. In dieser Zeit sollen ein umfassendes Monitoring installiert und pathophysiologische Störungen korrigiert werden (Pufferung metabolischer Entgleisungen, Volumensubstitution, Beatmung mit adäquatem Beatmungsmuster). Die effektive Therapie von Kreislaufstörungen hilft, eine metabolische Azidose zu verhindern, was besonders wichtig ist, weil sie allein bereits zu einer pulmonalen Vasokonstriktion führen kann. Zudem wirkt eine Hypoxie unter metabolischer Azidose stärker vasokonstriktorisch [34].

Anders ist die Situation bei den mangelhaft versorgten Kindern: Wurde zuerst in Unkenntnis der Diagnose eine Maskenbeatmung durchgeführt, der Magen gebläht und damit die Atmungs- und Herzkreislaufinsuffizienz verschärft, so gilt die sofortige operative Entlastung durch Laparotomie als Methode der Wahl, wobei jedoch immer noch die Zeit verbleiben sollte, zu intubieren und ein potentes Analgetikum in gewichtsadaptierter Dosierung zu injizieren.

Narkose

Die Art der Narkoseführung und der Umfang des intraoperativen Monitorings wird in der wissenschaftlichen Literatur nur am Rande diskutiert, obschon diesen Faktoren bei High-risk-Kindern eine lebensentscheidende Rolle zukommt.

Nach Präoxygenierung über die Maske ohne Beatmung wird zur *Narkoseeinleitung* bei High-risk-Kindern die Wachintubation oder alternativ eine Ileuseinleitung mit Fentanyl als Hypnoanalgetikum empfohlen. Bei allen anderen Kindern können kurz wirksame Barbiturate wie Thiopental oder Methohexital in dazu adäquater Dosierung benutzt werden. Sofern keine Magensonde liegt, muß sie vor der Narkoseeinleitung geschoben werden. Als Relaxans empfehlen sich Vecuronium oder Pancuronium [20, 43].

Die *Aufrechterhaltung der Narkose* sollte weiterhin mit Fentanyl erfolgen. Es hat im Gegensatz zu den negativ inotrop und vasodilatatorisch wirkenden Inhalationsanästhetika nur eine geringe Kreislaufwirkung. Der pulmonal-arterielle Mitteldruck (PAP) wird zusätzlich durch Opiate gesenkt. Die Atemdepression ist, da ohnehin bei High-risk-Kindern die Indikation zur Nachbeatmung besteht, ohne Belang. Gegen Inhalationsnarkotika spricht zusätzlich, daß ihre Aufnahme an ein adäquates Ventilations-Perfusions-Verhältnis gebunden ist. Dies ist jedoch gerade bei den High-risk-Kindern erheblich gestört.

Einigkeit besteht darüber, daß man Lachgas auf jeden Fall vor der Reposition vermeiden muß. N_2O diffundiert in Magen und Darm, was zu einer Ausdehnung des thorakalen Magen-Darm-Volumens führt. Außerdem kann der schon kritisch erhöhte PAP weiter ansteigen.

Als Prinzipien der *Narkosebeatmung* gelten [43]:

- Niedrige inspiratorische Atemwegsdrücke (maximal 25 cm H_2O): Die hypoplastische und meist auch die kontralaterale Lunge zeigen Ventilationsinhomogenitäten, so daß die Gefahr einer Ruptur der kontralateralen Lunge bei Überblähung droht; die Pneumothoraxrate auf der kontralateralen Seite kann bis zu 50% betragen.
- Hohe Atemfrequenz, um bei den niedrigen Atemzugvolumina ein adäquates Atemminutenvolumen zu sichern.
- Möglichst hyperventilieren, um einen p_aCO_2 zu erreichen, durch den der PAP nicht erhöht wird. Dies wird jedoch bei den meisten High-risk-Kindern nicht möglich sein.

Für Baum et al. [3] ist die Lungenentfaltung im wesentlichen ein mechanisches Problem. Zur Entfaltung sei ein optimales Zusammenwirken von positivem Atemwegsdruck und negativem Sog (−5 bis −15 cm in der Pleurahöhle) durch eine Thoraxsaugdrainage notwendig. Angestrebt werde ein mittelständiges Mediastinum, welches täglich radiologisch zu kontrollieren sei.

Diese mechanische Sicht wird heute jedoch nicht mehr geteilt. Viele Operateure verzichten auf eine Drainage. In unserer Klinik wird eine Thoraxdrainage auf der betroffenen Seite nur gelegt, um Blut und Sekret abzusaugen.

Die *perioperative Flüssigkeitssubstitution* steht unter dem Zeichen der Flüssigkeitsrestriktion (50–60 ml kristalline Lösungen pro kg KG als Gesamtsubstitution). Die intraoperativ meist geringen Blutverluste werden durch 5%ige Eiweißlösung substituiert. Gleiches gilt auch für die postoperativen Verluste über die Pleuradrainage.

Das *Überwachungsinstrumentarium* muß sich an der klinischen Symptomatik und der daraus resultierenden Klassifizierung orientieren.

Grad I: EKG, Dinamap, Stethoskop, Pulsoxymeter.

Grad II: EKG, arterielle Blutdruckmessung über die rechte A. radialis (präduktal), $tcpO_2$-tcpCO2-Messung prä- und postduktal.

Grad III: EKG, arterielle Blutdruckmessung über die rechte A. radialis, $tcpO_2$-/$tcpCO_2$-Messung prä- und postduktal, Pulmonalarterieneinschwemmkatheter nach Swan-Ganz, evtl. mit Oxymetrie zur kontinuierlichen Kontrolle der gemischt-venösen Sättigung.

Die Notwendigkeit, den pulmonal-arteriellen Druck zu messen, ergibt sich aus der ständig drohenden Gefahr einer Refetalisierung des Kreislaufs [14, 35, 43]. Die „High-risk"-Kinder weisen eine angeborene pulmonale Hypertonie auf und haben oftmals einen höheren pulmonal-arteriellen als systemisch-arteriellen Druck (Abb. 1). Das pathoanatomische Korrelat dazu ist eine hyperplastische Tunica muscularis der A. pulmonalis [24]. Treten zusätzlich Hypoxie, Hyperkapnie oder Azidose auf, so kann sich der Ductus Botalli durch den Anstieg des PAP wieder öffnen. So entsteht möglicherweise ein PFC-Syndrom, durch das das Kind nach der Honeymoon-Phase in eine kardiorespiratorische Dekompensation kommen kann, aus der es nur schwer zu retten ist.

Im Idealfall wird der Pulmonaliskatheter präoperativ eingeschwemmt. Es bietet sich die V. subclavia auf der Seite an, auf der die Zwerchfellhernie vorliegt. Andere Autoren legen den Zugang peripher. Von der Industrie (Fa. Edwards Laboratories) werden 4- bis 5-gg.-Katheter angeboten.

An unserer Klinik wurden bisher bei 3 Kindern mit Zwerchfelldefekten Pulmonalarterieneinschwemmkatheter gelegt (Abb. 2). Die Punktion der V. subcla-

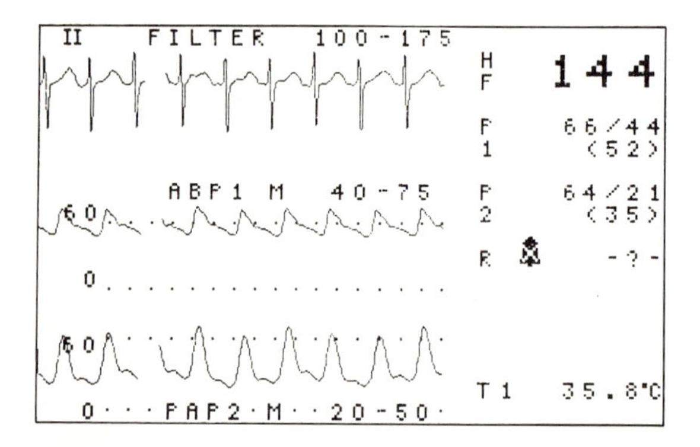

Abb. 1. Herzfrequenz, direkt-arteriell in der A. radialis gemessener arterieller Blutdruck (ABP_1) und Pulmonalarteriendruck (PAP_2) bei dem Neugeborenen E. S. in der postoperativen Phase

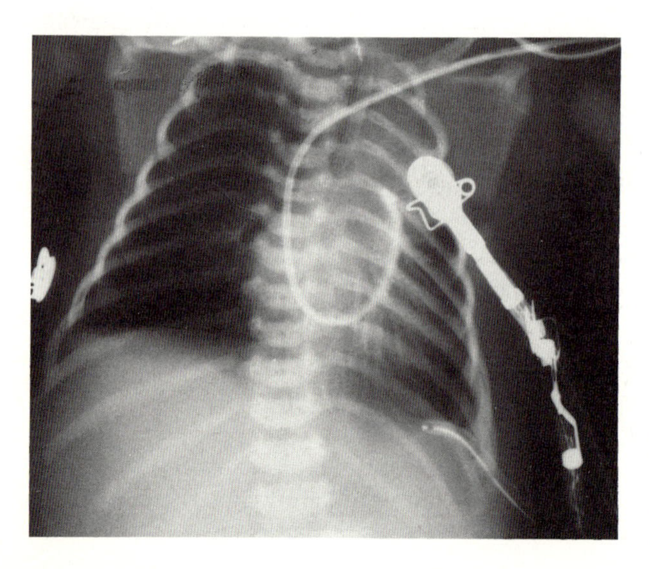

Abb. 2. Pulmonalarterienkatheter in der A. pulmonalis sinistra bei dem Neugeborenen E. S.; der Katheter ist mit Angiografin angespritzt, die Röntgenaufnahme ist nicht orthograd

via links hat dabei keine größeren Probleme bereitet. Dagegen war das Einschwemmen stets ein langwieriger und schwieriger Akt. Ein Grund dafür war ein vergrößerter rechter Ventrikel, was pathogenetisch einfach auf den erhöhten Widerstand in der pulmonal-arteriellen Ausflußbahn zurückzuführen war. Auch war die Wahl der Luftmenge für den Wedgedruck und die Wahl der daraus resultierenden Ballongröße nicht einfach: Der Katheter muß einschwemmen – und dann auch noch durch die kleine Pulmonalisklappe schlüpfen können. Trotzdem konnte in allen 3 Fällen eine korrekte Wedgeposition erreicht werden.

Dieses erweiterte Monitoring ist zwingend notwendig, wenn in der postoperativen Phase Medikamente zur PAP-Senkung zum Einsatz kommen müssen.

Eine Entscheidung über eine *Extubation* am OP-Ende kann ebenfalls nur in Abhängigkeit vom klinischen Befund getroffen werden.

Grad I: Extubation muß immer möglich sein, den Kindern kann es postoperativ nur besser gehen.

Grad II und III: Diese Kinder sollten nachbeatmet werden. Sie machen oft zuerst eine erfreuliche Honeymoon-Phase durch, um dann bei kleinsten Ventilations-, Oxygenierungs- oder Säure-Basen-Störungen ohne Vorankündigungen zu dekompensieren. Bei Kleinkindern des Grades II lohnt sich ein Entwöhnungsversuch am 2. postoperativen Tag; bei Kindern mit Grad III sollte erfahrungsgemäß unabhängig vom klinischen Befund 3 Tage nachbeatmet und danach mit der Entwöhnung begonnen werden.

Physiologische und medikamentöse Beeinflussung des pulmonal-arteriellen Widerstands

Der erhöhte pulmonal-arterielle Widerstand (PVR) bei den Neugeborenen mit Zwerchfelldefekten läßt sich aus dem morphologisch-anatomischen Substrat

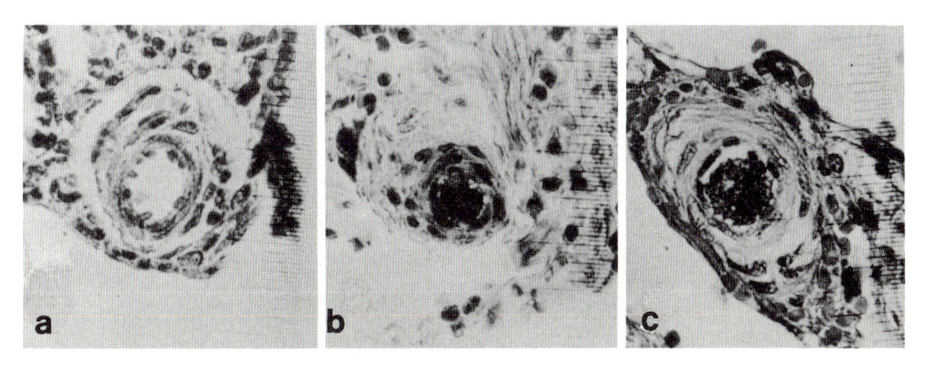

Abb. 3a–c. Pathologisch-histologischer Befund der Pulmonalarterie bei Zwerchfellhernie; **a** Normalbefund, **b** rechte Lunge und **c** linke Lunge eines Neugeborenen mit linksseitiger Zwerchfellhernie [21]

plausibel erklären. Die Lunge zeigt eine verminderte Anzahl von Acini, die Alveolarzellzahl ist reduziert. Die Pulmonalarterien sind englumig, dickwandig und reich an Muskulatur (= fetaler Gefäßtyp, s. Abb. 3). Die Zahl der Lungengefäße insgesamt ist vermindert [24].

Erhöht wird der PVR

- pathophysiologisch durch Hypoxie, Hypothermie, Azidose, Hyperkapnie und
- medikamentös durch Epinephrin, Norepinephrin, Serotonin.

Vermindert wird der PVR [36]

- physiologisch durch p_aO_2-Anstieg, p_aCO_2-Abfall, pH-Anstieg und
- medikamentös durch Histamin, Bradykinin, Tolazolin, Isoproterenol, Chlorpromazin, Natriumnitroprussid.

Die Therapie muß darauf ausgerichtet sein, eine fetale Rezirkulation zu verhindern. Dies bedeutet primär, die Homöostase (p_aO_2, p_aCO_2, pH, Temperatur) zu erhalten oder wieder herzustellen, soweit sie pathologisch verändert ist. Darüber hinaus gibt es medikamentöse Möglichkeiten, den PVR zu senken.

Tolazolin (Priscol)

Tolazolin ist ein Benzylimidazolin, wirkt α-adrenolytisch und histaminerg [16]. Die Dosis liegt bei 1–2 mg/kg als Bolus und 1–2 mg/kg/h über Perfusor. Die Anfangseuphorie [25, 31, 42] ist nüchterner Betrachtungsweise gewichen. Zwar wirkt Tolazolin eindrucksvoll bei Neugeborenen mit PFC-Syndrom bei nicht fixiertem pulmonal-arteriellen Hypertonus und reversiblen Rechts-links-Shunt. Neugeborene mit fixiertem Rechts-links-Shunt sind jedoch meist „Tolazolin-Non-Responder“. Die Wirksamkeit ist schlecht vorhersehbar [4, 9, 39–41].

Selbst bei direkter pulmonal-arterieller Applikation sind systemische unerwünschte Wirkungen die Regel. Der arterielle Blutdruckabfall kann beträchtlich sein. Erwägt man die Applikation dieses Medikaments, so sollte man sich auch zu einer direkten - arteriellen Blutdruckmessung entschließen. Wenn kein pulmonal-arterieller Katheter liegt, so muß auf jeden Fall ein zentral-venöser Zugang gelegt werden. Die Prävention und Therapie des arteriellen Blutdruckabfalls besteht in der Gabe von kolloidalem Volumen und/oder Applikation positiv inotroper Substanzen (Dopamin, 5–10 µg/kg/min) [20]. Da Dopamin den PVR erhöhen kann, sollte auch u. E. Dobutamin der Vorzug gegeben werden, wenn Katecholamine indiziert sind.

Weitere unerwünschte Wirkungen von Tolazolin sind ein Flush als Folge der Gefäßdilatation und bei länger dauernder Anwendung Magenblutungen (histaminerge Wirkung: Prophylaxe: Antazida!!).

Möglicherweise hat Tolazolin einen prognostischen Wert. Nonresponder haben eine Letalität von 100%, Responder nur von 30% [20].

Chlorpromazin (Megaphen), Prednisolon, Isoproterenol (Orciprenalin)

Chlorpromazin wirkt α-adrenalytisch, der Blutdruckabfall ist z.T. dramatisch, deshalb gilt Chlorpromazin unter dieser Indikation als gefährlich und damit obsolet [9, 10, 12]. Prednisolon vermindert die Sensibilität der Katecholamine und damit auch die noradrenalininduzierte Erhöhung des Pulmonalarteriendrucks. Die Wirksamkeit gilt jedoch nicht als ausreichend. Isoproterenol bewirkt als β-Mimetikum eine pulmonale Vasodilatation. Tachykardien schränken jedoch die Anwendbarkeit ein [12].

Resignierend muß festgestellt werden, daß es das ideale Medikament, das den PVR zuverlässig vermindert, aber den systemischen arteriellen Blutdruck, die Herzfrequenz und die Myokardkontraktilität unbeeinflußt läßt, nicht gibt.

Extrakorporale Membranoxygenation (ECMO)

Die extrakorporale Membranoxygenation (ECMO) stellt derzeit eine Ultima ratio dar, wenn sich mit Beatmung und medikamentöser Therapie keine verbesserte Oxygenierung und Ventilation erreichen läßt [2, 14, 45]. Bartlett u. German [2] berichten über 45 mit ECMO behandelte Neugeborene, wovon 5 eine kongenitale Zwerchfellhernie hatten; 3 dieser Kinder überlebten, 2 starben. Im Gesamtkollektiv überlebten 25; 20 von diesen hatten eine normale neurologische Entwicklung.

Die Indikation zur ECMO war gegeben, wenn mit einem F_IO_2 von 1,0 und hohen Beatmungsdrücken (2; leider ohne Angabe der Höhe) keine Verbesserung der Oxygenierung erreicht werden konnte.

ECMO wurde über einen venoarteriellen kardiopulmonalen Bypass durchgeführt. Als arteriellen Zugang wählten die Autoren die A. carotis communis und die V. jugularis interna rechts.

Die mittlere ECMO-Dauer betrug bei diesen Patienten zwischen 1 h und 9 Tagen, im Durchschnitt 3 Tage. Die Überlebenden waren durchschnittlich 3 Tage an die ECMO angeschlossen.

Die Beatmung wurde nach Anschluß von ECMO auf einen F_IO_2 von 0,3 bei einem I:E von 1:1 und einem inspiratorischen Beatmungsdruck von 30/3 cm H_2O reduziert.

Wegen des extrakorporalen Kreislaufs war eine Heparinisierung und wegen der Thrombozytenschädigung durch ECMO auch die Substitution von Thrombozytenkonzentraten notwendig.

An Komplikationen traten während ECMO auf:

1) intrakranielle Blutungen (35%),
2) iatrogene Blutungen (5%),
3) technische Komplikationen, z.B. Überhitzen des Kindes wegen eines defekten Wärmeaustauschers.

Angesichts der Indikationsstellung für ECMO in dieser Studie (F_IO_2 = 1,0, hohe Beatmungsdrücke) ist eine Überlebensrate nach ECMO von ca. 50% schon beeindruckend, auch wenn der exakte wissenschaftliche Beweis, daß ECMO die Letalität senkt, nur mit einer randomisierten prospektiven Studie zu führen wäre. Unter diesem Aspekt muß auch die Schlußfolgerung, daß ECMO Nebenwirkungen der konventionellen Therapie - wie intrakranielle Blutungen und die Inzidenz der persistierenden bronchopulmonalen Dysplasie - reduziere, kritisch hinterfragt werden.

Prognose

„Kongenitaler Zwerchfelldefekt - Magen und Darm in linker Thoraxhöhle - Tod einige Stunde bis Tage nach der Geburt", so schreibt der Pathologe Zollinger 1974 in seinem Lehrbuch *Spezielle Pathologie* [46]. Auch wenn es nicht so schlimm ist, wie es hier ausgedrückt wird, so muß doch festgestellt werden, daß

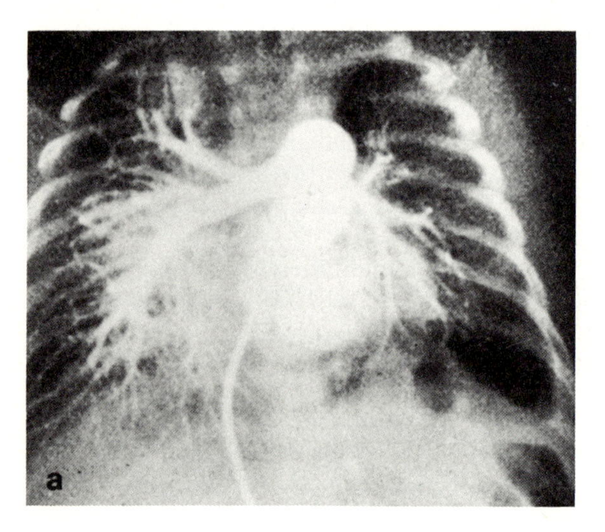

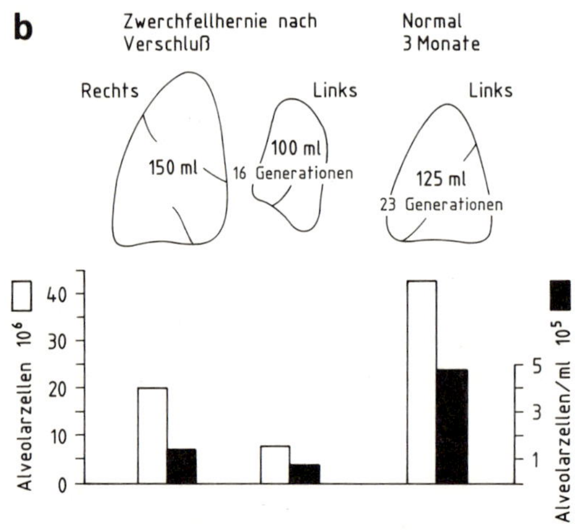

Abb. 4a, b. Pulmonalarterielles Angiogramm **(a)** bei einem Kind mit operativ korrigierter linksseitiger Zwerchfellhernie im Alter von einem Monat. Die rechte Pulmonalarterie ist von normaler Größe, die periphere Lunge gut gefüllt. Die linke Lungenarterie ist schmal, die Peripherie schlecht gefüllt. Das Kind starb 10 Wochen nach der Geburt. In der pathologischen Untersuchung zeigten sich die quantitativen Befunde **(b)**: immer noch reduzierte Alveolarzellzahl und vermindertes Lungenvolumen. (Nach [21])

die Überlebenschance der „High-risk"-Kinder heute - trotz aller intensivmedizinischen Maßnahmen - weiterhin nur bei 50% liegt. Selbst wenn die Kinder überleben, muß in einigen Fällen noch mit einer persistierenden bronchopulmonalen Dysplasie gerechnet werden, die es unmöglich macht, das Kind vom Respirator zu entwöhnen und die den Nährboden für rezidivierende Pneumonien legt [11, 21] (Abb. 4a, b). Die Kinder, die nach kongenitaler Zwerchfellhernie das Jugendalter erreichen, sind klinisch unauffällig, auch wenn bei ihnen eine verminderte Vitalkapazität bei normalen Lungenvolumina, eine verminderte Lungenperfusion und eine verzögerte Zwerchfellbeweglichkeit bis in das Erwachsenenalter im Einzelfall nachweisbar ist (zit. nach [21]).

Zusammenfassung

Die kongenitale Zwerchfellhernie ist auch heute noch eine der größten Herausforderungen der Neugeborenenintensivmedizin, bei der sich die Zusammenarbeit von Geburtshelfern, Pädiatern, Kinderchirurgen und Anästhesisten bewähren muß. Im Mittelpunkt der Überlegungen steht die Frage, wie der pulmonalarterielle Mitteldruck zu monitoren und, sofern er erhöht ist, medikamentös zu senken ist. Außerdem muß die Wertigkeit von ECMO bei dem der Methode innewohnenden Aufwand und den methodischen Komplikationen in differenzierten, prospektiven Studien geklärt werden. Die hohe Letalität ist kein Grund zur Resignation. Dennoch darf kein Zweifel darüber bestehen, daß die Natur wie bei keinem anderen Krankheitsbild den anästhesiologisch-intensivmedizinischen Möglichkeiten Grenzen gesetzt hat.

Literatur

1. Abel M, Blum C, Pringsheim W, Ortlieb H, Waldmann D (1986) Die Primärversorgung respiratorisch insuffizienter Neugeborener mit kongenitalem Zwerchfelldefekt. Anästh Intensivther Notfallmed 21:280-283
2. Bartlett RH, Andrews AF, Toomasian JM, Haiduc NJ, Gazzaniga AB (1982) Extracorporeal membrane oxygenation for newborn respiratory failure: Fourty-five cases. Surgery 425-433
3. Baum WF, Brömme W, Fritz W (1982) Zur Behandlung der postoperativen Ateminsuffizienz bei Neugeborenen mit kongenitalem Zwerchfelldefekt. Z Kinderchir 36:91-96
4. Bloss RS, Aranda JV, Beardmore HE (1981) Congenital diaphragmatic hernia - pathophysiology and pharmacologic support. Surgery 87:4/518
5. Bohn DJ, James I, Filler RM et al (1984) The relationship between $paCO_2$ and ventilation parameters in predicting survival in congenital diaphragmatic hernia. J Pediatr Surg 19 6:666
6. Boix-Ochoa J, Peguero G, Seijo G, Natal A, Canals J (1974) Acid-base balance and blood gases in prognosis and therapy of congenital diaphragmatic hernia. J Pediatr Surg 9:49
7. Boix-Ochoa J, Natal A, Canals J, Seijo G, Peguero G (1977) The important influence of arterial blood gases on the prognosis of congenital diaphragmatic hernia. World J Surg 1:783-787
8. Bray RJ (1979) Congenital diaphragmatic hernia. Anaesthesia 34:567-577
9. Collins DL, Pomerance JJ, Travis KW, Turner SW, Pappelbaum SJ (1977) A new approach of congenital posterolateral diaphragmatic hernia. J Pediatr Surg 12:2/149

10. Dibbins AW (1976) Neonatal diaphragmatic hernia: A physiologic challenge. Am J Surg 131:408
11. Eichelberger MR, Kettrich RG, Hoelzer DJ, Swedlow DB, Schnaufer L (1980) Agensis of the left diaphragm: surgical repair and physiologic consequences. J Pediatr Surg 15:4/395
12. Ein SH, Barker G, Olley P, Shandling B, Simpson JS, Stephens CA, Filler RM (1980) The pharmakologic treatment of newborn diaphragmatic hernia - A 2-years evaluation. J Pediatr Surg 15:4/384
13. Fong LV, Pemberton PJ (1985) Congenital diaphragmatic hernia and the management of persistent foetal circulation. Anaesth Intensive Care 13:375-379
14. German JC, Bartlett RH, Gazzaniga AB, Huxtable RF, Amlie R, Sperling DR (1977) Pulmonary artery pressure monitoring in persistent fetal circulation (PFC). J Pediatr Surg 12:6/913
15. German JC, Gazzaniga AB, Amlie R, Huxtable RF, Bartlett RH (1977) Management of pulmonary insufficiency in diaphragmatic hernia using extracorporeal circulation with a membrane oxygenator (ECMO). J Pediatr Surg 12:6/905
16. Goetzman BW, Milstein JM (1979) Pulmonary vasodilator action of tolazoline. Pediatr Res 13:942-944
17. Graivier L (1974) Congenital diaphragmatic hernia. Southern Med J 67:59
18. Harrington J, Raphaely RC, Downes JJ (1982) Relationship of alveolar-arterial oxygen tension difference in diaphragmatic hernia of the newborn. Anesthesiology 56:6/473
19. Harrison MR, Bjordal RI, Langmark F, Knutrud O (1978) Congenital diaphragmatic hernia: The hidden mortality. J Ped Surg 13:3/227
20. Hatch DJ, Sumner E (1986) Neonatal anaesthesia and postoperative care. Arnold, London, p 131
21. Hislop A, Reid L (1976) Persistent hypoplasia of the lung after repair of congenital diaphragmatic hernia. Thorax 31:450
22. Irle U, Oelsnitz G von der, Schweder N, Willich E (1969) Zwerchfellbrüche beim Kind. Fortschr Med 87:31/1270
23. Joppich I (1971) Die großen Zwerchfellhernien beim Neugeborenen. Fortschr Med 89:12/523
24. Levin DL (1978) Morphologic analysis of the pulmonary vascular bed in congenital left-sided diaphragmatic hernia. J Pediatr 92:805-809
25. Levy RJ, Rosenthal A, Freed MD, Smith CD, Eraklis A, Nadas AS (1977) Persistent pulmonary hypertension in a newborn with congenital diaphragmatic hernia: Successful management with tolazoline. Pediatrics 60:5/740
26. Lewis MAH, Young DG (1969) Ventilatory problems with congenital diaphragmatic hernia. Anaesthesia 24:4/571
27. Lochbühler H (1987) Anaesthesie bei angeborener Zwerchfellhernie. Anaesthesist 36:280-284
28. Marshall A, Sumner E (1982) Improved prognosis in congenital diaphragmatic hernia: experiences of 62 cases over 2-year period. J R Soc Med 75:8/607
29. Mishalany HG, Nakada K, Wooley MM (1979) Congenital diaphragmatic hernias. Arch Surg 114:1118
30. Moodie DS, Telander RL, Kleinberg F, Feldt RH (1978) Use of tolazoline in newborn infants with diaphragmatic hernia and severe cardiopulmonary disease. J Thorac Cardiovasc Surg 75:5/725
31. Murdock AI, Burrginton JB, Swyer PR (1971) Alveolar to arterial oxygen tension difference and venous admixture in newly born infants with congenital diaphragmatic herniation through the foramen of Bochdalek. Biol Neonate 17:161-172
32. Nakayama DK, Harrison MR, Chinn DH, Callen PW, Filly RA, Golbus MS, De Lorimier AA (1985) Prenatal diagnosis and natural history of the fetus with a congenital diaphragmatic hernia: Initial clinical experience. J Pediatr Surg 20:2/118-124
33. Nielson OH, Jorgensen AF (1978) Congenital posterolateral diaphragmatic hernia factors affecting survival. Z Kinderchir 24:3/201
34. O'Callaghan JD, Saunders NR, Chatrath RR, Walker DR (1982) The management of neonatal posterolateral diaphragmatic hernia. Ann Thorac Surg 33:2/174

35. Olivet RT, Rupp WM, Telander RL, Kaye MP (1978) Hemodynamics of congenital diaphragmatic hernia in lambs. J Pediatr Surg 13:3/231
36. Peckham GJ, Fox WW (1978) Physiology factors affecting pulmonary artery pressure in infants with persistent pulmonary hypertension. J Pediatr 93:6/1005–1010
37. Raphaely RC, Downes JJ (1973) Congenital diaphragmatic hernia: prediction of survival. J Pediatr Surg 8:5/815
38. Reynolds M, Luck SR, Lappen R (1984) The „critical" neonate with diaphragmatic hernia: A 21-year perspective. J Pediatr Surg 19:4/364
39. Rose-Spencer JA, Bloss RS, Beardmore HE (1981) Congenital posterolateral diaphragmatic hernia: a retrospective study. Can J Surg 24:5/515
40. Shochat SJ, Naeye RL, Ford WDA, Whitman V, Maisels JM (1979) Congenital diaphragmatic hernia. Ann Surg 190:3/332
41. Stevenson DK, Kasting DS, Darnall RA et al (1979) Refractory hypoxemia associated with neonatal pulmonary disease: The use and limitations of tolazoline. J Pediatr 95:4/595–599
42. Sumner E, Frank JD (1981) Tolazoline in the treatment of congenital diaphragmatic hernias. Arch Dis Child 56:350–353
43. Vacanti JP, Crone RK, Murphy JD, Smith SD, Black PR, Reid L, Hendren WH (1984) The pulmonary hemodynamic response to perioperative anesthesia in the treatment of „high-risk" infants with congenital diaphragmatic hernia. J Pediatr Surg 19:6/672
44. Weiß U, Willital GH (1986) Zwerchfelldefekt bei Neugeborenen: Erstmaßnahmen und adäquater Transport bestimmen die Überlebenschance. Notfallmedizin 12:454
45. Wiener ES (1982) Congenital posterolateral diaphragmatic hernia. New dimensions in management. Surgery 92:4/670
46. Zollinger HU (1971) Pathologische Anatomie, Bd 2: Spezielle Pathologie, 3. überarb. Aufl. Thieme, Stuttgart New York

5.3 Diskussion

Frage: Welchen Nutzen hat die pränatale Diagnose einer Zwerchfellhernie?

Antwort: Die pränatale Diagnose einer Zwerchfellhernie ist für die Organisation der Versorgung dieser Kinder von großer Bedeutung. Es gibt kein neonatologisches Krankheitsbild, bei dem der Transport über weite Strecken so schädlich ist, wie bei Kindern mit einer Zwerchfellhernie. Außerdem würde man in Kenntnis der Diagnose auf eine Maskenbeatmung unbedingt verzichten, die Kinder sofort intubieren und ein schonendes Beatmungsregime wählen.

Wenn in der pränatalen Ultraschalldiagnostik wechselnde Befunde mit oder ohne Enterothorax auftreten, scheint dies ein prognostisch günstiger Faktor zu sein, da die Lungenhypoplasie bei diesen Zuständen nicht so ausgeprägt ist.

Frage: Wie diagnostiziert man klinisch das Vorliegen einer Zwerchfellhernie?

Antwort: Bei einem Kind, das zunächst lebensfrisch geboren wird, das kräftige aber paradoxe Atembewegungen macht und dabei rasch asphyktisch wird, liegt der Verdacht auf eine Zwerchfellhernie nahe. Differentialdiagnostisch ist ein Hydro- oder Pneumothorax auszuschließen. Die Kinder mit einer Zwerchfellhernie haben ein eingefallenes Abdomen im Gegensatz zu Kindern mit Pneumothorax, bei denen wegen der tieftretenden Zwerchfelle eher ein aufgetriebenes Abdomen besteht. Sicherstes klinisches Zeichen, die Zwerchfellhernie von Ergüssen und einem Pneumothorax abzugrenzen, ist die paradoxe Atmung (Waldschmidt). Allerdings muß auch bei einer Zwerchfellhernie immer mit dem Auftreten eines Pneumothorax v.a. auf der kontralateralen Seite gerechnet werden, insbesondere dann, wenn nach initialer Besserung der respiratorischen Situation eine Verschlechterung eintritt.

Frage: Gibt es klinische Zustandsbilder bei Kindern mit Zwerchfellhernie, bei denen die sofortige Operation ohne vorherige Stabilisierung den Zustand der Kinder verbessert?

Antwort: Auch bei maximaler Überblähung der im Thorax liegenden Darmschlingen läßt sich eine Beatmung meistens durchführen und eine Stabilisierung der Oxygenierung der Kinder erreichen. Wenn dies nicht der Fall ist, ist das in der Regel nicht durch die im Thorax liegenden Darmschlingen verursacht. Im Vordergrund steht in der Regel die Lungenhypoplasie, die auch auf der Gegenseite extrem ausgeprägt sein kann. Bleibt eine Beatmung wegen der im Thorax liegenden, infolge einer inadäquaten Erstversorgung überblähten Darmschlingen insuffizient, sollten die Darmschlingen aus dem Thorax so schnell wie möglich, also ohne jede Verzögerung, herausluxiert werden. Sind die intrathorakalen Darmschlingen nicht gefüllt, kann bei guter Betreuung abgewartet und die Stabilisierung versucht werden.

Frage: Bei welchen Parametern kann eine Operation durchgeführt werden?

Antwort: Die wichtigsten Parameter sind die Werte der Blutgasanalyse. Der arterielle pO_2-Wert sollte über 45 mm Hg liegen, wobei der F_IO_2 kleiner als 1,0 sein soll. Die Azidose sollte ausgeglichen sein ($pH \geq 7{,}25$). Diese beiden Faktoren tragen wesentlich zur Senkung des pulmonal-arteriellen Widerstands bei. Für den pCO_2-Wert wird ein Wert von unter 60 mm Hg angestrebt. Wenn dies aber nur auf Kosten hoher Beatmungsdrücke möglich wäre, muß man auch höhere pCO_2-Werte in Kauf nehmen. Ferner sind stabile Kreislaufverhältnisse notwendig. In der Regel ist nach der Reanimationsphase eine Volumengabe notwendig, da durch Exsudation und eine gewisse Vasodilatation eine latente Hypovolämie entstehen kann.

Frage: Wie wird eine optimale Beatmung durchgeführt?

Antwort: Als Prinzip der Beatmung gilt heute, daß der mittlere Beatmungsdruck so niedrig wie möglich gehalten wird. Dies wird durch eine möglichst hochfrequente Beatmung mit Frequenzen zwischen 80 und 120/min erreicht. Die Exspirationszeit darf 0,4–0,45 s nicht unterschreiten, um nicht zu einem „air-trapping" zu führen. Der PEEP sollte bei diesen hohen Frequenzen möglichst niedrig gehalten werden. Er muß individuell austitriert werden. Eventuell kann sogar eine Beatmung ohne PEEP die günstigste Form darstellen.

Frage: Soll prophylaktisch auf der kontralateralen Seite eine Thoraxdrainage gelegt werden?

Antwort: Ein Pneumothorax entsteht unter kontrollierter Beatmung relativ selten. Viel häufiger tritt er z.B. bei Beutelbeatmung mit unkontrolliert hohen Drücken auf. Eine prophylaktische Thoraxdrainage ist überflüssig, man muß nur an den Pneu denken, wenn sich die respiratorische oder zirkulatorische Situation verschlechtern sollte. Die Transillumination mit Kaltlicht kann entscheidend zur sofortigen Diagnose und Therapie beitragen.

Frage: Bestehen medikamentöse Ansätze, die respiratorische Insuffizienz zu behandeln?

Antwort: Im Einzelfall muß immer offen bleiben, in welchem Ausmaß der vorliegende pulmonale Hochdruck durch die Lungengefäßhypoplasie oder durch eine Vasokonstriktion der Lungengefäße bedingt ist. Letzte wird therapeutisch durch den Einsatz von Vasodilatatoren angegangen.

Die meisten, allerdings widersprüchlichen Erfahrungen beim pulmonalen Hochdruck des Neugeborenen (PPHN) liegen mit Tolazolin vor. Die Hoffnungen, die auf die Prostaglandine gesetzt wurden, haben fast immer enttäuscht, da gleichzeitig auch der systemische Widerstand mit beeinflußt wurde. Möglicherweise ergibt sich aber mit dem Prostaglandin PG D_2 ein neuer therapeutischer Ansatz, bei dem zumindest im Tierexperiment der pulmonal-arterielle Druck sinkt, nicht aber der systemische. Allerdings scheint sich die Wirkung von PG D_2 mit zunehmendem Lebensalter zu verändern. Bei 15–30 Tage alten Lämmern führte PG D_2 auch im systemischen Kreislauf zu einer Senkung des Widerstands.

Frage: Welche weiteren Maßnahmen können zur Besserung der klinischen Situation eingesetzt werden?

Antwort: Das Entscheidende ist der Sauerstofftransport. Dieser ist ja bekanntlich nicht nur vom arteriellen Sauerstoffpartialdruck abhängig, sondern auch vom „cardiac output" und vom Hb-Gehalt. Mit einer Optimierung dieser beiden Faktoren kann die klinische Situation gebessert werden. Über den Einsatz der extrakorporalen CO_2-Elimination (ECMO) liegen zwar erste Erfahrungen vor, eine Beurteilung dieser Maßnahme ist noch nicht möglich.

6 Perioperative Probleme bei Neugeborenen mit Ösophagusatresie

6.1 Präoperative Vorbereitung

K. Mantel

Bei der Ösophagusatresie liegt die Hauptproblematik sowohl im prä- als auch im postoperativen Bereich. 90–95% der Ösophagusatresien sind gleichzeitig mit einer ösophagotrachealen Fistel vergesellschaftet, die in ca. der Hälfte der Fälle schwere pulmonale Komplikationen durch Aspiration bedingt. Die Letalität hängt v.a. von den begleitenden Mißbildungen und dem Gestationsalter ab.

So lag bei 47 Frühgeborenen, die in der Münchner Kinderklinik operiert worden sind, die Letalität bei 53%, bei 93 reifen Kindern dagegen nur bei 20%. Insgesamt ist die Letalität bei der Ösophagusatresie deutlich zurückgegangen, wie die Zahlen aus München verdeutlichen. In den Jahren von 1969 bis 1975 starben von 45 operierten Kindern 46%, von 1981 bis 1986 dagegen bei 47 operierten Kindern nur 14,9%.

Für den Erfolg bei der Operation einer Ösophagusatresie ist die gute interdisziplinäre Zusammenarbeit zwischen Geburtshelfern, Neonatologen, Kinderchirurgen und Anästhesisten notwendig. Da die Ösophagusatresie in den seltensten Fällen pränatal diagnostiziert wird, werden die Kinder nicht in einem kinderchirurgischen Zentrum geboren, so daß ein Transport dorthin notwendig ist. Dazu müssen klare Anweisungen an die verlegende Klinik gegeben werden, um den Zustand der Kinder möglichst optimal zu gestalten. Es sollte vor der Verlegung ein venöser Zugang gelegt werden, eine Schlürfsonde in den proximalen Ösophagusstumpf eingebracht und ein Röntgenthorax angefertigt werden, an Blutuntersuchungen sollten eine Blutgasanalyse, eine Hämatokrit- und Blutzuckeruntersuchung sowie eine Bestimmung der Blutgruppe durchgeführt werden.

Das Röntgenbild gibt Hinweise auf weitere Anomalien, z.B. eine vitientypische Herzkonfiguration oder eine rechtsdeszendierende Aorta. Die Schlürfsonde im proximalen Ösophagusdrittel ist besonders notwendig, um den sich ansammelnden Speichel abzusaugen. Vor dem Abtransport muß immer die Indikation zu einer Intubation und Beatmung überprüft werden. Tachy- und Dyspnoe, Seufzeratmung, aber auch eine Tachykardie sind Zeichen einer Ateminsuffizienz. Der Transport muß in einem ausreichend warmen Transportinkubator erfolgen. Eine kontinuierliche Überwachung mit EKG-Monitor und transkutaner O_2-Elektrode oder Pulsoxymetrie sind sehr nützlich. Zum Schutz vor Auskühlung kann das Kind in eine Plastikfolie gewickelt werden. Es sollte von einem Neonatologen oder intensivmedizinisch versierten Arzt begleitet werden.

Die Kinder werden präoperativ mit einem zentralen Silastikkatheter und einer peripheren Kanüle zur Bluttransfusion versorgt. Wenn eine ZVD-Messung für notwendig erachtet wird, ist der Silastikkatheter dazu nicht geeignet, und es muß durch einen großlumigen Katheter die Messung des zentral-venösen Drucks durchgeführt werden. Ein Blasenkatheter zum Messen des Stundenurins ist ein wichtiger Faktor zur Abschätzung der Kreislauffunktion, auch eine Radialiskanüle zur kontinuierlichen Blutdruckmessung kann indiziert sein.

In München werden alle Kinder vor Operationsbeginn bronchoskopiert, um die Fistel zu lokalisieren und um eine Tracheomalazie auszuschließen, die häufig mit einer Ösophagusatresie vergesellschaftet ist.

In der postoperativen Phase können als Frühkomplikationen chirurgische Probleme wie Nahtinsuffizienz oder Fistelrezidiv auftreten. Spätkomplikationen sind Atemnotsyndrom durch Aspirationen, Fistelrezidiv, rezidivierende Aspirationen bei einem gestörten Schluckakt oder im Rahmen von Bougierung oder Röntgenkontrastmitteldarstellung des Ösophagus.

6.2 Narkoseführung

J. Hausdörfer

1939 wurde erstmals von N. L. Leven eine Ösophagusatresie zweizeitig und dann 1943 von C. Haight einzeitig erfolgreich korrigiert. In beiden Fällen wird nichts über das anästhesiologische Management berichtet, obwohl die Probleme sehr groß gewesen sein dürften. Heute stellt die Ösophagusatresie mit tracheosoösophagealer Fistel vom Typ 3 B für den erfahrenen Kinderanästhesisten narkosetechnisch kein wesentliches Problem dar, vorausgesetzt der präoperative Zustand des Kindes ist sonst ordentlich.

Die Inzidenz der Ösophagusatresie liegt zwischen 3000 und 3500; in immerhin 50% der Fälle tritt eine mehr oder weniger schwerwiegende weitere Mißbildung hinzu. Die Ösophagusatresie wird zwischen der 14. und 15. Gestationswoche angelegt. In dieser Zeit kann auch die Entwicklung anderer Organe (besonders Herz) beeinträchtigt sein. Die Dehydratation und Hypovolämie, resultierend aus der Unmöglichkeit, orale Flüssigkeit zuzuführen, und die pulmonale Insuffizienz aufgrund rezidivierender Aspirationen stellen präoperativ die größten Probleme dar. Die Aspiration und die daraus resultierende Aspirationspneumonie kann manchmal auf eine versuchte Fütterung zurückgeführt werden, ansonsten erscheinen Ansätze überlegenswert, die Menge der Magensaftproduktion durch das Glykopyrrolat zu senken und den bei Neugeborenen an sich schon nicht sehr niedrigen pH-Wert durch die Gabe von H_2-Rezeptoren-Blockern, wie Cimetidin oder Ranitidin, anzuheben.

Der Faktor, der bei der Narkose besonders berücksichtigt werden muß, ist das Vermeiden einer Hypoxie, die durch pulmonale bzw. kardiale Grunderkrankungen, aber auch durch eine über die tracheoösophageale Fistel mögliche Aspiration hervorgerufen sein kann. Sollte es in irgendeinem Stadium der Thorakotomie zu Bradykardien oder sonstigen Zeichen der Desaturierung kommen, muß der F_IO_2 entsprechend erhöht werden.

Die Narkoseeinleitung sollte ebenfalls nur nach guter Präoxygenierung als „rapid sequence induction" durchgeführt werden. Dabei ist es besonders wichtig, eine suffiziente Absaugung sofort zur Hand zu haben, um den Sicht verlegenden Schleim bei der Intubation schnellstens entfernen zu können. Der Tubus wird bei der geforderten i.v.-Einleitung (Trapanal, Succinylcholin unter Atropinschutz, Weiterführung der Narkose mit Isofluran/Sauerstoff/Luft) sofort nach Erschlaffung des Kindes in einen der beiden Hauptbronchien vorgeschoben. Unter sorgfältiger kontinuierlicher Auskultation beider Lungen wird dann der Tubus so weit zurückgezogen, bis beide Lungen in allen Etagen gleichmäßig beatmet imponieren. Auf keinen Fall sollte die Fistel intubiert werden, die sehr knapp über der Carina mündet. Wesentlich ist die Tubusfixation, die, unter der Voraussetzung einer konstanten Kopf-Rumpf-Position, die Tubusspitze zwischen Carina und Fisteleingang lokalisiert. Durch Drehen des Tubus kann evtl. erreicht werden, daß die Fistel abgedichtet wird, sollte über dem Magenbereich ein atemsynchrones Insufflationsgeräusch auszukultieren sein. Die Lungen sind nach Lagerung des Kindes auf die linke Seite noch einmal abzuhören. In seltenen Fällen kann die fatale Situation eintreten, daß das Beatmungsvolumen in den Intestinaltrakt mit seiner hohen Compliance gelangt, während die möglicherweise durch Aspiration oder RDS vorgeschädigte Lunge mit der dann sehr niedrigen Compliance nicht mehr ventiliert werden kann. Bei diesen erheblich vorgeschädigten, meist frühgeborenen Kindern kommt es dann durch Hochsteigen des Zwerchfells zu entsprechenden kardiopulmonalen Einschränkungen mit Verringerung des venösen Rückflusses und schließlich zum Kreislaufstillstand.

Das intraoperative Monitoring umfaßt neben dem EKG die Pulsoximetrie, mit der sich die Oxygenierung kontinuierlich und verläßlich überwachen läßt.

Ein sehr wichtiges Requisit bei der Narkoseführung ist das präkordiale Stethoskop, mit dem sich die ausreichende Beatmung des Kindes effektiv überwachen läßt. Auch kann eine evtl. auftretende Spastik über die zu gut gemeinte Volumentherapie Auskunft geben. Die über eine arterielle Kanüle häufig durchgeführte Blutgasanalyse gibt wichtige Hinweise zur optimalen Sauerstoffversorgung (arterieller pO_2 zwischen 85 und 100 mm Hg). Eine kontinuierliche arterielle Blutdruckmessung ist ebenfalls nützlich und ermöglicht bei atemabhängigen Blutdruckschwankungen eine gute Aussage über den Volumenstatus. Ein zentraler Katheter zur Messung des zentralen Venendrucks ist demgegenüber genauso entbehrlich wie ein Blasenkatheter.

Ein weiterer Gefahrenpunkt ist die Hypothermie, die das Kind in allen Phasen des Eingriffs bedroht. In bezug auf die Wärmeapplikation kann eigentlich des Guten nie zuviel getan werden. Die Raumluft ist auf mindestens 27° C zu erwärmen. Erreicht wird dies durch Rotlichtlampen bzw. eine entsprechend wirksame Raumklimatisierung. Obligat ist eine Anwärmung der normalerweise verabfolgten Infusionen. Die Auflagefläche des sich in Seitenlage befindlichen Neugeborenen auf der Wärmematte ist meistens sehr gering, so daß über diese Einrichtung wenig Wärme auf das Kind übertragen werden kann. Immer wieder muß betont werden, daß es nicht nur um die Erwärmung, sondern auch um die Befeuchtung der Atemgase geht, da sonst ein Zuborken der Tuben mit 2,5–3 mm Innendurchmesser gerade bei aspirationsgeschädigten Lungen nicht zu vermeiden ist. Die Temperatur wird, wenn möglich, rektal gemessen; bei der Kombinationsmißbildung Analatresie wird aber auf die linke Axilla als Meßpunkt auszuweichen sein.

Mit diesen Maßnahmen gelingt es, die Homöostase aufrechtzuerhalten. Die Kinder werden bei unproblematischem Verlauf 1–2 h postoperativ extubiert, wobei der Tubus wenigstens so lange belassen wird, bis eine Bronchialtoilette nicht mehr notwendig erscheint. Das weitere postoperative Management und die Prognose hängen im wesentlichen vom präoperativen Zustand des Kindes ab.

6.3 Diskussion

Zur Defination des Zustands der Kinder mit Ösophagusatresie wird im weiteren auf die Einteilung von Waterstone verwiesen:

Gruppe A: Reife Kinder mit einem Geburtsgewicht über 2500 g, keine pulmonalen Probleme, keine weiteren Fehlbildungen.

Gruppe B: Geburtsgewicht zwischen 1800 und 2500 g und/oder nicht vital bedrohliche Begleitfehlbildungen, leichte bis mäßige pulmonale Einschränkungen.

Gruppe C: Geburtsgewicht kleiner 1800 g und/oder schwerste, lebensbedrohliche Fehlbildungen, schwere pulmonale Insuffizienz.

Frage: Welchen Stellenwert besitzt die pränatale Diagnose einer Ösophagusatresie?

Antwort: Eine sichere pränatale Diagnose durch Ultraschalluntersuchung ist schwer. Auch klinische Zeichen, wie z.B. das Hydramnion sind nur sehr unregelmäßig (ca. 25–30%) vorhanden. Außerdem kommt der pränatalen Diagnose für die Strategie der Geburtsleitung und der unmittelbaren, postpartalen Phase keine große Bedeutung zu. Am wichtigsten ist nach wie vor die Ösophagussondierung, unmittelbar postpartal, vor der ersten Fütterung. Eine prophylaktische Gabe von H_2-Blockern zur Verminderung der Azidität des Magensafts ist nicht indiziert, da der pH eines reifen Neugeborenen am ersten Tag bei ca. 7 liegt.

Frage: Welche Möglichkeiten zur präoperativen Prophylaxe von Lungenkomplikationen wie Aspiration oder Atelektasen sind bei Vorliegen einer ösophagotrachealen Fistel gegeben?

Antwort: Die Frühdiagnose ist die beste Möglichkeit, Lungenkomplikationen zu vermeiden, deshalb sollte die Diagnose bereits im Kreißsaal durch die Hebamme gestellt werden. Als sicherstes Zeichen ist nach wie vor die Sondierung des Ösophagus mit einer 10-Charrier-Sonde, die gleichzeitige quantitative Absaugung des Magensekrets sowie die Luftprobe anzusehen. Mit dieser Methode läßt sich die Diagnose Ösophagusatresie stellen. Außerdem kann beim Absaugen von großen Mengen Magensaftes (mehr als 20 ml) die Verdachtsdiagnose auf einen tieferen Darmverschluß, z.B. auf eine Duodenalatresie, gestellt werden. Als Komplikation der Sondierung kann die Blindsackperforation beim Vorliegen einer Ösophagusatresie auftreten.

Frage: Welchen Stellenwert hat die Kontrastmitteldarstellung des Blindsackes?

Antwort: Die Kontrastmitteldarstellung des Blindsackes ist nur sehr selten nötig. Sie dient zum Ausschluß einer oberen ösophagotrachealen Fistel, die nur in 5% der Fälle auftritt. Als Hinweis dafür gilt das luftleere Abdomen oder eine rechtsseitige Oberlappenatelektase. Wegen der Aspirationsgefahr muß diese Untersuchung mit wasserlöslichem, nichtionischem Kontrastmittel durchgeführt werden, daß sofort nach Ende der Untersuchung wieder abgesaugt werden muß.

Trotzdem ist die Aussagekraft der Röntgendarstellung nicht so groß wie die einer Bronchoskopie.

Frage: Welchen Stellenwert hat die Bronchoskopie in der präoperativen Diagnostik einer ösophagotrachealen Fistel?

Antwort: In München und Zürich wird jedes Kind mit Ösophagusatresie präoperativ bronchoskopiert, um die Zahl und die Lage der Fisteln zu erkennen. Außerdem wird in Zürich zur besseren intraoperativen Lokalisation in die Fistel ein Uretherenkatheter (3 Charrier) bis in den Ösophagus vorgeschoben. Darüber läßt sich auch bei grober Überblähung des Magens Luft absaugen. Mildenberger (Hannover) empfiehlt das Legen eines Fogarty-Katheters bei größerem Luftverlust über die Fistel.

Frage: Wie lagert man die Kinder mit einer Ösophagusatresie zum Transport?

Antwort: Bei Oberkörperhochlage kann sich der Schleim im Blindsack sammeln und zur Aspiration führen. Bei Oberkörpertieflage kann es zur inneren Aspiration über die ösophagotracheale Fistel kommen. Deshalb scheint der beste Kompromiß die horizontale Bauchlage in leichter Trendelenburg-Position zu sein, weil dadurch die Magenüberblähung verhindert wird und eine Ansammlung im oberen Blindsack nicht auftritt.

Frage: Wie sollte präoperativ die Absaugung des Blindsackes durchgeführt werden?

Antwort: Häufig wird die kontinuierliche Absaugung über eine Schlürfsonde empfohlen. Die Aspirationsgefahr wird dadurch aber nicht sicher verhindert, da bei nicht korrekt liegender Sonde über die im Mund liegenden Öffnungen der Sonde häufig Luft und nicht der im Blindsack befindliche Speichel abgesaugt wird. Deshalb wird auch die intermittierende Absaugung empfohlen. Dabei sind aber zwei Hinweise zu beachten: Die beim ersten Mal festgestellte Länge bis zum Ende des Blindsackes muß genau markiert werden und darf bei weiteren Versuchen nicht überschritten werden, um nicht eine Perforation zu erzeugen. Außerdem muß die Absaugung vor jedem Lagewechsel des Kindes durchgeführt werden.

Frage: Sind Antibiotika präoperativ in jedem Fall indiziert?

Antwort: Es besteht generell Übereinstimmung, daß ein bakteriologischer Status mit Abstrichen erhoben werden soll. Ebenfalls unumstritten ist eine Antibiotikagabe bei Vorliegen von Sepsiszeichen oder bei schwerer Mekoniumaspiration.

Aber auch bei unauffälligem Lungenbefund und ohne Sepsiszeichen wird in der Mehrzahl der Literaturstellen eine Antibiotikagabe empfohlen.

Frage: Wie dringlich muß ein Kind mit Ösophagusatresie operiert werden?

Antwort: Anzustreben ist der baldige operative Verschluß der in 95% der Fälle vorliegenden ösophagotrachealen Fistel. Vor der Operation muß das Kind stabilisiert werden, die Operation sollte unter den bestmöglichen Bedingungen durchgeführt werden. Die Letalität bei dieser Fehlbildung wird heute nahezu ausschließlich durch die Begleitfehlbildungen oder die Unreife der Kinder bestimmt. Patienten der Waterstone-Gruppe A haben eine Mortalität von nahezu 0.

Ein Grund, die Operation relativ dringlich durchzuführen, sind beatmungsbedürftige Kinder, bei denen eine große Leckage über die Fistel besteht, die zu einer Überblähung des Magens führt. Auch bei einer begleitenden Duodenalatresie ist, wegen der größeren Aspirationsgefahr, eine möglichst frühzeitige Operation angezeigt.

Frage: Ist die respiratorische Insuffizienz eine Kontraindikation für eine Operation?

Antwort: Die häufigste Ursache für eine respiratorische Insuffizienz war in den früheren Jahren die Aspiration bei Fütterungsversuchen. Durch die Frühdiagnose tritt dies heutzutage sehr viel seltener auf. Eine schlechte respiratorische Ausgangssituation ist heute meist durch eine innere Aspiration über die Fisteln oder durch einen Überlauf aus dem Blindsack bedingt. Deshalb muß in diesen Fällen trotz respiratorischer Insuffizienz zunächst die Fistel operativ verschlossen werden.

Bei Neugeborenen der Gruppe C nach Waterstone ist der Versuch der Fistelokklusion durch einen Fogarty-Katheter gerechtfertig, wobei sich Aspirationsgefahr aus dem oberen Blindsack noch erhöht. Die Trendelenburg-Lagerung muß deshalb konsequent eingehalten werden.

7 Allgemeine Pharmakokinetik, Inhalationsanästhetika und Muskelrelaxanzien

7.1 Allgemeine Pharmakokinetik im Neugeborenen- und Säuglingsalter

G. Heimann

Um eine wirksame Arzneimittelkonzentration im Organismus aufrechtzuerhalten, kann der Therapeut die pro Zeiteinheit applizierte Dosis und das Dosierungsintervall modifizieren (Abb. 1; nach Wagner [24]). Der Organismus dagegen verfügt über eine Vielzahl von Regulationssystemen, die den Verteilungsraum und die Eliminationsgeschwindigkeit des Pharmakons bestimmen. Neben den genetischen Besonderheiten des Arzneimittelstoffwechsels und pathophysiologischen Zuständen ist es v.a. das Lebensalter, das klinisch-pharmakologisch relevante Regelgrößen wie die Absorption über die Haut, aus dem Magen-Darm-Trakt, die Verteilung, die Metabolisierung und Ausscheidung bereits unter physiologischen Bedingungen beeinflußt (Abb. 2). Die Eigenschaften und Funktionsleistungen dieser Regelsysteme verändern sich im besonderen Maße in der Lebensphase der Umstellung und Anpassung vom intrauterinen zum extrauterinen Leben, d.h. in der Neugeborenen- und Säuglingsperiode.

Absorption

Zu den wichtigsten Faktoren, die die Arzneimittelabsorption durch die Haut bestimmen, zählen die physikochemischen Eigenschaften der Wirksubstanz und die galenische Zubereitung. Beim Neugeborenen und jungen Säugling müssen darüber hinaus die altersspezifischen morphologischen Besonderheiten der Haut beachtet werden. Entsprechend der relativ größeren Oberfläche der Haut, gemes-

$$C_{ss} = \frac{D}{\underset{*}{V} \cdot \underset{*}{k_{el}} \cdot \tau}$$

Abb. 1. C_{ss}: mittlere Steady-state-Konzentration nach repetitiver Gabe; *D*: *Dosis*; *V*: Verteilungsvolumen; k_{el}: Eliminationskonstante; τ: Dosierungsintervall

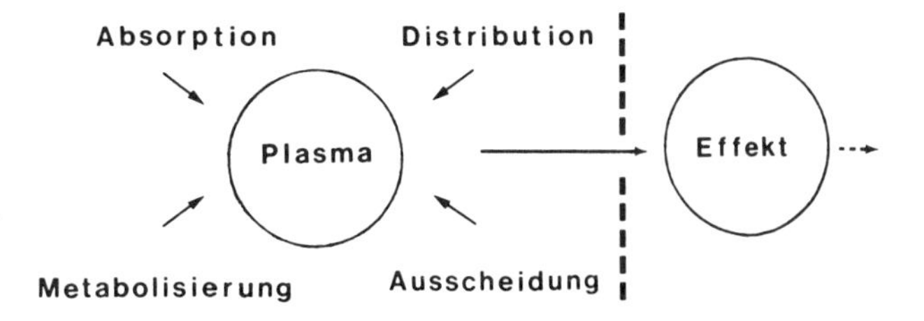

Abb. 2. Klinisch-pharmakologisch relevante Regelgrößen, die das Konzentrations-Zeit-Profil eines Pharmakons im Organismus beeinflussen

Tabelle 1. Eigenschaften der Haut in Abhängigkeit vom Lebensalter. (Nach Widdowson u. Dickerson [26])

	Neugeborene	Erwachsene
Hautanteil an Körpermasse [%]	15	7
Wassergehalt [l]	0,82	0,69
Kollagengehalt [g/kg]	16	45

sen an der Körpermasse, kann eine allzu großzügige Verabreichung von Arzneimitteln, die in die systemische Zirkulation gelangen, zu unerwünschten Nebenwirkungen führen. Der unterschiedliche Wasser- und Kollagengehalt der Haut kann je nach physiokochemischen Eigenschaften der Wirksubstanz die Aufnahme in den Organismus begünstigen (Tabelle 1) [26]. Zahlreiche kasuistische Beiträge zu Intoxikationen bei Früh- und Neugeborenen, die durch die lokale Anwendung von Hexachlorophen, Salicylaten, Methanol, phenolhaltigen Desinfektionsmitteln, Borsäure u.a. entstanden sind, belegen diese Zusammenhänge [6].

Die orale Absorption von Arzneimitteln ist der wichtigste Applikationsmodus bei Kindern. Auch er unterliegt alterspezifischen Besonderheiten. Nach der Geburt führen morphologische und funktionelle Anpassungsvorgänge dazu, daß Pharmaka verzögert oder vermindert enteral absorbiert werden, d.h. die Bioverfügbarkeit oral verabreichter Arzneimittel wird vom Lebensalter modifiziert. Innerhalb der ersten beiden Lebenswochen ist die H^+-Ionen-Sekretion der Magenmukosa vermindert, erst im Alter von 3 Jahren werden die Normwerte älterer Kinder und Erwachsener erreicht. Darüber hinaus ist die Magenentleerungszeit beim Neugeborenen verlängert und die Magen-Darm-Motilität im besonderen Maße von den Ernährungsmodalitäten abhängig [21]. Ob die Anpassung der Gallensäuresekretion und die unterschiedliche Besiedlung des Intestinaltrakts mit Mikroorganismen die Bioverfügbarkeit von Pharmaka entscheidend beeinflussen, ist noch nicht systematisch untersucht. Es gibt keine sichere Vorhersagemöglichkeit über das Ausmaß der Beeinflussung der Bioverfügbarkeit durch die genannten physiologischen Besonderheiten. Die bisherigen systematischen Untersuchungen belegen jedoch, daß nahezu alle geprüften Wirksubstanzen beim Neugeborenen und jungen Säugling verzögert, z.T. auch vermindert resorbiert werden [9]. Dies gilt besonders für lipophile Pharmaka wie Phenobarbital, Diphenylhydantoin u.a., die vor ihrem Durchtritt durch den Enterozyten die sog. „unstirred layer phase“ passieren müssen. Diese dem Darmepithel unmittelbar anlagernde ionenarme Wasserschicht stellt die eigentliche Barriere für lipophile Pharmaka dar. Ihre Dicke wird offenbar vom Lebensalter beeinflußt.

Die klinische Bewertung der alterspezifischen Einschränkungen der oralen Bioverfügbarkeit muß mit Blick auf die therapeutische Breite des verabreichten Pharmakons erfolgen. Abbildung 3 zeigt Dosis-Wirkungs-Beziehungen von Pharmaka mit geringer und großer therapeutischer Breite. Je steiler die Dosis-Wirkungs-Kurve verläuft, um so geringer ist die therapeutische Breite. Ist die

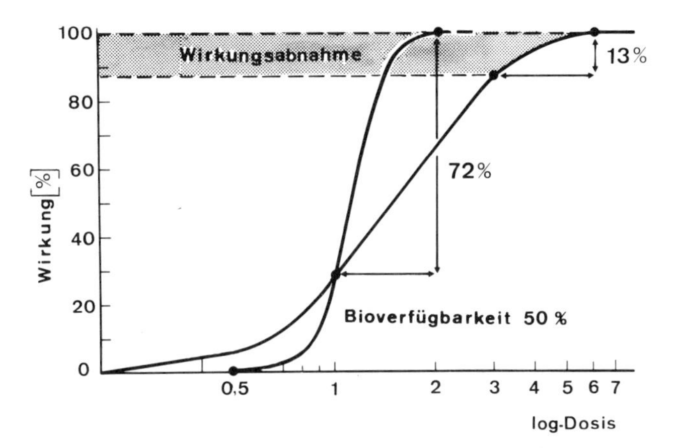

Abb. 3. Wirkungsverlust bei Einschränkung der oralen Bioverfügbarkeit um 50%. Pharmakon mit geringer therapeutischer Breite *(steile Dosis-Wirkungs-Kurve)* und Pharmakon mit großer therapeutischer Breite *(flache Dosis-Wirkungs-Kurve)*

Bioverfügbarkeit um 50% vermindert, so ist das zu erwartende Ausmaß des Wirkungsverlusts um so größer, je steiler die Dosis-Wirkungs-Kurve verläuft, d.h. je geringer die therapeutische Breite eines Pharmakons ist. Die orale Applikation von Arzneimitteln bei jungen Säuglingen ist dann mit Risiken behaftet, wenn rasch Wirkungsspiegel aufgebaut werden müssen, oder die erfolgreiche Arzneimittelwirkung nicht sofort beim Patienten klinisch überprüft werden kann.

Die rektale Arzneimittelabsorption unterliegt keinen alterspezifischen Anpassungsvorgängen, sofern eine geeignete galenische Zubereitung vorliegt [12]. Stuhlfrequenz- und -kontinenzverhalten des jungen Säuglings beschränken diesen Applikationsmodus auf Arzneimittel, deren Wirkung in engem zeitlichen Zusammenhang mit der Verabreichung überprüft werden kann.

Die Absorption nach intramuskulärer Injektion wird entscheidend von der regionalen Durchblutung bestimmt. Beim jungen Säugling sind die Muskelmasse und das subkutane Fettgewebe geringer ausgeprägt als im späteren Lebensalter [25]. Je nach galenischer Zubereitung und Größe des Injektionsvolumens kann weder die Absorptionsgeschwindigkeit noch das Absorptionsausmaß vorhergesagt werden. Wiederholte intramuskuläre Injektionen stellen darüber hinaus eine nur selten vertretbare Beeinträchtigung des Kindes dar.

Eiweißbindung/Verteilung

Die pharmakologische Wirkung eine Pharmakons kann durch das Ausmaß seiner Eiweißbindung beeinflußt werden, da im Regelfall nur der nichtproteingebundene Anteil wirksam werden kann. Albumin als quantitativ wichtigstes Bindungsprotein hat zwar bereits zum Zeitpunkt der Geburt Konzentrationswerte im Serum vergleichbar der älterer Kinder erreicht, seine Bindungskapazität ist jedoch für zahlreiche Pharmaka vermindert [13]. Daraus folgt, daß die gemessene Plasmakonzentration eines Pharmakons Ausdruck eines höheren Gewebe-Plasma-Quotienten ist. Für stark eiweißgebundene Pharmaka, wie z.B. Furosemid, Azetylsalizylsäure, Oxacillin und -derivate sowie Digitoxin, können bei gleichzeitiger Verabreichung klinisch relevante Interaktionswirkungen auftreten. Als Grundregel gilt, daß die Verdrängung eines relativ niedrig dosierten Pharmakons aus seiner Eiweißbindung mit klinischen Folgeerscheinungen einhergeht, wenn ein zweites stark eiweißgebundenes Pharmakon in relativ hoher Dosierung zusätzlich verabreicht wird. So verdient auch die Verdrängung des physiologisch erhöhten Bilirubins beim Neugeborenen aus seiner Albuminbindung durch Sulfonamide, Diazepam, Diphenylhydantoin und Lösungsvermittler galenischer Zubereitungen besondere Beachtung [1, 14, 20,].

Die Körperzusammensetzung und die physikochemischen Eigenschaften eines Pharmakons bestimmen sein Verteilungsmuster. Der Anteil von Wasser, Fett und Muskelmasse an der Gesamtkörpermasse ist altersabhängigen Veränderungen unterworfen (Tabelle 2). Das extrazelluläre Flüssigkeitsvolumen (ECF), ein klinisch-pharmakologisch relevanter Verteilungsraum, ist beim Neugeborenen etwa doppelt so groß wie beim Erwachsenen. Aufgrund der nahezu linearen Korrelation zwischen der Größe des ECF und der Körperoberfläche (Abb. 4) [4]

Tabelle 2. Körperzusammensetzung beim Neugeborenen (*NG*), Erwachsenen (*Erw*) und Greis; *ECF:* extrazelluläres Flüssigkeitsvolumen, *ICF:* intrazelluläres Flüssigkeitsvolumen (Angaben in % Körpermasse)

	NG	Erw	Greis
ECF	30–40	20–25	30
ICF	40	35	25
Fett	30	40	45

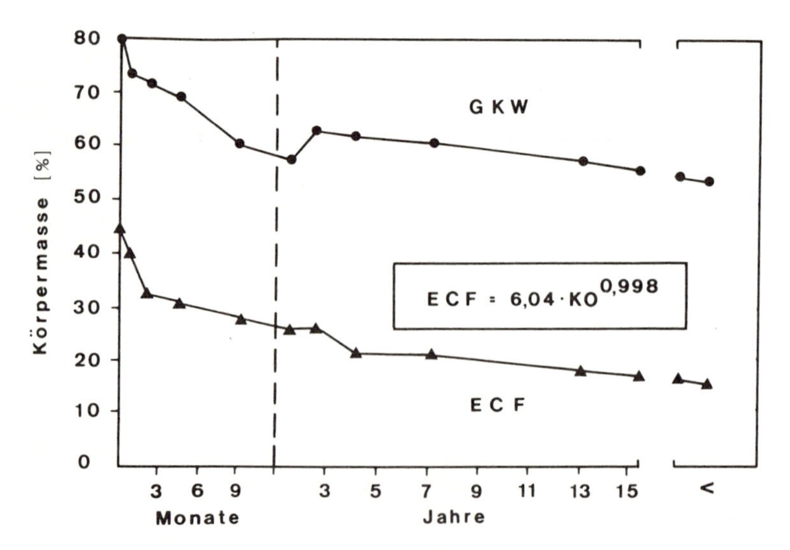

Abb. 4. Anteil des Gesamtkörperwassers *(GKW)* und des extrazellulären Flüssigkeitsvolumens *(ECF)* an der Körpermasse in Abhängigkeit vom Lebensalter. (Mod. nach Friis-Hansen [5]); KO = Körperoberfläche

wurde zur altersspezifischen Dosierungskalkulation die sog. Oberflächenregel der Dosierung vorgeschlagen [8]:

$$D_{Kind} = D_{Erwachsene} \cdot \frac{\text{Oberfläche}_{Kind}}{1{,}73}$$

Diese Regel gilt aber nur dann, wenn die altersspezifischen Veränderungen ausschließlich auf Verteilungsphänomene beschränkt bleiben und das Pharmakon sich vorwiegend im ECF verteilt. Dies gilt nicht für das Neugeborene und den jungen Säugling, weil in diesem Lebensalter zahlreiche Besonderheiten des Arzneimittelmetabolismus und der renalen Ausscheidung zusätzlich berücksichtigt werden müssen.

Metabolismus

Obwohl bereits in der 12.–14. Gestationswoche hepatische Hydroxylierungsenzyme aktiv sind und der Gehalt an Zytochrom P_{450} bis zu 80% der Erwachsenennorm ausmacht, sind diese Enzyme der sog. Phase-I-Reaktionen zum Zeitpunkt der Geburt noch transitorisch eingeschränkt [2, 15, 16] (Abb. 5).

Stehen für Pharmaka mehrere Metabolisierungswege zur Auswahl, so entspricht das Metabolisierungsmuster der aktuellen Ausstattung der Leber mit entsprechenden Enzymaktitivitäten [23]. Im Regelfall sind beim Neugeborenen und jungen Säugling die hepatischen Enzymaktivitäten eingeschränkt. Selten wird

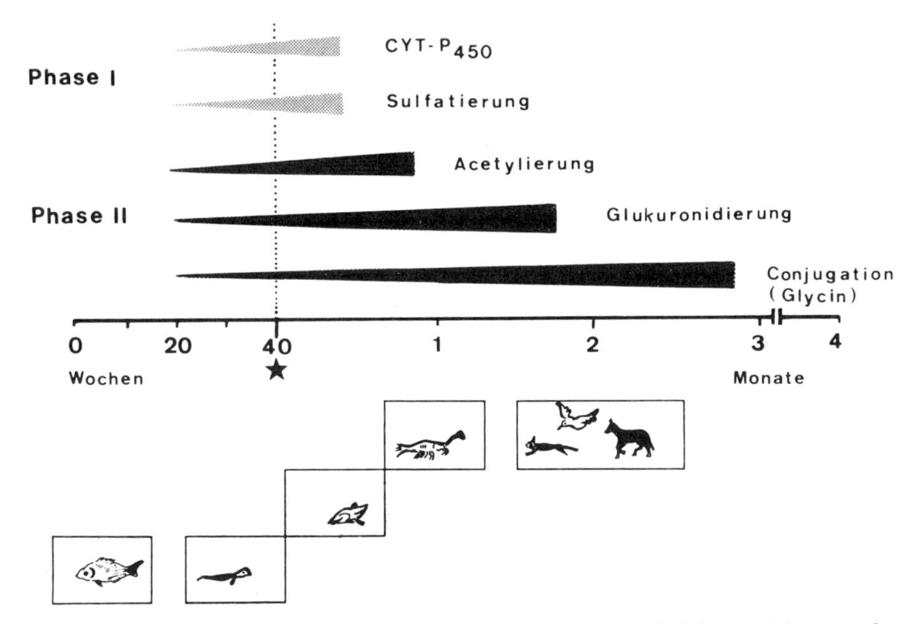

Abb. 5. Zeitraster der Entwicklung der wichtigsten hepatischen Metabolisierungsleistungen für Pharmaka (*Phase I:* Oxidationsreaktionen, *Phase II*: Konjugationsreaktionen). Die Sequenz erscheint als Zeitraffer der evolutionären Entwicklung

ein alternativer Stoffwechselweg eingeschlagen. So entsteht bei der Metabolisierung von Theophyllin beim Säugling auch Coffein [3], ein pharmakologisch aktiver Metabolit.

Die vorwiegend eingeschränkte Metabolisierungskapazität beim jungen Säugling führt dazu, daß für die meisten Arzneimittel in diesem Lebensabschnitt längere Eliminationshalbwertszeiten gemessen werden können [10].

Renale Ausscheidung

Für die endgültige Ausscheidung von Pharmaka und ihrer Metabolite übernimmt die Niere eine zentrale Regulatorfunktion. Die Nephrogenese ist in der 35. Gestationswoche abgeschlossen, danach nimmt nur noch die Zellmasse zu [7]. Nach der Geburt beginnt eine erhebliche Zunahme der renalen Funktionsleistungen bis zur Erwachsenennorm. Für die einzelnen Partialfunktionen erfolgt diese Anpassung aber mit unterschiedlicher Geschwindigkeit. Die glomeruläre Filtration, gemessen an der Inulinclearance, ist nach der zweiten bis dritten Woche angepaßt, während die tubuläre Sekretion längere Zeit beansprucht (Abb. 6) [7, 21]. Funktionell besteht eine glomerulär-tubuläre Imbalance, d.h. die glomeruläre Anpassung erfolgt relativ schneller als die tubuläre. Dies hat direkte Konsequenzen für Pharmaka, die glomerulär filtriert und anschließend tubulär sezerniert oder rückresorbiert werden. Aminoglykoside z.B. werden nach der glomerulären Filtration in den Zellen des proximalen Tubulus aufgenommen. Das Ausmaß dieser dosisabhängigen Akkumulation entscheidet über die Nephrotoxizität. Früh- und Neugeborene akkumulieren physiologischerweise weniger Aminoglykoside in Zellen des proximalen Tubulus und sind dadurch weniger empfindlich für die durch Aminoglykoside induzierte Nephrotoxizität [11].

Pharmakodynamik

Wenn die pharmakokinetisch relevanten Regelgrößen der Absorption, Verteilung, Metabolisierung und Ausscheidung altersabhängigen Veränderungen un-

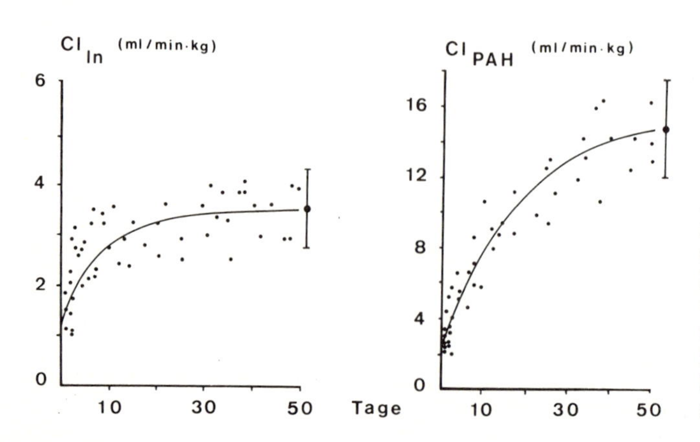

Abb. 6. Anpassung renaler Eliminationsmechanismen in Abhängigkeit vom Lebensalter; Cl_{In}: glomeruläre Filtration gemessen als Inulinclearance, Cl_{PAH}: tubuläre Sekretion gemessen als PAH-Clearance

terliegen und dadurch Konzentrations-Zeit-Profile von Pharmaka verändert werden können, so ist dies nur ein Teilaspekt. Über diese Besonderheiten hinaus gibt es zunehmend Hinweise dafür, daß auch die Pharmakodynamik, d.h. die spezifische Rezeptorwirkung vom Lebensalter beeinflußt werden kann (Abb. 2). Daten zur Pharmakokinetik von Furosemid [18], Xanthinderivaten [3], Indometacin [19] und β-Adrenergika [17] belegen dies. Dazu muß vor allen Dingen für den jungen Säugling zusätzlich zu den pharmakokinetischen Besonderheiten mit abweichenden Dosis-Wirkungs-Profilen gerechnet werden.

Einige Grundregeln zur klinischen Pharmakologie des heranwachsenen Organismus können heute aufgestellt werden. Die Vorhersage von Konzentrations-Zeit-Wirkungs-Profilen beim jungen Säugling bleibt aber nur eine grobe Schätzung, die immer einer individuellen Therapiekontrolle („drug-monitoring") bedarf, wenn Pharmaka mit geringer therapeutischer Breite verabreicht werden.

Literatur

1. Adoni A, Kaptulnik J, Kaufman NA, Ron M, Bondheim S (1973) Effect of maternal administration of diazepam on the bilirubin binding-capacity of cord blood serum. Am J Obstet Gynecol 115:577–579
2. Ankermann H (1973) Entwicklungspharmakologie. Verlag Volk und Gesundheit, Berlin/DDR
3. Aranda JV, Grondin D, Sasyniuk BI (1981) Pharmacologic considerations in the therapy of neonatal apnea. Pediatr Clin North Am 28:113–129
4. Burmeister W (1961) Der Extrazellulär-(Thiosulfat-)Raum im menschlichen Organismus während des Wachstums. Ann Univ Saraviensis Med IX/3
5. Friis-Hansen B (1961) Body water compartments in children: Changes during growth and related changes in body composition. Pediatrics 28:169–181
6. Gädeke R (1972) Unwanted effects of drugs in the neonate, premature and young child. In: Meyler L, Peck RM (eds) Drug induced diseases, vol 4. Exerpta Medica, Amsterdam
7. Guignard JP (1982) Renal function in the newborn infant. Pediatr Clin North Am 29:777–790
8. Harnack GA von (1965) Arzneimitteldosierung im Kindesalter. Thieme, Stuttgart
9. Heimann G (1980) Enteral absorption and bioavailability in relation to age. J Clin Pharmacol 18:43–50
10. Heimann G (1981) Drug disposition during the perinatal period. Biol Res Pregnancy Perinatol 2:1–14
11. Heimann G (1983) Renal toxicity of aminoglycosides in the neonatal period. Pediatr Pharmacol 3:251–257
12. Heimann G, Neuwald F, Gladtke E (1978) Die rektale Absorption von Phenobarbital bei Kindern unter dem Einfluß verschiedener Vehikel. Arzneimittelforschung 28:1023–1026
13. Morselli PL (1977) Drug disposition during development. Spektrum, New York
14. Odell GB (1973) Influence of binding on toxicity of bilirubin. Ann NY Acad Sci 226:225–237
15. Rane A, Sjöquist F (1972) Drug metabolism in the human fetus and newborn infant. Pediatr Clin North Am 19:37
16. Rane A, Tomson G (1980) Prenatal and neonatal drug metabolism in man. Eur J Clin Pharmacol 18:9–16
17. Reinhardt D, Becker B, Nagel-Hiemke M, Schiffer R, Zehmisch T (1983) Influence of beta-receptor-agonists and glucocorticoids on alpha- and beta-adrenoceptors of isolated blood cells from asthmatic children. Pediatr Pharmacol 3:293–302
18. Ross BS, Pollak A, Oh W (1978) The pharmacologic effects of furosemide therapy in the low birthweight infant. J Pediatr 92:149

19. Seyberth HW, Rascher W, Wille L, Hackenthal E, Ulmer HE (1983) Evaluation of adverse renal reactions to prolonged indometacin therapy in preterm infants with persistent ductus arteriosus. Pediatr Pharmacol 3:259–266
20. Shift D, Chan G, Stern L (1971) Fixed drug combination and the deplacement of bilirubin from albumin. Pediatrics 48:139–141
21. Smith CA, Nelson NM (eds) (1976) The physiology of the newborn infant. Thomas, Springfield/Il
22. Stern L (1972) Drug interaction II. Drugs in the newborn infant and the binding of bilirubin to albumin. Pediatrics 49:916–918
23. Vest M, Salzberg R (1965) Conjugation reactions in the newborn infant: The metabolism of para-aminobenzoic acid. Arch Dis Child 40:97–105
24. Wagner JG (2973) A modern view of pharmacokinetics. Pharmacokinet Biopharm 1:363–401
25. Widdowson EM (1974) Changes of body properties and composition during growth. In: Davis JA, Dobbing J, Heinemann W (eds) Scientific foundation of pediatrics. Medical Book, London
26. Widdowson EM, Dickerson JWT (1960) The effect of growth and function on the chemical composition of soft tissues. Biochem J 77:30–43

7.2 Besonderheiten der Inhalationsnarkotika im Neugeborenen- und Säuglingsalter

V. Hempel

Die meisten Säuglings- und Neugeborenennarkosen in der Welt werden wohl auch heute als Inhalationsnarkosen durchgeführt. Weil die Mehrzahl der Anästhesisten zwar über große Erfahrungen über Inhalationsnarkosen bei Erwachsenen und Schulkindern, jedoch nur geringe aus dem Bereich der Neugeborenen- und Säuglingsanästhesie verfügt, müssen Unterschiede der Wirkung von Inhalationsnarkotika bei Säuglingen zur Wirkung bei älteren Kindern und Erwachsenen herausgestellt werden. Es bietet sich an, pharmakokinetische Aspekte, pharmakodynamische und toxikologische Aspekte gesondert zu betrachten.

Pharmakokinetik

Nach gängiger Vorstellung läßt sich eine Anästhesie mit Diäthyläther nur sehr langsam steuern. Der im Umgang mit Labortieren Erfahrene weiß jedoch, daß eine Äthernarkose z. B. bei der Ratte ein außerordentlich rasch steuerbares Verfahren ist. Hierfür muß es pharmakokinetische Erklärungen geben. Wahrenbrock et al. [11] zeigten 1974, daß hohe Ventilation und Perfusion pro Kilogramm Körpergewicht, wie dies bei einem kleinen Lebewesen der Fall ist, den Anflutungsprozeß stark beschleunigen. Diese Anflutungsgeschwindigkeit kann angegeben werden im Verhältnis zwischen endexspiratorischer und inspiratorischer Fraktion. Diese Größe betrug bei der Halothannarkose nach 1 h bei einem Walfisch 0,41, beim Menschen 0.5 und bei einer Ratte 0,68 [11]. Weil das Herzzeitvolumen gewichtsbezogen für Säuglinge ca. 50% höher liegt als für Erwachsene, ebenso das gewichtsbezogene Atemminutenvolumen, ist auch bei Säuglingen eine raschere Anflutung unter sonst vergleichbaren Bedingungen zu erwarten. Dies ist auch von Salanitre u. Rackow [9] sowie Steward u. Creighton [10] bei Neugeborenen und Säuglingen gemessen worden. Die Faktoren, die diese Messungen erklären, sind: geringere funktionelle Residualkapazität, verhältnismäßig stärkere Durchblutung des gefäßreichen Kompartiments, geringerer Anteil von Fett und Muskulatur. Lerman et al. [6] zeigten außerdem, daß die Blutgasverteilungskoeffizienten bei Säuglingen niedriger sind als bei Erwachsenen. Dies wurde untersucht für Halothan, Enfluran und Isofluran [6]. Weil ein niedriger Blutgasverteilungskoeffizient eine rasche Narkoseinduktion begünstigt, trägt auch dies zur rascheren Narkoseeinleitung mit Inhalationsnarkosemitteln bei. Die pharmakokinetischen Voraussetzungen für eine rasche Inhalationseinleitung sind somit bei Säuglingen günstiger als bei Erwachsenen [3].

Pharmakodynamik

Im Gegensatz zu den günstigeren pharmakokinetischen Bedingungen sind die pharmakodynamischen Bedingungen für die Inhalationsnarkosemittelwirkung ungünstiger. Gregory et al. [3] haben am Beispiel des MAC-Wertes demonstriert, daß dieser altersabhängig ist und beim halbjährigen Säugling sein Maximum erreicht. Er liegt im Falle des Halothans 60% höher als beim Erwachsenen und knapp 30% höher als beim Neugeborenen. Wenn man davon ausgeht, daß alle Inhalationsnarkosemittel den gleichen Wirkungsmechanismus haben, dann kann diese Aussage wohl verallgemeinert werden für alle potenten Inhalationsnarkosemittel und ebenso für das Lachgas [1, 3, 5].

Kreislaufdepression

Halothan und Enfluran reduzieren beide dosisabhängig das Herzzeitvolumen. Bei hoher oder zu hoher Dosierung von Halothan z. B. sind auch bei Neugeborenen und Säuglingen schwere Kreislaufdepressionen zu beobachten. In der Literatur fehlen jedoch Studien, die Aufschluß darüber geben, ob bei vergleichbaren alveolaren Konzentrationen die Kreislauffunktion von Säugling und Neugeborenem stärker oder schwächer als beim Erwachsenen beeinträchtigt wird. Während also die Unterschiede in der ZNS-Wirkung belegt sind, herrscht Unklarheit über die Beziehung MAC-Wert und HZV beim Säugling und Kleinkind.

Spontanatmung

Alle potenten Inhalationsnarkosemittel verursachen eine dosisabhängige Atemdepression. Dies kann quantifiziert werden mit Hilfe der Kohlendioxid-Partialdrücke im Arterienblut (p_aCO_a) in Abhängigkeit vom MAC-Wert. Nach Untersuchungen von Larson et al. [4], sowie auch von Eger et al. [2] gilt dies für alle gängigen Inhalationsnarkosemittel, vielleicht mit Ausnahme von Diäthyläther. Eine neuere Arbeit von Murat et al. [8] untersucht die Wirkung von Isofluran, Enfluran und Halothan bei spontanatmenden Kindern. Diese Autoren fanden eine vergleichbare Atemdepression und vergleichbare Senkung des Atemminutenvolumens bei allen 3 Inhalationsnarkosemitteln. Auch die CO_2-Antwortkurve wurde gleichartig beeinflußt. Unterschiede zwischen den 3 Inhalationsnarkosemitteln fanden sich im Frequenzverhalten: Während die Atemfrequenz unter Enfluran und Halothan anstieg, sank sie unter Isofluran etwas ab. Auch das Atemminutenvolumen verhielt sich unterschiedlich (durch Halothan am wenigsten beeinflußt). Diese Studie verdient Beachtung, weil die Maskennarkose unter Spontanatmung heute noch große Bedeutung in der Kinderanästhesie hat. Trotz des meßbaren Vorteils von Halothan ist grundsätzlich die gleiche Atemdepression bei Säugling und Kleinkind nachweisbar wie beim Erwachsenen. Abgemildert wird dies jedoch durch die oben genannten Gründe für eine raschere Narkoseinduktion, die ebenso für ein rascheres Abatmen des Inhalationsnarkosemittels gelten. Die Atemdepression unter Spontanatmung kann übrigens als ein gewisser Schutz gegen Überdosierung betrachtet werden.

Inhalationsnarkosemittel und Leberfunktion

Bis vor wenigen Jahren galt die Ansicht, daß Leberreaktionen durch Halothan in der pädiatrischen Anästhesie praktisch keine Rolle spielen. Als Erklärung für diese Beobachtung wurde die geringere metabolische Aktivität oxidativer und reduktiver Stoffwechselwege erwogen [7]. Dies gilt besonders für Neugeborene. 1986 wurde jedoch ein gut dokumentierter Fallbericht einer Halothan-Leberreaktion bei einem 11 Monate alten Säugling berichtet [13]. Es handelt sich um einen europäischstämmigen Säugling mit Ösophagusatresie und tracheoösophagealer Fistel. Zur Operation dieser Störung wurde er am ersten Lebenstag mit Halothan anästhesiert. Im darauffolgenden Jahr erhielt er mit 15, 22, 36 und 37 Wochen erneut Halothannarkosen wegen eines Rezidivs der Fistel. Im Alter von 42 Wochen wurde er der 7. Halothannarkose unterzogen, wobei die Fistel verschlossen werden sollte. Danach entwickelte er eine Leberreaktion, bei der im Kings-College-Hospital spezifische Antikörper gegen halothanveränderte Kaninchenhepatozyten nachgewiesen wurden. Drei Monate danach wurde eine erneute Anästhesie mit Thiopental, Fentanyl und etwas Diazepam durchgeführt. Diese Anästhesie verlief komplikationsfrei. Bemerkenswert an diesem Fallbericht ist, daß es sich um den ersten Fall bei einem Säugling mit spezifischem Antikörpernachweis handelt. Während Schätzungen der Häufigkeit derartiger Reaktionen bei Erwachsenen zwischen 1:6000 und 1:20000 Halothannarkosen liegen, wurde von Wark [12] eine Häufigkeit von 1:82000 bei Kindern angegeben.

Zusammenfassung

Unterschiede in der Wirkungsweise von Inhalationsnarkosemitteln zwischen Säuglingen und Erwachsenen erstrecken sich in erster Linie auf den Bereich der Pharmakokinetik. Pharmakodynamische Unterschiede beziehen sich auf die zur Narkose erforderliche Inhalationsnarkosemittelkonzentration (MAC-Wert). Die Wirkung auf Kreislauf, Atmung und auch das Potential zur Auslösung von Leberreaktionen durch Halothan muß grundsätzlich als vergleichbar betrachtet werden.

Literatur

1. Cameron CB, Robinson S, Gregory GA (1984) The minimum anesthetic concentration of isoflurane in children. Anesth Analg 63:418–420
2. Eger EJ II, Dolan WM, Stevens WC et al (1972) Surgical stimulation antagonizes the respiratory depression produced by forane. Anesthesiology 36:544–549
3. Gregory GA (1986) Pediatric anesthesia. In: Miller RD (ed) Anesthesia, vol 2. Churchill Livington, New York

4. Larson LP, Eger EJ II, Muallem M et al (1969) The effects of diethyl ether and methoxyflurane on ventilation. Anesthesiology 30:174–184
5. Lerman J, Robinson S, Willis BS, Gregory GA (1983) Anesthetic requirements for halothane in young children 0–1 month and 1–6 months of age. Anesthesiology 59:421–424
6. Lerman J, Schmitt BJ, Willis MM et al (in preparation) The effect of age on the solubility of volatile anesthetics in human tissues
7. Mariselli PL (1976) Clinical pharmacokinetics in neonates. Clin Pharmacokinet 1:81
8. Murat J, Chaussain M, Hamza J, Saint-Maurice C (1987) The respiratory effects of isoflurane, enflurane and halothane in spontaneously breathing children. Anaesthesia 42:711–718
9. Salanitre E, Rackow H (1969) The pulmonary exchange of nitrous oxide and halothane in infants and children. Anesthesiology 30:388–394
10. Steward DJ, Creighton RE (1978) The uptake of nitrous oxide in the newborn. Can Anesth Soc J 25:215
11. Wahrenbrock EA, Eger EJ II, Larauso RB, Manschak G (1974) Anesthetic uptake – of mice and men (and whales). Anesthesiology 40:19–23
12. Wark HJ (1983) Postoperative jaundice in children. The influence of halothane. Anaesthesia 38:237–242
13. Whitburn RH, Sumner E (1986) Halothane hepatitis in an 11-month-old-child. Anaesthesia 41:611–613

7.3 Theoretische und praktische Erwägungen der Relaxation bei Neugeborenen und Säuglingen

G. G. Braun

Einleitung

1955 hat Stead [75] über den Gebrauch von Muskelrelaxanzien bei über 300 Operationen im Neugeborenenalter berichtet und v. a. drei Vorteile herausgestellt:

- die Beamtung der Kinder war problemloser,
- die chirurgische Relaxation war besser,
- die hohen Konzentrationen potenter Inhalationsanästhetika konnten reduziert werden.

1963 schrieb Bush, die Meinung, der Gebrauch von Muskelrelaxanzien bei Neugeborenen sei unnötig und gefährlich, könne nach den klinischen Erfahrungen nicht weiter vertreten werden [15].

Zahlreiche Arbeiten sind seither erschienen, die sich mit den Besonderheiten der Pharmakokinetik und Pharmakodynamik der Relaxanzien im Neugeborenen- und Kindesalter beschäftigen [9, 13, 17].

Veränderte Antwort auf Muskelrelaxanzien

Eine Reihe von Faktoren beeinflussen die Antwort der Neugeborenen und Kinder auf Muskelrelaxanzien. Es sind dies Reifung und Entwicklung der neuromuskulären Verbindung, Änderungen der Kontraktilität der Skelettmuskeln sowie die geringere Muskelmasse. Metabolismus, Verteilungsräume, Umverteilung und Exkretion sind ebenfalls verändert [13, 21, 22, 53].

Das Neugeborene kommt mit strukturell und funktionell noch nicht voll entwickeltem neuromuskulären System zur Welt [7]. Die Leitungsgeschwindigkeit der motorischen Nerven ist verlangsamt, die Myelinisierung nicht abgeschlossen [13]. Die gesamte Membran der Muskelzelle ist mit fetalen Rezeptoren besetzt und auf Acetylcholin (ACh) sensibel. Erst nach einigen Wochen reduziert sich die Sensitivität auf die motorische Endplatte [74]. Die postsynaptische Fältelung ist bereits angelegt; die volle Ausprägung der Ramifikation und Segmentation erreicht die motorische Endplatte jedoch erst nach dem 2. Lebensjahr [49]. Im Tierexperiment sind Cholinesterase und Acetylcholinrezeptoren am Geburtstermin in normaler Zahl und Menge an den Synapsen vorhanden, die elektrischen Vorgänge bei der Depolarisation verlaufen jedoch in den ersten zwei Lebenswochen verlangsamt. Frequenz und Amplitude der Miniaturendplattenpotentiale sind verändert [52]. Bei einer elektrischen Stimulation ist die Zahl der freigesetzten Quanten erhöht, die Menge der Acetylcholinmoleküle pro Quant jedoch verringert [20, 37]. Die Mobilisierung von Acetylcholin nach wiederholter Stimulation ist reduziert, und es fehlen die Sicherheitsreserven des entwickelten Organismus. Die freigesetzte Transmittermenge nimmt im Laufe der ersten 3 Monate um das 2- bis 3fache zu. Die Empfindlichkeit der postsynaptischen cholinergen Rezeptoren ist im Laufe der Entwicklung Änderungen unterworfen [13, 49]. Zu diesem Zeitpunkt hat d-Tubocurarin (d-TC) - zumindest im Experiment - auch depolarisierende Eigenschaften [20].

Die Muskelfasern erhalten erst nach einigen Wochen ihre definitive Struktur [22]. Im Laufe dieser Vorgänge werden z. T. langsam reagierende Muskelfasern in schnell reagierende umgewandelt. Bei Diaphragma und Interkostalmuskulatur nimmt dagegen umgekehrt die Zahl der langsamen Fasern zu [13, 43].

Neben diesen Besonderheiten in der Entwicklung wird die Pharmakokinetik der Relaxanzien durch andere Verteilungsräume beeinflußt. Bei einer Dosierung von Succinylcholin nach Körpergewicht wird bei Neugeborenen der gleiche relaxierende Effekt erst durch eine 2- bis 3fache Dosis erreicht [13]. Bei einer Dosierung nach Körperoberfläche, die dieses erhöhte Volumen berücksichtigt, reduzieren sich die Unterschiede (Tabelle 1). Die Resistenz der Neugeborenen gegen Succinylcholin kann aber nur zum Teil mit den veränderten Verteilungsräumen (Extrazellulärvolumen) erklärt werden [42, 46, 52, 76]. Aufgrund der höheren Empfindlichkeit der ACh-Rezeptoren wäre eine erhöhte Empfindlichkeit für Succinylcholin zu erwarten. Extrajunktionale Rezeptoren, d. h. persistierende fetale Rezeptoren über der gesamten Muskelzelle beeinflussen aber die depolarisierende Blockade. Vermutlich ist zur Besetzung dieser Rezeptoren ein höherer Plasmaspiegel der Substanz vonnöten.

Bedürfen Neugeborene und Kinder einer höheren Dosis an depolarisierendem Relaxans, so ist diese Altersgruppe auf blockierende Relaxanzien im klinischen Bereich erheblich empfindlicher als Erwachsene [46, 52].

Pharmakokinetische Einflüsse können die Reaktion auf blockierende Relaxanzien verändern. Nach d-TC und Metocurin z. B. ist die freie Fraktion der Substanz im Serum höher, Neonaten benötigen demnach für den gleichen pharmakodynamischen Effekt geringere Plasmaspiegel. So ist der Serumspiegel für

Tabelle 1. Unterschiede zwischen Neugeborenen (*N*) und Erwachsenen (*E*); (*KOF* Körperoberfläche, *EZFV* extrazelluläres Flüssigkeitsvolumen). (Mod. nach [42, 53])

	N		*E*
KOF/Gewicht	0,07	↓	0,02
EZFV	40%	↓	18%
Plasmavolumen/Gewicht		↔	
Muskelmasse/Gewicht	25%	↑	40%
Zahl der motorischen Endplatten		↔	
Pseudocholinesterasespiegel	40%	↑	100%
KOF:EZFV		↔	

eine 50%ige Reizunterdrückung bei verschiedenen Substanzen bei Neugeborenen am kleinsten [37]. In der Praxis heißt dies, daß Neugeborene zwar für eine gegebene Relaxation geringere Plasmakonzentrationen benötigen, daß andererseits aber der größere Extrazellulärraum sowie der größere Verteilungsraum und die höhere freie Fraktion diesen Effekt wieder aufheben. Das trifft für den Normalfall zu. In mehreren Untersuchungen wurde jedoch auf große individuelle Unterschiede hingewiesen, die bei einigen Neugeborenen Konzentrationen erforderten, die ca. dem 3fachen des erwarteten Wertes entsprachen [40].

Betrachtet man nur die ED_{50} (das ist die Dosis, die zu einer 50%igen Reizunterdrückung führt), so sind bei den verschiedenen Altersstufen mit relaxometrischen Methoden keine gravierenden Unterschiede festzustellen [19, 37] (Tabelle 2). In der klinischen Praxis besteht aber sehr wohl für blockierende Relaxanzien eine erhöhte Empfindlichkeit. Die Atmung, die vitale Funktion, die durch depolarisierende Muskelrelaxanzien beeinträchtigt wird, ist früher und nachhaltiger betroffen. Die Gründe dafür sind folgende: Das Zwerchfell reagiert im Gegensatz zum Erwachsenen sehr viel empfindlicher, die Relaxation der peripheren Muskulatur und der Zwerchfellmuskulatur verläuft parallel [49]. Die Atemmechanik ist durch den instabilen Thorax, die unökonomische Atemarbeit mit großer Totraumventilation ($V_D\uparrow$) und erhöhtem O_2-Verbrauch sowie durch das erhöhte Closing Volume (→ Shunts) beeinträchtigt [9].

Beeinflussung der Relaxation

Neben diesen Reifungsprozessen und der höheren Empfindlichkeit beeinflußt eine Reihe weiterer Faktoren, für die wiederum Neugeborene besonders empfänglich sind, den Verlauf einer Relaxation. Es sind dies Veränderungen im Blutfluß, der Körpertemperatur, dem pH-Wert, dem Säure-Basen-Haushalt und in den Elektrolytkonzentrationen.

Veränderter systemischer Blutfluß, z.B. auch ein Links-rechts-Shunt, verlängert die Anschlagszeit des Relaxans, die Blocktiefe ist aber nicht relevant verändert. Ein deutlich reduziertes Herzzeitvolumen und eine Störung der renalen und hepatalen Durchblutung vermindern die Rückverteilung und die Elimina-

Tabelle 2. Pharmakokinetische und pharmakodynamische Daten für d-Tc. (Mod. nach [37, 40])

Alter	$t_{1/2}\beta$ [min]	V_{dss} [l/kg]	Cl [ml/kg/min]	C_{Pss50} [µg/ml]	ED_{50} [µg/kg]
Neugeborene	174	0,74	3,7	0,18	155
Säuglinge	130	0,52	3,3	0,27	158
Kinder	90	0,41	4,0	0,42	163
Erwachsene	89	0,30	3,0	0,53	152

$t_{1/2}\beta$: Eliminationshalbwertszeit;
V_{dss}: Verteilungsraum (Steady state);
Cl: gesamte Plasmaclearance;
C_{Pss50}: Plasmakonzentration (Steady state), die zu einer 50%igen Reizunterdrückung führt;
ED_{50}: Dosis, die zu einer 50%igen Reizunterdrückung führt.

tion. Ein Rechts-links-Shunt verkürzt z.B. die Anschlagszeit; von größerer klinischer Bedeutung sind aber die kardiovaskulären Nebenwirkungen der Relaxanzien infolge der schnelleren Anflutung bei Kindern mit Vitien.

Säuglinge und Kleinkinder sind besonders anfällig für hypotherme Zustände. Die neuromuskuläre Übertragung selbst sowie auch die Umverteilung und der Metabolismus des Relaxans werden gestört. Bei Temperaturen unter 34°C treten klinisch bedeutsame Veränderungen auf [35].

Mögliche Angriffspunkte für eine verlängerte Wirkung nach Relaxanziengabe bei Hypothermie [35]:

- Nervenleitgeschwindigkeit,
- ACh-Synthese,
- ACh-Mobilisation,
- ACh-Freisetzung,
- Cholintransport,
- Muskelkontraktion,
- Ca^{++}-Transport,
- ChE-Aktivität,
- Repolarisation.

Änderungen im Säure-Basen-Haushalt beeinflussen keineswegs gleichförmig die Wirkung von blockierenden Relaxanzien [29, 63]. Die Aktivität von Curare wird verstärkt, die der anderen Relaxanzien kaum beeinflußt oder z.T. sogar antagonisiert. Die Eigenschaften von Alcuronium und Pancuronium sind im physiologischen Bereich nicht betroffen, jedoch erschweren zahlreiche Faktoren, die zum Teil die Aktivität der Substanz, zum Teil die motorische Einheit selbst betreffen, eine Beurteilung der Einflüsse in der Praxis:

Muskelrelaxans
- Ionisation des Moleküls
- Proteinbindung
- Cholinesteraseaktivität
- Ausscheidung/Umverteilung

Motorische Einheit
- Nervenleitgeschwindigkeit
- ACh-Freisetzung
- Ruhemembranpotential
- Ionisation des Rezeptors
- Kontraktilität der Muskelfaser

Ebenso beeinflussen Veränderungen im Elektrolythaushalt die Relaxation [77].

Das Aktionspotential und die Leitfähigkeit der Membran hängen von den transmembranären Gradienten ab. Ein hoher Kaliumwert senkt das Ruhemembranpotential, mit erhöhter Empfindlichkeit gegenüber Succinylcholin und einer Resistenz gegen blockierende Substanzen muß gerechnet werden. Ein erniedrigtes Kalium hat die entgegengesetzten Effekte. Kalzium und Magnesium wirken bei der Freisetzung von ACh antagonistisch.

Tabelle 3. Klassifikation der Relaxanzien nach Wirkungsdauer

Kurz	Mittellang	Lang
Succincylcholin	Vecuronium Atracurium	Alcuronium Pancuronium
	Mivacurium[a]	Doxacurium[a] Pipecuronium[a]

[a] Die Substanzen
Mivacurium (BW B1090U) [6],
Pipecuronium (RGH 1106) [2] und
Doxacurium (BW A938U) [58]
stehen noch nicht zur Verfügung.

Eine Reihe von Substanzen stehen uns für den täglichen Gebrauch zur Verfügung. Für den klinischen Alltag erscheint es sinnvoll, diese in kurz-, mittel- und langwirksame Stoffe einzuteilen (Tabelle 3).

Succinylcholin

Succinylcholin ist z. Z. das einzig verfügbare Relaxans mit kurzer Wirkungsdauer [44]. Nach den ersten Berichten von Stead [75] 1955 haben Cook u. Fischer [23] relaxometrisch festgestellt, daß 1 mg/kg Succinylcholin im Neugeborenenalter einen vergleichbaren Block wie 0,5 mg/kg bei kleinen Kindern erzeugt. Bei diesen equipotenten Dosen war auch kein Unterschied in der Erholungszeit festzustellen. Cook deutet dies so, daß Succinylcholin einer Eliminationskinetik erster Ordnung unterliegt und daß durch das hohe Extrazellulärvolumen bei gleicher Dosis die Konzentration am Rezeptor geringer ist. In der Tat liegen die empfohlenen Dosen für Neugeborene bei 2 mg/kg, wo hingegen bei älteren Kindern 1–1,5 mg/kg zur Relaxation ausreichen. In anderen Studien waren für Neugeborene, besonders bei kontinuierlicher Infusion, noch höhere (bis 4fache) Dosen erforderlich (Abb. 1). Bei kontinuierlicher Infusion entwickelt sich bei Kindern wie bei Erwachsenen eine Tachyphylaxie bzw. ein Phase-II-Block. Bei Säuglin-

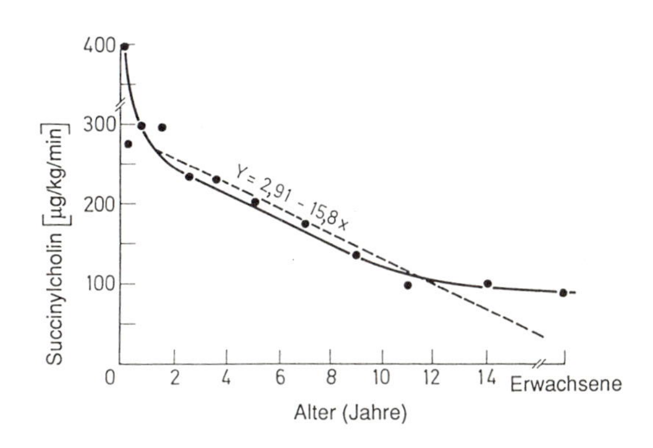

Abb. 1. Äquipotente Dosen von Succinylcholin bei Kindern verschiedenen Alters. (Nach [42])

gen sind dies Dosen von 4 bzw. 5 mg/kg, bei größeren Kindern 3-4 mg/kg. Neugeborene erholen sich nach kontinuierlicher Infusion auch deutlich rascher als ältere Kinder. Die Ursache dieser klinisch feststellbaren, erheblichen (Pseudo-)Resistenz der myoneuralen Verbindung gegen Succinylcholin mag in den oben dargestellten Gründen liegen.

Succinylcholin ist bei Kindern mit einer Reihe von Nebenwirkungen behaftet, die zumeist nicht schwerwiegend und auch rasch vorübergehend sind [76].

Häufige Nebenwirkungen
- Bradyarrhythmien
- Myoglobinämie
- Augeninnendruckerhöhung
- Katecholaminfreisetzung

Seltene Nebenwirkungen
- Faszikulationen
- Hyperkaliämien
- Erhöhung des intragastralen Druckes
- Muskelschmerzen

Succinylcholin übt einen z.T. paradoxen Effekt auf das kardiovaskuläre System aus. Nach einer initialen Bradykardie mit Hypotension folgt nach 15-30 s eine Tachykardie mit Hypertension. Nur bei sehr kleinen Kindern kann die Bradykardie u.U. 50-60 min anhalten. Knotenrhythmen und ventrikuläre Extrasystolen folgen in ca. 80% nach einer Einzelinjektion. Wie bei Erwachsenen, so ist auch bei Kindern die Arrhythmiegefahr nach Repetitionsdosen erhöht. Die Ursache liegt in einer direkten Aktivierung kardialer muskarinischer Rezeptoren [12]. Ein zusätzlicher Zusammenhang mit einer Hyperkaliämie ist möglich. Vagolytische Dosen von Atropin bieten einen ausreichenden Schutz [27, 44].

Nach einer i.m-Injektion von 4 mg/kg, die zu einer vollständigen Relaxation führt, kann sich innerhalb von Minuten ein Lungenödem entwickeln [22, 56]. Brandom u. Cook [22] sehen dafür hämodynamische Ursachen, die in einer akuten Erhöhung des peripheren Widerstands und einer Senkung des pulmonalen Widerstands sowie im Auftreten von Kapillarlecks zu suchen sind. Succinylcholin selbst oder vasoaktive Substanzen (Histamin) werden als Ursache diskutiert.

Der intragastrale Druck nimmt mit der Intensität von Muskelfaszikulationen zu [22, 76]. Bei Kindern sind diese Faszikulationen deutlich geringer. Es werden auch nicht die hohen intragastralen Drücke wie bei Erwachsenen erreicht [69].

Der intraokuläre Druck steigt [22, 76]. Obwohl die Dilatation der chorioidalen Gefäße mit eine Rolle spielt, liegt die Hauptursache in der Dauerkontraktion der extraokulären Muskeln [26]. Diese Druckerhöhung geht nicht mit Faszikulationen einher, sie beginnt ca. 60 s nach der Injektion und erreicht ihr Maximum nach 2-3 min. Erst mit Ende der Succinylcholinwirkung wird das Ausgangsniveau wieder erreicht. Diese Anstiege können bis zu 10 mm Hg (in Ausnahmefällen bis 20 mm Hg) betragen. Bei Messung des Augeninnendrucks in Narkose oder bei perforierenden Augenverletzungen ist dies zu beachten [44]. Blockierende Relaxanzien sind hier vorzuziehen, da sie keine Wirkung auf den intraokulären Druck haben [55, 70].

Die Serumkaliumwerte erhöhen sich bei Kindern nur geringfügig (im Mittel um 0,2 mmol/l) und weniger als bei Erwachsenen. Lediglich nach Verbrennungen, massiven Traumen, Rückenmarkverletzungen oder massiven Gewebszerstörungen kann die Hyperkaliämie bedrohlich werden [22, 31].

Succinylcholin bei Kindern(nach [17, 21])

Komplikationen:
- maligne Hyperthermie,
- Anaphylaxie,
- Lungenödem,
- Asystolie.

Kontraindikationen:
- v.a. maligne Hyperthermie,
- Muskelerkrankungen,
- Trauma/Verbrennung/Sepsis,
- neurologische Erkrankungen,
- offene Augenverletzung.

Myoglobinämien und Erhöhungen der Kreatinkinase (CK) treten bei Kindern mit einer Inzidenz von 8-10% auch ohne Faszikulationen auf [22]. Bei gleichzeitiger Gabe von Halothan erhöht sich die Rate auf 40%, der Myoglobinwert kann das 5- bis 20fache des Ausgangswertes erreichen. Die Ursache dafür ist nicht bekannt, die klinische Relevanz gering [51, 76].
Succinylcholin ist eine bekannte Triggersubstanz für die maligne Hyperthermie. Der Zusammenhang von maligner Hyperthermie und Masseterspasmus nach Succinylcholin und Halothannarkose ist nicht geklärt [13]. Da bei einigen in der Literatur beschriebenen Fällen von Masseterspasmus die Kreatinkinase und Myoglobin erhöht waren, ist dieser Verdacht zumindest nicht von der Hand zu weisen [18].
Eine Präkurarisierung kann das Auftreten von Faszikulationen reduzieren und - zumindest bei Kindern über einem Jahr - den Anstieg der CK verhindern [25].

Vecuronium

Vecuroniumbromid, eines der beiden neueren Relaxanzien mit mittellanger Wirkungsdauer [10, 28], wurde von mehreren Untersuchern bei Kindern geprüft und in verschiedenen Altersgruppen verglichen. Goudsouzian et al. [47] haben während Halothan (1,5%-)-N_2O-O_2-Narkose eine ED_{50} von 33 µg/kg für Kinder und 23 µg/kg für Erwachsene gefunden. Sie erhielten diese Werte, indem sie kumulative Dosen verabreichten. Bei dieser Verabreichungsform unterscheiden sich jedoch die Werte im Vergleich zu einer Bolusgabe [39]. Bei der Gabe einer Intubationsdosis (0,08 mg/kg) war die Wirkungsdauer bei Erwachsenen und Kindern mit 48 min zu 42 min kaum unterschiedlich.

Meretoja et al. [60] untersuchten die ED_{50} und die ED_{95} bei verschiedenen Altersstufen während Thiopental-Fentanyl-N_2O/O_2-Narkose. Die höchsten Werte fanden sich bei Kindern zwischen 2 und 13 Jahren, die Dosis bei Säuglingen unter einem Monat war mit 25 zu 45 µg/kg (ED_{50}), bzw. mit 48 zu 82 µg/kg (ED_{95}) deutlich erniedrigt.

Auch Fisher [37] bestimmte die neuromuskulären Effekte bei Kindern in N_2O-Halothannarkose und fand in den ED_{95}-Werten keine Unterschiede. Nach Gabe einer Intubationsdosis von 70 µg/kg maß er die Dauer der neuromuskulären Blockade (nach Injektion bis zu 90%iger Erholung) sowie die Erholungszeit (von einem 75%-Block bis zu einem 25%-Block). Bei Säuglingen waren die Wirkungsdauer und die Erholungszeit länger. Um die Ursache dieser verlängerten Wirkung im frühen Kindesalter zu eruieren, hat Fisher weitere pharmakokinetische und pharmakodynamische Untersuchungen angeschlossen. Der Verteilungsraum war im ersten Lebensjahr größer und die Plasmakonzentration niedriger. Er vermutete die Unterschiede in einer veränderten Clearance. Vecuronium wird nur zu einem geringen Teil renal ausgeschieden. Er erwartete, daß die hepatische Clearance reduziert sei. Bei Neugeborenen sind Esteraseaktivität, Hydroxilation und Biotransformation eingeschränkt. Die metabolische Aktivität der Leber nimmt nach der Geburt zu. Trotz dieser theoretisch zu erwartenden Unterschiede fand sich keine veränderte Clearance. Zusammenfassend heißt dies, daß bei Säuglingen bei gleicher Dosis der Plasmaspiegel geringer ist. Aufgrund der höheren freien Fraktion und der erhöhten Sensibilität der Synapsen ist die Reizantwort jedoch unverändert. Die Dosierung von Vecuronium unterschied sich in dieser Untersuchung nicht in den verschiedenen Altersgruppen. Mit einem verkürzten Wirkungseintritt, mit einer längeren Wirkungsdauer und einer verlängerten Erholungszeit muß jedoch bei Kindern gerechnet werden [38] (Tabelle 4).

Deshalb sind auch die Dosierungsintervalle bei Repetitionsdosen länger zu wählen. Die Hauptvorteile dieser Substanz liegen in einer fehlenden Kumulation [63], in einer sehr großen kardiovaskulären Stabilität [47] und in der praktisch fehlenden Histaminfreisetzung [11].

Tabelle 4. Pharmakokinetische und pharmakodynamische Daten für Vecuronium 70 µg/kg

Alter	$t_{1/2}\beta$ [min]	V_{dss} [ml/kg]	Cl [ml/kg/min]	C_{Pss50} [ng/ml]	ED_{50} [µg/kg]
Säuglinge[a]	64	357	5,6	57	21
Kinder[a]	41	204	5,9	110	19
Erwachsene[b]	70	269	5,2	93	25

[a] Mod. nach [37, 38].
[b] Mod. nach [28].
$t_{1/2}\beta$: Eliminationshalbwertszeit;
V_{dss}: Verteilungsraum (Steady state);
Cl: gesamte Plasmaclearance;
C_{Pss50}: Plasmakonzentration (Steady state), die zu einer 50%igen Reizunterdrückung führt;
ED_{50}: Dosis, die zu einer 50%igen Reizunterdrückung führt.

Atracurium

Atracuriumbesylat, das zweite neuere, nichtdepolarisierende Muskelrelaxans hat eine mittlere Wirkungsdauer von 20–35 min [14]. Sein pharmakodynamisches Profil läßt diese Substanz für kurze bis mittellange Eingriffe besonders geeignet erscheinen.

Ihr Hauptvorteil liegt darin, daß die Wirkungsdauer unabhängig von renalen oder hepatischen Eliminationsmechanismen sowie vom Plasmacholinesterasespiegel ist. Atracurium zerfällt spontan im physiologischen Milieu nach der sog. Hofmann-Reaktion [67]. Die Metaboliten haben geringe relaxierende Eigenschaften. Laudanosin und Monoacrylat sind aber zumindest potentiell toxisch, die im klinischen Betrieb erreichten Spiegel liegen jedoch unter den Grenzwerten. Laudanosin wird renal ausgeschieden, an eine mögliche Kumulation bei Niereninsuffizienz ist zu denken [1]. Es gibt Arbeiten, die die geringen kardiovaskulären Nebenwirkungen bei Kindern beschreiben [14, 46], andere Autoren zeigen einen deutlichen Blutdruckabfall, den sie auf eine Histaminliberation zurückführen.

Brandom et al. [14] fanden bei Kindern zwischen 2 und 10 Jahren ca. 50% höhere Dosen (ED_{95}) als bei Säuglingen oder Erwachsenen; in neueren Arbeiten [46] zeigte sich kein Unterschied (Tabelle 5). Lediglich bei Säuglingen unter 2 Monaten war die Wirkungsdauer verlängert [59]. Die Anschlagszeit von Atracurium ist, selbst nach einer Priming-Dosis [65, 73], länger als die von Succinylcholin. Nightingale u. Bush [66] empfehlen diese Substanz für ambulante Operationen bei Kindern.

Pancuronium

Pancuronium, das bisquarternäre Analogon zum Vecuronium, ist als langwirksame Substanz mit kompetitiver Wirkung im Kindes- und Neugeborenenalter vielfach untersucht worden. Die Histaminfreisetzung ist gering, aufgrund seiner vagolytischen und Sympathikus-stimulierenden Wirkung nehmen Herzfrequenz und Blutdruck zu.

Dosen von 0,1 mg/kg führen zu guten Intubationsbedingungen bei über 90% der Säuglinge und Kinder; bei 0,15 mg/kg sind immer gute Intubationsbedingungen zu erreichen [55]. Bei diesen hohen Dosen ist jedoch frühestens nach 40 min eine Antagonisierurng möglich [45]. Trotz der erheblichen interindividuellen

Tabelle 5. Pharmakodynamische Daten für Atracurium 0,4 mg/kg KG in den verschiedenen Altersstufen. (Mod. nach [48])

Alter	Maximaler Effekt [min]	Wirkungsdauer [min]	Erholungszeit [min]
Kleinkind	1,6	28	56
Kind	2,0	27	59
Erwachsener	2,0	24	57

Differenzen ist bei Kindern der verschiedenen Altersgruppen in der Dosierung kein signifikanter Unterschied festzustellen [48]. Will man diesen individuellen Unterschieden bei Neugeborenen und Säuglingen Rechnung tragen, empfiehlt sich das von Bennett et al. [8] und Wood [77] angegebene Verfahren: Nicht ein initialer Bolus, sondern fraktionierte Gaben werden bis zum Erreichen der gewünschten Relaxationstiefe verabreicht. Die Initialdosis beträgt 0,05 mg–0,1 mg, die subsequenten Dosen 0,025 mg oder 0,05 mg. Die Repetitionsdosen betragen $1/10$ bis $1/5$ der initialen Gesamtdosis. (nach [8, 77]). Als langwirksame Substanz wird Pancuronium auf Neugeborenen- bzw. Frühgeborenen-Intensivstationen gerade wegen seiner kreislaufstimulierenden Wirkung häufig eingesetzt. Die Dosierung beträgt hier 0,1 mg/kg·h, auch über längere Zeiträume. Die Oxygenation wird bei kleinerem transpulmonalem Druck mit verminderter Pneumothoraxgefahr verbessert. Erfahrungsgemäß gelingt auch nach relativ hohen kumulativen Dosen eine rasche Antagonisierung des Blocks [45].

Alcuronium

Alcuronium, eine Substanz, die in equipotenten Dosen verabreicht, mit ihrer Wirkungsdauer nahe am langwirksamen Pancuronium liegt, bietet auch von ihren pharmakodynamischen und pharmakokinetischen Eigenschaften keine besonderen Vorteile [16]. Die Anschlagszeit ist relativ lang, ebenso die Erholungszeit. Die Kreislaufreaktionen können besonders bei Kindern ausgeprägt sein. Tachykardie und z.T. deutliche Hypotension sind die Folge. Alcuronium ist ein potentieller Histaminliberator.

Interaktionen

Neben diesen individuellen Unterschieden sind auch Interaktionen mit anästhesiologischen bzw. intensivmedizinischen Pharmaka zu beachten [64, 77].

Verstärkung der neuromuskulären Blockade durch Inhalationsanästhetika (nach [64])

Nicht-neuromuskuläre Mechanismen:
- zentral-nervöse Depression,
- gesteigerte Muskeldurchblutung,
- verminderte glomeruläre Filtration,
- verminderte Leberdurchblutung,
- Hypothermie.

Neuromuskuläre Mechanismen:
- zentral-nervöse Aktion,
- vermehrte Anflutung (Muskeldurchblutung),
- verminderte Sensitivität der postjunktionalen Membran auf Depolarisation,
- Beeinflussung der Muskelzellmembran.

Inhalationsanästhetika verstärken die Wirkung blockierender Relaxanzien dosisabhängig. Isofluran und Enfluran zeigen die stärkste Wirkung, es folgen Halothan und zuletzt N_2O [3]. Erstaunlicherweise ist die Wirkung auf Pancuronium und Alcuronium stärker als auf Vecuronium und Atracurium, die Ursachen sind nicht bekannt. Dosisreduzierungen von 20–50% je nach Relaxans, Narkoseform, Inhalationsanästhetikum und MAC-Wert sind erfoderlich (Abb. 2). Auch ist die Dauer der Anwendung, zumindest bei Ethrane und d-TC relevant. Als mögliche Ursachen kommen eine zentral-nervöse Wirkung, eine Beeinflussung der postjunktionalen Zone sowie der Muskelmembran selbst in Frage. Die ACh-Freisetzung sowie der Rezeptor selbst sind nicht betroffen [64]. Die Reizantwort nach Stimulation ist erstaunlicherweise wenig verändert.

Eine Reihe von Antibiotika (Aminoglykoside, Polypeptide, Tetrazykline, Lincomycin, Klindamycin, Metronidazol) verlängern in unterschiedlicher Weise die Relaxation. Kalzium, Neostigmin, 4-Aminopyridin können diese Effekte antagonisieren. In der Praxis erscheint aber nur ein Versuch mit einem Cholinesterasehemmer sinnvoll [64].

Einschränkungen der renalen oder hepatischen Funktion verlängern die Wirkungsdauer. Atracurium allein ist weder von hepatischen noch renalen Mecha-

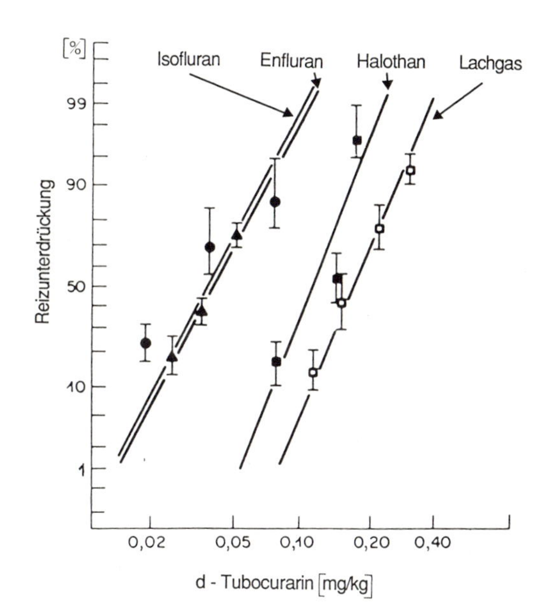

Abb. 2. Prozentuale Reizunterdrükkung durch Inhalationsanästhetika (1,25 MAC) nach d-Tubocurarin. (Mod. nach [3])

Tabelle 6. Ausscheidung von Muskelrelaxanzien (% in 24 h). (Nach [34, 62])

Substanz	Renal	Biliär
Succinylcholin	0	0
Vecuronium	10–20	40
Atracurium	<5	?
Alcuronium	70–90	15–20
Pancuronium	60–80	10

nismen abhängig. Pancuronium und Alcuronium kumulieren bei renaler Insuffizienz, Vecuronium bei hepatischen Störungen [34, 62] (Tabelle 6).

Nebenwirkungen

Die gesamte Gruppe der blockierenden Relaxanzien ist mit einer ganzen Reihe von Nebenwirkungen behaftet, die auf einer möglichen Histaminliberierung beruhen können oder ihre Ursache in der Wirkung auf das autonome Nervensystem haben.

Alle organischen Basen sind in der Lage, Histamin aus Mastzellen freizusetzen. Durch die Stimulation von H_1- und H_2-Rezeptoren kommt es zu Vasodilatation, Tachykardie, Rhythmusstörungen, Bronchokonstriktion und Hauterythem.

Pancuronium und Vecuronium, letzteres sogar bei 3,5facher ED_{95} [11], setzen kein Histamin frei, Alcuronium in geringem Maße. Atracurium führt in einem erheblichen Prozentsatz zu Hautreaktionen. Barnes et al. [5] fanden nach Injektion von 0,4 mg/kg nach 1,5 min bei 16 von 41 Patienten erhöhte Plasmahistaminspiegel. Rowlands [68] fand bei 1200 Narkosen in 13% Hautreaktionen, jedoch keine ernsthaften kardiozirkulatorischen Veränderungen. Nightingale u. Bush [66] beschrieben bei einem großen Teil der Kinder, die Atracurium zusammen mit Thiopental bekamen, lokale kutane Reaktionen, Goudsouzian [50] bei 2 von 10 Kindern deutlich erhöhte Plasmahistaminspiegel ohne Kreislaufreaktionen.

Die kardiovaskulären Nebenwirkungen der Relaxanzien sind durch die strukturelle Ähnlichkeit dieser Substanzen mit Acetylcholin bedingt [54]. Acetylcholin ist der physiologische Agonist an nikotinischen und muskarinischen Rezeptoren. Nikotinische Rezeptoren befinden sich an der motorischen Endplatte sowie präganglionär im autonomen Nervensystem [12, 33] (Abb. 3). Blutdruckabfälle nach Alcuronium sind z. T. durch die Blockade der sympathischen Ganglien bedingt. Die Blockade der kardialen muskarinischen Rezeptoren erzeugt eine Tachykardie durch ein Überwiegen des Sympathikus. Pancuronium und Alcuronium zeigen hier eine Wirkung, nicht so Vecuronium und Atracurium. Sympathikusdämpfende Strukturen, wie dopaminerge Interneurone oder Querverbindungen zwischen Vagus und Sympathikus, werden über Muskarinrezeptoren ausgeschaltet. Durch Pancuronium werden sie blockiert. Auch setzt diese Substanz mehr Noradrenalin frei, und die Noradrenalinwiederaufnahme an den sympathischen Nervenendigungen wird gehemmt, Tachykardien und Blutdruckanstiege treten auf [72]. Ein massiver Anstieg im pulmonal-vaskulären Widerstand mit Shuntzunahme wird bei offenem Ductus Botalli als Ursache letaler Hypoxien nach Pancuronium diskutiert.

Der Sicherheitsabstand von Relaxation zu Ganglienblockade mit Hypotension bzw. zu kardialer Vagolyse mit Tachykardie ist bei Vecuronium und Atracurium ausreichend, bei Alcuronium mäßig. Erstaunlich ist hier der hohe Sicherheitsabstand der neuen Substanz Pipecuronium [54] (Tabelle 7).

Trotz ihrer unbestreitbaren pharmakokinetischen und pharmakodynamischen Vorteile sowie trotz ihrer, verglichen mit dem Succinylcholin, doch relativ gerin-

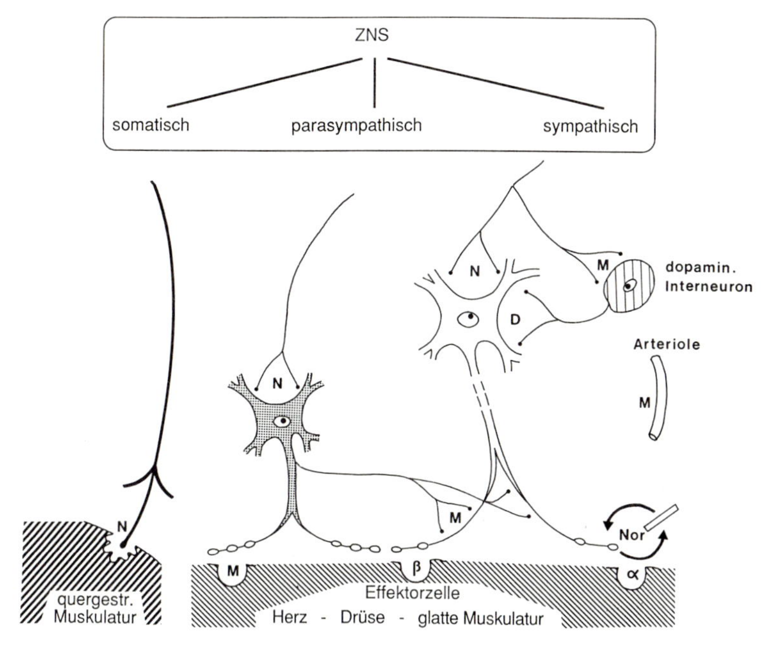

Abb. 3. Acetylcholin ist der Neurotransmitter 1) an den nikotinischen Rezeptoren *(N)*, an der motorischen Endplatte und präganglionär (sympathisch und parasympathisch) sowie 2) an den muskarinischen Rezeptoren *(M)* postganglionär (parasympathisch). Muskarinische Rezeptoren finden sich weiter 3) an Sympathikus-modulierenden Strukturen (Querverbindungen von Parasympathikus zu Sympathikus und an dopaminergen Interneuronen) sowie 4) an Arteriolen. Dopamin *(D)* und Katecholamine (α, β) sind weitere Neurotransmitter. (Mod. nach [12, 33, 72])

Tabelle 7. Verhältnis der Dosen (ED_{50}) von Ganglienblockade (*GB*) und kardialer antimuskarinischer Aktivität (*KV*) zu neuromuskulärer Blockade (*NB*). (Mod. nach [54])

Substanz	GB:NB	KV:NB
Succinylcholin	19,2	192
Vecuronium	532	63
Atracurium	8–16	24
Alcuronium	6,4	5
Pancuronium	239	3,4
Pipecuronium	>1000	>500

gen Nebenwirkungen, haben auch die blockierenden Relaxanzien den gravierenden Nachteil der langen Anschlagszeit, so daß sie für eine Intubation ungeeignet erscheinen [63]. Der Zeitraum bis zur maximalen Relaxation und optimalen Intubation kann durch Vorgabe einer geringen Dosis und nach Injektion einer reduzierten Intubationsdosis in aller Regel auf 60–90 s vermindert werden [57, 61, 65, 71]. Bei der geteilten Verabreichung ist die Gesamtmenge, verglichen mit der einmaligen Bolusgabe, um 20–30% geringer [41]. Die hohe Empfindlichkeit der

Säuglinge und kleinen Kinder auf die relativ kleinen Priming-Dosen ist zu beachten.

Neuromuskuläre Erkrankungen

Schwere und letale Komplikationen können bei Kindern mit neuromuskulären Erkrankungen nach Relaxation auftreten [4, 32]. Es sind dies in Hauptsache eine verlängerte Paralyse, Hyperkaliämie mit Herzstillstand, Rigidität, Rhabdomyolyse, Myoglobinurie und maligne Hyperthermie. Diese schweren Komplikationen treten nur nach depolarisierenden Relaxanzien auf. Nach blockierenden Relaxanzien in normaler Dosis kann die Relaxation verlängert sein und weit in die postoperative Phase mit gestörter Atemfunktion reichen. Da die Wirkung der blockierenden Substanzen nicht voraussehbar ist, ist auch hier eine titrierte Gabe und - wenn möglich - ein Monitoring der Relaxation zu fordern. (vgl. Übersicht).

Neuromuskuläre Erkrankungen (mod. nach [4, 32])

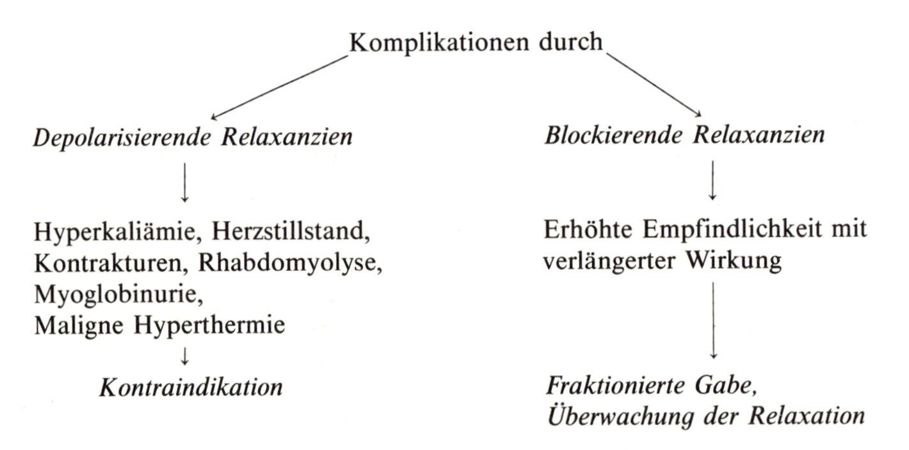

Antagonisierung der Relaxation im Kindesalter

Die erhöhte Empfindlichkeit gegenüber Relaxanzien und die Gefahr einer postoperativen Ateminsuffizienz legen in der Kinderanästhesie den Gebrauch von Cholinesterasehemmern zur Antagonisierung einer Relaxation nahe.

Edrophonium hat die kürzeste Anschlagszeit, aber auch die kürzeste Wirkungsdauer und sollte deshalb nur bei mittellang wirksamen Relaxanzien (Vecuronium, Atracurium) verabreicht werden [45]. Die muskarinischen Nebenwirkungen sind gering. Pyridostigmin hat im Vergleich die längste Anschlagszeit mit einem Wirkungsmaximum nach 10 min sowie auch die längste Wirkungsdauer [36]. Pyridostigmin sollte deshalb zur Antagonisierung der langwirksamen Relaxanzien (Alcuronium und Pancuronium) verwendet werden. Seine Nebenwirkungen sind geringer als die von Neostigmin. Die Vorgabe von Atropin oder Glycopyrrolat ist obligat.

Dosierung der Antagonisten (nach [20, 22, 45, 52])

Atropin	0,03-0,02 mg/kg
Glycopyrrolat	0,01 mg/kg
Edrophonium	0,3 mg/kg
Pyridostigmin	0,2-0,1 mg/kg

Die Beurteilung der Erholung nach neuromuskulärer Blockade ist bei Kindern nicht wie bei Erwachsenen möglich. Die Koordination der Bewegungen von Thorax und Abdomen, das Fehlen einer ziehenden Inspiration, die kräftige Bewegung von Armen und Beinen sind jedoch gute klinische Zeichen. Die schwache Bewegung der Extremitäten ist immer ein Hinweis für eine Restrelaxierung. Die klinische Beurteilung steht an erster Stelle [45]. Bei Neugeborenen und Säuglingen bietet die Relaxometrie technische Schwierigkeiten. Die Kontroverse zwischen Mechanographie und Myographie ist nicht entschieden. Die Beschleunigungsmessung (Accelograph) ist, zumindest bei größeren Kindern, eine akzeptable Möglichkeit. Ferner muß beachtet werden, daß die Antworten auf eine Stimulation innerhalb der ersten 2-3 Lebensmonate verändert sind [22, 24, 43, 45]. Die Antwort auf einen Vierfachreiz („Train of four") ist reduziert, bei einem 20-Hz Tetanus tritt nach 15 s eine deutliche Verminderung („fading") ein. Diese Erschöpfung kann bei Neugeborenen 15-20 min anhalten [20], ebenso ist die posttetanische Potenzierung beim Säugling geringer ausgeprägt. Dies sind weitere Hinweise für die noch nicht ausgereifte neuromuskuläre Übertragung in den ersten 2-3 Lebensmonaten. Ist auch nach Antagonisierung keine ausreichende Erholung eingetreten, kann der Block bei Injektion des Antagonisten zu tief oder die Zeit nach Injektion zu kurz gewesen sein. Störungen im Säure-Basen-Haushalt, im Elektrolythaushalt, eine Hypothermie bzw. Medikamenteninteraktionen sind in Erwägung zu ziehen. Eine Nachbeatmung ist erforderlich [20, 22].

Aus den tierexperimentellen Daten sowie aus klinischen Beobachtungen kann geschlossen werden, daß entwicklungsgeschichtlich bedingte Veränderungen an der menschlichen neuromuskulären Synapse bis einige Monate nach der Geburt nachweisbar sind. Der Stand der Entwicklung des Individuums kann für einen gegebenen Zeitpunkt nicht vorausgesagt oder klinisch bestimmt werden [49]. Wir wissen nur, daß diese Veränderungen bei verschiedenen Kindern in verschiedener Ausprägung zum Tragen kommen.

Literatur

1. Agoston S, Langrehr D (1984) Atracurium Besylat (Tracrium®) - ein neues nicht-depolarisierendes Muskelrelaxans. Anaesthesist 33:539
2. Agoston S, Richardson FJ (1985) Pipecuriumbromide (Arduan) - A new long-acting nondepolarizing neuromuscular blocking drug. In: Norman J (ed) Clinics in anaesthesiology, neuromuscular blockade. Saunders, London Philadelphia Toronto, p 361
3. Ali HH, Savarese JJ (1976) Monitoring of neuromuscular function. Anesthesiology 45:216
4. Azar II (1986) The use of muscle relaxants in patients with neuromuscular disorders. American Society of Anesthesiologists, Annual Refresher Course Lectures, p 144

5. Barnes PK, De Renezy-Martin N, Thomas IVE, Wathins J (1986) Plasma histamine levels following atracurium. Anaesthesia 41:821
6. Basta SJ, Savarese JJ, Ali HH et al: The neuromuscular pharmacology of BW B 1090U in anesthetized patients. Anesthesiology 63:A318
7. Bennet MR (1983) Development of neuromuscular synapses. Physiol Rev 63:915
8. Bennet EJ, Ramamurthy S, Dalal FY, Salem MR (1975) Pancuronium in the neonate. Br J Anaesth 47:75
9. Berry FA (1984) Current concepts in pediatric anesthesia. American Society of Anesthesiologists, Annual Refresher Course Lectures, p 504
10. Booij LDHJ, Crul JF (1983) A comparison of vecuronium with the hypothetical ideal neuromuscular blocking drug. In: Agoston S, Bowman WC, Miller RD, Viby-Mogensen J (eds) Clinical experiences with norcuron. Excerpta Medica, Amsterdam Geneve Hong Kong Oxford Princeton Tokyo, p 3
11. Booij LDHJ, Krieg N, Crul JF (1980) Intradermal histamine releasing effect caused by ORG NC 45: A comparison with pancuronium, metocurine and d-tubocurarine. Acta Anaesth Scand 24:393
12. Bowmann WC (1982) Non relaxant properties of neuromuscular blocking drugs. Br J Anaesth 54:147
13. Brandom BW, Cook DR (1985) Muscle relaxants in children. In: Katz RL (ed) Muscle relaxants. Grune & Stratton, Orlando San Diego New York London Toronto Montreal Sydney Tokyo, p 215
14. Brandom BW, Woelfel SK, Cook RD, Fehr BL, Rudd GD (1984) Clinical pharmacology of atracurium in infants. Anesth Analg 63:309
15. Bush GH (1963) The use of muscle relaxants in infants and children. Br J Anaesth 35:552
16. Bush GH (1965) The clinical comparison between tubocurarine and diallylnortoxiferine in children. Br J Anaesth 37:540
17. Bush GH (1985) Use in paediatric surgery and intensive care In: Norman J (ed) Clinics in anaesthesiology. Neuromuscular blockade. Saunders, London Philadelphia Toronto, p 405
18. Carroll JB (1987) Increased incidence of masseter spasm in children with strabismus anesthetized with halothane and succinylcholine. Anesthesiology 67:559
19. Churchill-Davidson HC, Wise RP (1964) The response of the newborn infant to muscle relaxants. Can Anaesth Soc J 11:1
20. Cook DR (1981) Muscle relaxants in infants and children. Anesth Analg 60:335
21. Cook DR (1983) Muscle relaxants in children. American Society of Anesthesiologists, Annual Refresher Course Lectures, p 123
22. Cook DR (1984) Clinical pharmacology of inhalation anesthetics and muscle relaxants in infants and children. American Society of Anesthesiologists, Annual Refresher Course Letures, p 128
23. Cook DR, Fischer CG (1975) Neuromuscular blocking effects of succinylcholine in infants and children. Anesthesiology 42:662
24. Cook DR, Fischer CG (1978) Characteristics of succinylcholine neuromuscular blockade in neonates. Anesth Analg 57:63
25. Cozanitis DA, Erkola O, Klemola U-M, Mäkelä V (1987) Precurarisation in infants and children less than three years of age. Can J Anaesth 34:17
26. Carythorne NWB, Rottenstein HS, Drips RD (1960) The effect of succinylcholine on intraocular pressure in adults, infants and children during general anesthesia. Anesthesiology 21:59
27. Craythorne NWB, Turndorf H, Drips RD (1960) Changes in pulse rate and rhythm associated with the use of succinylcholine in anesthetized children. Anesthesiology 21:465
28. Cornelly R, Fisher DM, Miller RD, Gencarelli P, Nguyen-Gruenke L, Castagnoli N (1983) Pharmacokinetics and pharmacodynamics of vecuronium (ORG NC 45) and pancuronium in anesthetized humans. Anesthesiology 58:405
29. Crul JF, Crul EJ (1972) Changes in acid-base balance and muscle relaxants. In: Spierdijk E, Feldman SA (eds) Anaesthesia and pharmaceutics. University Press, Leiden, p 64
30. Crumrine RS, Yodlowski EH (1981) Assessment of neuromuscular function in infants. Anesthesiology 54:29

31. Dierdorf SF, McNiece WL (1984) Effects of succinylcholine on plasma potassium in children with cerebral palsy. Anesthesiology 61:A432
32. Duncan PG (1987) Neuromuscular diseases. In: Katz RL, Stewart DJ (eds) Anesthesia and uncommon pediatric diseases. Saunders, Philadelphia London Toronto Mexico City Rio de Janeiro Sydney Tokyo Hong Kong, p 509
33. Durant NN, Katz RL (1983) Non-neuromuscular effects of vecuronium and other competitive muscle relaxants. In: Agoston S, Bowmann WC, Miller RD, Viby-Mogensen J (eds) Clinical experiences with norcuron. Excerpta Medica, Amsterdam Geneve Hong Kong Oxford Princeton Tokyo, p 33
34. Duvaldestin D, Lebrault C, Chauvin M (1985) Pharmacokinetics of muscle relaxants in patients with liver disease In: Norman J (ed) Clinics in anaesthesiology: neuromuscular blockade. Saunders, London Philadelphia Toronto, p 293
35. Feldmann SA (1979) Muscle relaxants. Saunders, Philadelphia London Toronto, p 141
36. Ferguson A, Egerszegi P, Bevan DR (1980) Neostigmine, pyridostigmine, and edrophonium as antagonists of pancuronium. Anesthesiology 53:390
37. Fisher D (1986) The use of muscle relaxants in children American Society of Anesthesiologists, Annual Refresher Course Lectures, p 256
38. Fisher DM, Castagnoli K, Miller RD (1985) Vecuronium kinetics and dynamics in anesthetized infants and children. Clin Pharmacol Ther 37:402
39. Fisher DM, Fahey MR, Cronnelly R, Miller RD (1983) Potency determination for vecuronium (ORG NC 45). Anesthesiology 57:309
40. Fisher DM, O'Keeffe C, Stanski DR, Cronnelly R, Miller RD, Gregory GA (1982) Pharmacokinetics and pharmakodynamics of d-tubocurarine in infants, children and adults. Anesthesiology 57:203
41. Foldes F (1984) Rapid tracheal intubation with non-depolarising neuromuscular blocking drugs: the priming principle. Br J Anaesth 56:663
42. Gattiker RI (1983) Muskelrelaxantien bei Neugeborenen und Kindern. Anaesthesist 32:91
43. Goudsouzian NG (1980) Maturation of neuromuscular transmission in the infant. Br J Anaesth 52:205
44. Goudsouzian NG (1985) Relaxants in pediatric anaesthesia. In: Sumner E, Hatch DJ (eds) Clinics in anaesthesiology peadiatric anaesthesia. Saunders, London Philadelphia Toronto, p 539
45. Goudsouzian NG (1986) Muscle relaxants in children. In: Ryan JF, Todres D, Cotè CJ, Goudsouzian N (eds) A practice of anesthesia for infants and children. Grune & Stratton, Orlando New York London, p 105
46. Goudsouzian NG, Liu LMP, Gionfriddo BA, Rudd GD (1985) Neuromuscular effects of atracurium in infants and children. Anesthesiology 62:75
47. Goudsouzian NG, Martyn JAJ, Liu LMP, Gionfriddo M (1983) Safety and efficacy of vecuronium in adolescents and children. Anesth Analg 62:1083
48. Goudsouzian NG, Ryan JF, Savarese JJ (1974) The neuromuscular effects of pancuronium in infants and children. Anesthesiology 41:35
49. Goudsouzian NG, Stanaert FG (1986) The infant and the myoneural junction. Anesth Analg 65:1208
50. Goudsouzian NG, Young ET, Moss J, Liu LMP (1986) Histamine release during the administration of atracurium and vecuronium in children. Anesth Analg 65:61
51. Harrington JF, Ford DJ, Stricker TW (1984) Myoglobinemia after succinylcholine in children undergoing halothane and non-halothane anesthesia. Anesthesiology 61:A431
52. Hatch DJ, Sumner E (1986) Neonatal anaesthesia and perioperative care. Arnold, Baltimore, p 105
53. Heinz P (1984) Pharmakologie depolarisierender und nicht depolarisierender Muskelrelaxanzien bei Neugeborenen und Kindern. In: Kretz F-J, Eyrich K (Hrsg) Anästhesie im Kindesalter. Springer, Berlin Heidelberg New York Tokyo, S 71
54. Kharkevich DA, Shorr VA (1986) Antimuscarinic and ganglionblocking activity of neuromuscular blocking agents. In: Kharkevich DA (ed) New neuromuscular blocking agents. Springer, Heidelberg New York Tokyo (Handbook of experimental pharmacology, vol 79, p 131)

55. Lerman J, Kiskis AA (1984) Effects of high-dose pancuronium and endotracheal intubation on intraocular pressure in children. Anesthesiology 61:434
56. Liu LMP, Decook TH, Goudsouzian NG, Ryan JF, Liu PL (1981) Dose response to intramuscular succinylcholine in children. Anesthesiology 55:599
57. Mehta MP, Choi WW, Gergis SD, Sokoll MD, Adophson AJ (1985) Faciliation of rapid endotracheal intubation with divided doses of nondepolarizing neuromuscular blocking drugs. Anesthesiology 62:392
58. Mehta MP, Murray D, Forbes R et al (1986) The neuromuscular pharmacology of BW A938U in anesthetized patients. Anesthesiology 65:280
59. Meretoja OA, Kalli I (1986) Spontaneous recovery of neuromuscular function after atracurium in pediatric patients. Anesth Analg 65:1042
60. Meretoja OA, Wirtavuori K, Neuvonen PJ (1988) Age-dependence of the dose-response curve of vecuronium in pediatric patients during balanced anesthesia. Anesth Analg 67:21
61. Miller RD (1985) The priming principle. Anesthesiology 62:381
62. Miller RD (1985) Effects of renal disease. In: Norman J (ed) Clinics in anaesthesiology. Neuromuscular blockade. Saunders, Company London Philadelphia Toronto, p 307
63. Miller RD, Rupp SM, Fisher DM, Cronelly R, Fahey MR, Sohn YJ (1984) Clinical pharmacology of vecuronium and atracurium. Anesthesiology 61:444
64. Miller RD, Smith NTY (1986) Neuromuscular blocking agents. In: Smith NTY, Corbascio AN (eds) Drug interactions in anesthesia. Lea & Febiger, Philadelphia, p 363
65. Mok MS, Tsai SK, Lee TY, Chen WS, Wang JJ, Lee C (1986) Faciliation of endotracheal intubation with a priming dose of atracurium in children. Anesth Analg 65:S1
66. Nightingale DA, Bush GH (1983) Atracurium in paediatric anesthesia. Br J Anaesth 55:115 S
67. Payne JP (1985) Atracurium. In: Katz RL (ed) Muscle relaxants. Grune & Stratton, Orlando San Diego New York London Toronto Montreal Sydney Tokyo, p 87
68. Rowlands DE (1987) Harmless cutaneous reactions associated with the use of atracurium. Br J Anaesth 59:693
69. Salem MR, Wong AY, Lin YH (1972) The effect of suxamethonium on the intragastric pressure in infants and children. Br J Anaesth 44:166
70. Schneider MJ, Stirt JA, Finholt DA (1986) Atracurium, vecuronium and intraocular pressure in humans. Anesth Analg 65:877
71. Schwarz S, Illias W, Lackner F, Mayrhofer O, Foldes FF (1985) Rapid tracheal intubation with vecuronium: The priming principle. Anesthesiology 62:388
72. Scott RPF, Savarese JJ (1985) The cardiovascular and autonomic effects of neuromuscular blocking agents. In: Katz RL (ed) Muscle relaxants. Grune & Stratton, Orlando San Diego New York London Toronto Montreal Sydney Tokyo, p 117
73. Sosis M, Marr AT, Larijani GE, Vekeman D (1986) Priming with atracurium – a clinical trial. Anesth Analg 65:S1
74. Standaert FG (1985) Donuts and holes: molecules and muscle relaxants. In: Katz RL (ed) Muscle relaxants. Grune & Stratton, Orlando San Diego New York London Toronto Montreal Sydney Tokyo, p1
75. Stead AL (1955) The response of the newborn infants to muscle relaxants. Br J Anaesth 27:124
76. Steward DJ (1985) Neuromuscular blocking drugs. In: Steward DJ (ed) Manual of pediatric anesthesia. Churchill Livingstone, New York Edinburgh London Melbourne, p 44
77. Wood M (1982) Neuromuscular blocking agents. In: Wood M, Wood AJ (eds) Drugs and anesthesia: Pharmacology for anesthesiologists. Williams & Williams, Baltimore London, p 299

7.4 Diskussion

Frage: Wie beeinflußt die Unstirred-layer-Phase die Bioverfügbarkeit von Pharmaka insbesondere bei Neugeborenen und jungen Säuglingen?

Antwort: Die Dicke der Unstirred-layer-Phase, eine dem Darmepithel unmittelbar anlagernde ionenarme laminare Wasserschicht, nimmt mit zunehmendem Alter ab. Bei Neugeborenen und jungen Säuglingen stellt sie die eigentliche Barriere für den Durchtritt von lipophilen Pharmaka dar. Damit wird die Bioverfügbarkeit oral verabreichter Medikamente, wie z. B. Antibiotika, eingeschränkt.

Frage: Was bedeutet diese physiologische Einschränkung der Bioverfügbarkeit in der Praxis?

Antwort: Bei einem steilen Anstieg der Dosis-Wirkungs-Kurve eines Pharmakons mit geringer therapeutischer Breite, wie z. B. ein Digitalispräparat, führt eine kleine Dosisänderung bereits zu relevanten Wirkungsverlusten. Bei einer flach verlaufenden Dosis-Wirkungs-Kurve dagegen führt eine gleiche Dosisveränderung zu einem relativ kleineren Wirkungsverlust. Eine Kompensation der eingeschränkten Bioverfügbarkeit beim Neugeborenen und jungen Säugling ist also nur bei Präparaten mit großer therapeutischer Breite möglich.

Frage: Existiert eine Korrelation zwischen der Dicke des Unstirred layer und dem Extrazellulärvolumen bzw. dem Hydratationsstatus des Patienten?

Antwort: Theoretisch ist es nicht auszuschließen, daß eine Vergrößerung oder Verkleinerung des Extrazellulärraums zu einer Verminderung oder Verstärkung der Bioverfügbarkeit von enteral applizierten Pharmaka führen, die praktische Relevanz erreichen kann. Bei chronischen Darmerkrankungen, z. B. bei Zöliakie, ist die Unstirred layer physiologischerweise nur halb so groß, Antibiotika werden nachweislich rascher und vollständiger resorbiert.

Frage: Welche Rolle spielt der relativ hohe pH-Wert des Magensaftes bei Neugeborenen und jungen Säuglingen für die Resorption?

Antwort: Da der Dünndarm im Regelfall der Ort der Resorption ist, hat der veränderte Magen-pH-Wert kaum klinische Relevanz. Bei Pharmaka, die rückresorbiert oder in den Magen sezerniert werden, muß die altersabhängige Physiologie des Magensaftes beachtet werden, wobei sich nach den ersten 4 Lebenswochen der pH-Wert des Magens an Erwachsenenwerte angeglichen hat.

Frage: Wie ist die Metabolisierungs- und Ausscheidungsfunktion von extremen Frühgeborenen im Vergleich zu einem reifen Neugeborenen einzuschätzen?

Antwort: Frühgeborene haben entsprechend ihrem Gestationsalter quantitativ und qualitativ verminderte Metabolisierungs- und Ausscheidungsfunktionen. Diese werden dem Lebensalter entsprechend proportional adaptiert, so daß Frühgeborene rascher aufholen, aber doch lange Zeit noch defizitär gegenüber gleichaltrigen reifen Neugeborenen sind. Die Oxidationsreaktionen entwickeln sich hierbei relativ schnell, die Konjugationsreaktionen dagegen langsamer.

Frage: Wäre es in der Praxis möglich, aufgrund bekannter pharmakokinetischer Modelle eine Narkose zu steuern?

Antwort: Derjenige, der ein 4-Kompartiment-Modell, das sich eben noch rechnen läßt, zur Steuerung einer Narkose einsetzen würde, begeht eine so grobe Vereinfachung der tatsächlichen Zusammenhänge, daß es leichtfertig wäre, eine Narkose damit zu steuern. Die beobachtete Wirkung eines Pharmakons direkt am Patienten ist die derzeit einzig sinnvolle Möglichkeit, die Narkose zu steuern. Darüber hinaus läßt sich die Wirkung rezeptorspezifischer Substanzen durch Plasmaspiegelmessungen in aller Regel nicht erfassen.

Frage: Ergeben sich Unterschiede bei den Verteilungsvolumina stark lipophiler Anästhetika durch den unterschiedlichen Wasser- und Fettgehalt des Neugeborenen und jungen Säuglings im Vergleich zum älteren Kind?

Antwort: Bei Neugeborenen und jungen Säuglingen spielt weniger die Verteilung von Fett- und Muskelgewebe, sondern vielmehr die Eiweißbindung eine Rolle. Hier können kleine Veränderungen an der Eiweißbindung schon bereits erhebliche Änderungen des Shifts in das zentrale Nervensystem bedeuten. Die altersunterschiedliche Albuminbindung kann durch endogene Substrate, wie z. B. Bilirubin und mütterliche Hormone erheblich beeinflußt werden. Hat eine Substanz eine hohe Eiweißbindung, so hat dies in den ersten Lebenswochen Konsequenzen für die Dosierung.

Frage: Ist es für die klinische Praxis empfehlenswert, bei Früh- und Neugeborenen vor einer Narkose den Albuminspiegel zu bestimmen?

Antwort: Sehr unreife Frühgeborene haben bei normalem Gesamteiweiß niedrige Albuminspiegel, die Ausdruck der geringen Eigensyntheseleistung sind. Die Kenntnis des Albuminspiegels ist zwar informativ, es kann daraus aber nicht eine generelle Dosisreduktion abgeleitet werden. Relevant ist dieses Phänomen bei der Gabe mehrerer gleichzeitig verabreichter Pharmaka, die eine ausgeprägte Albuminbindung haben.

Frage: Ist es sinnvoll, einen niedrigen Albuminspiegel bei Früh- und Neugeborenen durch Albumingabe anzuheben?

Antwort: Neugeborene haben einen relativ hohen Albumingehalt in ihrem physiologisch großen Extrazellulärraum, d.h. das gesamte rasch mobilisierbare Albumin bei kleinen Frühgeborenen mit einem sehr niedrigen Serumwert ist – relativ zur Körpermasse – keineswegs geringer als beim Erwachsenen. Wird bei

Frühgeborenen bis zu 1g/kg/Tag Albumin gegeben, so steigt der Serumspiegel nur um 0,2–0,3 g/l an, das übrige Albumin verteilt sich im Extrazellulärraum und bindet damit Wasser, z. B. im Lungeninterstitium. Dies kann zu einer Beeinträchtigung der Lungenfunktion bzw. zu einer verlängerten Beatmungsdauer führen. Die Fähigkeit der Membranen, in der perinatalen Periode Makromoleküle aktiv aufzunehmen, wird ja auch bei der gastrointestinalen Aufnahme von Immunglobulinen mit der Muttermilch ausgenützt. Die Gabe von markiertem Albumin führt bei einem gesunden Neugeborenen zu einer Elimination von 20% in der ersten Stunde, beim Erwachsenen von etwa 5%. Die hohe Eliminationsrate markierten Albumins bedeutet aber nicht einen Eiweißverlust, sondern lediglich eine schnelle Verteilung im gesamten extrazellulären Raum. Beim Frühgeborenen von 1000 g macht das rasch mobilisierbare Albumin 80% aus, das intravasale Albumin etwa 20%. Beim Erwachsenen liegen die Vergleichswerte bei 50% extrazellulärem zu 50% intravasalem Albumin. Die schnelle Verteilung von Albumin beim Neugeborenen ist also kein pathologischer Prozeß, sondern eine gesteigerte Eliminationsrate aus dem intravasalen Raum. Besteht dagegen beim Neugeborenen eine Erkrankung mit gesteigerter Permeabilität, wie z. B. Gastroschisis, eine große Omphalozele oder eine nekrotisierende Enterokolitis, dann kann die stündliche Eliminationsrate für zugeführtes Albumin von 20 auf 40% ansteigen, beim Erwachsenen dagegen lediglich von 5 auf ca. 10%.

Frage: Soll bei Neugeborenen nach Kilogramm Körpergewicht oder nach Körperoberfläche dosiert werden?

Antwort: Die Oberflächenregel stimmt nur für das normalgewichtige reife Neugeborene. Sie ist bis zu einer Körperoberfläche von 0,2 qm fraglich, was sich z. B. im Bezugsparameter der Kreatininclearance niederschlägt, und sie wird um so fraglicher, je mehr disproportioniert das Kind ist. Die Dosierung nach Körperoberfläche hat sich für all diejenigen Substanzen bewährt, die sich, wie z. B. die Antibiotika, im extrazellulären Flüssigkeitsvolumen verteilen und ausschließlich renal eliminiert werden. Rezeptorspezifische Pharmaka dagegen, wie z. B. Substanzen mit einer hohen Affinität zum zentralen Nervensystem, werden am besten nach dem Körpergewicht dosiert.

Frage: Ist zur routinemäßigen Überwachung der Apnoetherapie die Theophyllinspiegelmessung bei einem Neugeborenen notwendig?

Antwort: Je unreifer ein Neonat ist, desto resistenter ist er gegenüber den ZNS-Nebenwirkungen von Theophyllin. Beachtet werden muß die forcierte Diurese durch Steigerung der Herzfrequenz mit Polyurie, darüber hinaus Hypoglykämie und Hypokalzämie. Problematisch kann der Metabolit Koffein werden, der bis zu 50% des Theophyllinspiegels ausmachen und zu den ZNS-Nebenwirkungen beitragen kann. Eine Kontrolle ist nur erforderlich, wenn ein Kind auf die normale Dosis nicht anspricht oder wenn es durch klinische Parameter, z. B. Zittrigkeit, Elektrolytstörungen oder Tachykardie, auffällt.

Antwort Versmold: Wir halten Theophyllinspiegelmessungen generell für erforderlich.

Frage: Welche klinische Wertigkeit besitzt die Auswirkung von Halothan auf die immunologischen Funktionen der Monozyten in der Lunge, z. B. bei Kindern mit bronchopulmonaler Dysplasie?

Antwort: Der immunsuppressive Effekt von Halothan ist durch In-vitro-Untersuchungen experimentell belegt. Die Defekte sind nachweisbar, solange die betreffenden Zellen und Strukturen mit Narkosemittelkonzentrationen imprägniert sind, sie überdauern aber praktisch nicht die Narkose, so daß diese Überlegung keine Auswirkung auf die Auswahl des Narkoseverfahrens haben sollte.

Frage: Die Wirkung der Inhalationsnarkotika kann als eine Verstärkung der Wirkung körpereigener inhibitorischer Prozesse interpretiert werden. Um welche Prozesse handelt es sich? Ist es möglich, mit Hilfe eines GABA-Antagonisten oder eines Benzodiazepinantagonisten Patienten in der postoperativen Phase nach Inhalationsnarkosen schneller aufwachen zu lassen?

Antwort: Bei der Narkosewirkung bzw. Narkosetheorie ist der entscheidende Effekt die Blockierung oder die Hemmung von Nervenimpulsen im ZNS durch eine physikalische Veränderung von Membranen, bedingt durch die Einlagerung von Inhalationsnarkosemitteln. Effekte an GABA-ergen Rezeptoren und Opiatrezeptoren sind möglicherweise vorhanden, aber sicher nicht entscheidend, so daß eine Antagonisierung einer Inhalationsnarkose mit GABA-Antagonisten nicht weit führen wird.

Frage: Die MAC-Werte bei Säuglingen liegen deutlich höher als in allen anderen Altersgruppen. Sind dementsprechend die Nebenwirkungen, z. B. die Erhöhung des intrakraniellen Druckes, von besonderer Bedeutung?

Antwort: Die Erhöhung des intrakraniellen Druckes entsteht durch rasche Anflutung des Inhalationsnarkotikums und tritt bei einschleichender Dosierung - soweit es untersucht worden ist - nicht auf. Als Modellvorstellung gilt, daß der venöse Abfluß in seinem Kaliber konstant ist, während der arterioläre Widerstand im zerebralen Kreislauf durch das Inhalationsnarkotikum absinkt und damit zu einer intrakraniellen Druckerhöhung führen kann. Beim 6monatigen Säugling, der den höchsten MAC-Wert aufweist, hat das wahrscheinlich schon deshalb keine große Bedeutung, weil der Schädel noch dehnbar ist. Sofern es sich nicht um Kinder mit bereits primär erhöhtem intrakraniellen Druck handelt, ist das Problem der intrakraniellen Druckerhöhung in der Säuglingsanästhesie nicht so relevant wie in anderen Altersgruppen.

Frage: Die Herz-Kreislauf-Wirkungen der Inhalationsnarkotika sind MAC-abhängig. Gibt es für die Gruppe der Neugeborenen und Säuglinge außer der Messung der Herzfrequenz und des Blutdrucks detailliertere Untersuchungen über die Auswirkungen der Inhalationsnarkotika auf das Herzzeitvolumen?

Antwort: Herzzeitvolumenmessungen wurden von Rudolph an fetalen und neugeborenen Lämmern durchgeführt. Hierbei ergab sich eine relativ gute Korrelation zwischen Herzfrequenz und Herzzeitvolumen, d. h. eine Steigerung des Schlagvolumens ist bei Neugeborenen in geringerem Ausmaß möglich als beim Erwachsenen. Daraus folgt, daß eine Bradykardie beim Neugeborenen oder Frühgeborenen ernster zu bewerten sei als beim älteren Patienten. In neuerer

Zeit sind eine Reihe von Publikationen erschienen, bei denen Herzzeitvolumina bei menschlichen Feten echokardiographisch gemessen wurden. Überraschenderweise zeigte sich, daß Feten intrauterin über eine große Spannbreite von Herzfrequenzen (von 100–200/min) ihr Herzzeitvolumen völlig konstant halten können, so daß man davon ausgehen muß, daß der Frank-Starling-Mechanismus bei diesen Kindern funktioniert. Die Korrelation von Herzfrequenz und ausreichendem Herzzeitvolumen wird weiter durch die Tatsache relativiert, daß sie nur bei Normo- bzw. Hypervolämie gilt. Besteht ein Volumenmangel, so kann auch eine hohe Herzfrequenz nicht automatisch ein ausreichendes Herzzeitvolumen garantieren.

Frage: Welches Inhalationsanästhetikum ist bezüglich seiner Herz-Kreislauf-Nebenwirkungen für Neugeborene und Säuglinge besonders empfehlenswert?

Antwort: Gregory hat festgestellt, daß die Herz-Kreislauf-Depression bei Enfluran und Halothan im Neugeborenenalter etwa gleich groß ist. Dabei kommt es unter Halothan nach anfänglicher Bradykardie nach etwa 10–20 min zu einem Wiederanstieg der Herzfrequenz, bei Enfluran dagegen nicht. Den bradykarden Reaktionen von Inhalationsanästhetika muß in dieser Altersgruppe mit Atropin begegnet werden. Störend beim Einsatz von Enfluran sind die ZNS-Exzitationssymptome. Isofluran zeigt im Erwachsenenalter durch seine vasodilatierende Wirkung eine geringere Abnahme des Herzzeitvolumens im Gegensatz zu Halothan und Enfluran. Im Neugeborenenalter ist allerdings der stärkere Abfall des mittleren arteriellen Druckes in die Überlegungen einzubeziehen.

Frage: Wie hoch ist die Aussagekraft der MAC-Konzentration im exspiratorischen Schenkel?

Antwort: Die MAC-Konzentration, die im exspiratorischen Schenkel gemessen wird, sagt nichts über den Anteil der aufgenommenen Narkotikamenge in der Peripherie am Wirkort aus. Ein bestehender Shunt beeinträchtigt weiterhin die Aussagekraft dieses Wertes. Trotz dieser Einschränkungen gibt es derzeit keinen besseren Meßwert.

Frage: Wie beeinflussen Inhalationsnarkotika die spontane Ventilation?

Antwort: Eine Reduktion des Atemminutenvolumens ist bei Halothan, Enfluran und Isofluran in etwa gleichem Ausmaß vorhanden und liegt bei etwa 40–50%. Säuglinge bis zu 6 kg KG zeigen eine Reduktion, Kinder über 6 kg KG dagegen eine Steigerung der Atemfrequenz. Anhand von pCO_2-Werten und pH-Wert konnte gezeigt werden, daß Neugeborene und kleine Säuglinge ihre alveoläre Ventilation besser aufrechterhalten können als ältere Kinder. Eine Hyperkapnie unter Spontanatmung ist bei Neugeborenen und jungen Säuglingen unter Inhalationsnarkose folglich zwar weniger ausgeprägt, trotzdem sollte in jedem Fall eine assistierte bzw. kontrollierte Beatmung bei Einsatz von Inhalationsnarkotika durchgeführt werden.

Frage: Ist unter dem Eindruck der neueren Berichte über die Hepatotoxizität von Halothan der Einsatz dieses Inhalationsnarkotikums in der Gruppe der Neugeborenen und Säuglinge weiterhin gerechtfertigt?

Antwort: Von der praktischen Handhabung bei der Maskeneinleitung mit nahezu fehlender Reizung der Atemwege ist Halothan günstiger als Enfluran und Isofluran. Die Frequenz von Leberreaktionen 1:82000 berechtigt derzeit nicht, Halothan aus der Säuglings- und Kinderanästhesie zu eliminieren, zumal kein anderes Narkotikum in dieser Altersgruppe eine ähnliche Anwendungsfrequenz gefunden hat. Es ist sicher unrichtig, Halothan in der Kinderanästhesie als völlig ungefährlich anzusehen, wie der Nachweis spezifischer Antikörper gegen halothanveränderte Kaninchenhepatozyten bei einem Säugling mit 7 Halothannarkosen in Folge gezeigt hat. Für häufige Wiederholungsnarkosen sollte man also alternative Narkoseverfahren in Betracht ziehen.

Frage: Ist die Verwendung von Succinylcholin zur Intubation trotz seiner Nebenwirkungen heutzutage noch gerechtfertigt, wo neuere, kurzwirksame Relaxanzien zur Verfügung stehen?

Antwort: Substanzen, die ähnlich schnell und ähnlich kurz wirken sollen wie Succinylcholin, sind in der Entwicklung, wie z.B. das mittlerweile in klinischer Prüfung befindliche BW1090U. Ob es tatsächlich so schnell wirkt wie Succinylcholin, ist noch nicht klar; möglicherweise kommt es nahe heran, die Anschlagszeit und die Wirkdauer scheinen trotz allem doch etwas länger zu sein. Kommt es in der klinischen Praxis darauf an, möglichst schnell und möglichst kurz zu relaxieren, so ist auch heute Succinylcholin das Mittel der Wahl.

Frage: Ist eine Relaxierung zur Intubation eines Neugeborenen überhaupt notwendig?

Antwort: Abgesehen von Notsituationen im Neonatalbereich wird heutzutage bei gesunden Neugeborenen und Säuglingen eine Sedation und Relaxierung zur atraumatischen Intubation empfohlen. Untersuchungen von Peabody haben gezeigt, daß wache Intubationen ganz erhebliche Blutdruck- und Hirndruckanstiege zur Folge hatten, die zu Hirnblutungen führen können. Dabei ist darauf zu achten, daß die Neugeborenen zuerst sediert und dann relaxiert werden. Mit Relaxierung läßt sich eine Intubation, besonders im Neugeborenen- und Säuglingsalter sicherlich atraumatischer gestalten. Die Wahl des Relaxans hängt hierbei von der gewünschten Anschlagszeit, der Wirkdauer und dem weiteren Therapiemanagement ab.

Frage: Welche Vorteile besitzt Atracurium bei Neugeborenen und Säuglingen?

Antwort: Atracurium besitzt als derzeit einziges Relaxans eine organunabhängige Elimination durch den spontanen Zerfall, nämlich die Hofmann-Elimination, die bei der Organunreife von Neugeborenen und jungen Säuglingen wünschenswert wäre. Nachteilig ist hierbei die Bildung potentiell toxischer Metaboliten, Laudanosin und Monoacrylat, über deren Wirkungen im Kindesalter wenig bekannt ist. Laudanosin kann zerebrale Krämpfe auslösen, wird renal ausgeschieden und kann bei Niereninsuffizienz in toxische Bereiche ansteigen. Nachteilig ist darüber hinaus die dosisabhängige Histaminliberation, die zusätzlich von der Injektionsgeschwindigkeit und von der Gabe anderer histaminliberierender Medikamente, wie z.B. den Barbituraten, abhängt. Auch wenn Kinder vermutlich weniger Histamin liberieren als Erwachsene und die kardiovaskulären Nebenwirkungen relativ gering veranschlagt werden, so können sie doch eine potentielle Gefahr darstellen. Ein Vorteil des Einsatzes von Atracurium bei Neugeborenen und Säuglingen liegt darin, daß die Wirkungszeit um ⅓ bis zur Hälfte kürzer ist als bei Vecuronium, so daß es sich für kurze Eingriffe anbietet.

Frage: Gibt es eine Untersuchung, in der unter anästhesiologischen Bedingungen die Laudanosinspiegel so hoch gewesen sind, daß sie im toxischen Bereich lagen und Symptome auftraten?

Antwort: Charple (1987, Br J Anästh 59:218) hat Toxizitätsuntersuchungen am Tier gemacht und die Laudanosinspiegel gemessen, die zu neurologischen und kardiovaskulären Nebenwirkungen führen. In einem Editorial von Agoston und Langrehr (1984, Anästhesist 33:539) wird eine persönliche Mitteilung von R.D. Müller zitiert, der nach einer Einzeldosis Atracurium relevante Laudanosinspiegel gemessen hat. YATE et al. (1987, Br J Anaesth 59:211) haben nach Dauerinfusion von Atracurium erhöhte Laudanosinspiegel, die aber keine klinischen Symptome verursachen, gemessen.

8 Opiate

8.1 Theoretische Grundlagen der Opioidanwendung im Neugeborenen- und Säuglingsalter

E. Freye

Bei der Anwendung von Opioiden im Neugeborenen- und Säuglingsalter muß mit einigen zum Erwachsenen unterschiedlichen pharmakodynamischen Reaktionen gerechnet werden. Obwohl die Opioide auch in den frühen Lebenstagen mit selektiven Bindestellen an den Schaltstellen von Nervenleitungen interagieren, so weist doch das ZNS, was die Anzahl der Aufzweigungen und die Gesamtlänge der Dendriten betrifft, geringere Werte auf (Abb. 1; Tabelle 1). Da letzlich jedoch erst die Bindung am Rezeptor zur Auslösung von Effekten führt und die Anzahl der Opiatrezeptoren aufgrund der verminderten Synapsenanzahl

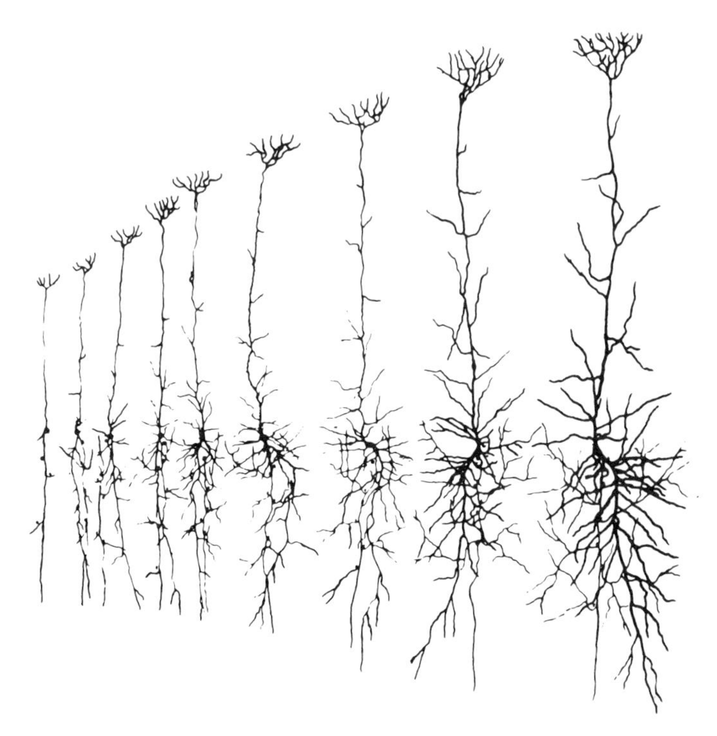

Abb. 1. Die Ontogenese fusiformer Zellen des ZNS beim Menschen. Während die erste Zelle *(links)* die Aufzweigungen bei einem 2jährigen Kind repräsentiert, stellt die letzte Zelle *(rechts)* die synzytiale Verzweigung einer Nervenzelle bei einem Erwachsenen dar. (Nach [13])

Tabelle 1. Einige neuronale Parameter während der postnatalen Entwicklung menschlichen Kortexgewebes (mittlere Frontalfurche). (Nach [13])

	Neugeboren	6 Monate	24 Monate	Erwachsen
Anzahl der Verzweigungen von Dendriten (n)	3,1	15,6	16,7	40,8
Gesamtlänge der Dendriten (μ)	203	2367	3259	6836

um ein Vielfaches geringer ist, werden auch unterschiedliche Effekte nach Opioidgabe zu erwarten sein.

So ist in den vergangenen Jahren die Vermutung bestätigt worden, daß im ZNS nicht nur ein Rezeptortyp für Opioide, sondern unterschiedliche Opiatrezeptorsubpopulationen existieren [20], die, wenn man Untersuchungen vom Tier auf den Menschen überträgt, viele der verschiedenen durch die Substanzgruppe ausgelösten Phänomene erklären helfen (Abb. 2). So interagieren die in der Klinik oft verwendeten Agonisten wie Morphin, Fentanyl und Alfentanil, die eine sehr tiefe Analgesie, jedoch auch eine ausgeprägte Atemdepression sowie Suchtentwicklung induzieren, mit dem sog. μ-Rezeptor. Der κ-Rezeptor dagegen, mit dem als klassischer Ligand das Ketazocin (Ketocyclazocin) sehr gut bindet, löst primär Sedierung und eine nur geringe Atemdepression aus. Gebräuchliche Substanzen aus der Klinik, die mit dem κ-Rezeptor interagieren, sind Pentazocin (Fortral) und Nalbuphin (Nubain). Neben der differenten Rezeptorbindung sollen die unterschiedlichen Effekte auch dadurch bedingt sein, daß κ-spezifische Bindestellen z. B. sehr dicht in der Lamina VI des Kortex angereichert sind. Die μ-Rezeptoren dagegen finden sich u. a. hauptsächlich im Hirnstamm (Tabelle 2),

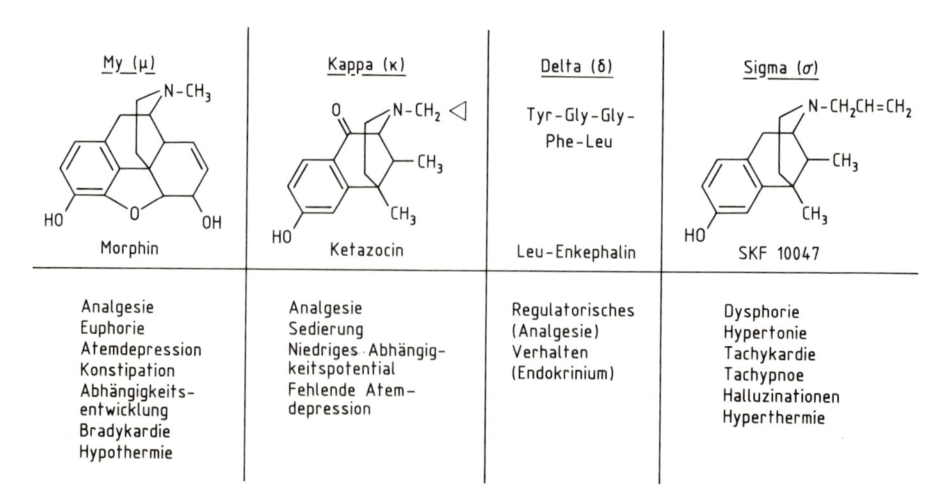

Abb. 2. Die verschiedenen Prototypen von Opiatrezeptoren *(oben)* und die durch sie ausgelösten Effekte *(unten)*

Tabelle 2. Die unterschiedliche Verteilungsdichte der verschiedenen Opiatrezeptorsubpopulationen im Gehirn des Menschen. Die Rezeptordichte ist durch Kreuze angezeigt: ++++ sehr dicht, +++ dicht, ++ mäßig dicht, + niedrige Dichte, (+) sehr niedrige Dichte, *0* keine Opiatrezeptoren. (Nach [11])

Region	Opiatrezeptortyp		
	μ, δ, κ	μ	κ
Hirnstamm			
Area tegmentalis ventralis	++++	++++	0
Griseum centrale mesencephali	++++	+++	+
Griseum pontis	+	0	(+)
Inferior colliculus	+++	+++	0
Nucleus cuneiformis	++	0	+
Nucleus interpeduncularis	++++	++++	0
Nucleus raphe dorsalis	+++	++	+
Nucleus trochlearis	+++	+	(+)
Superior colliculus	+	+	0
Substantia nigra	+	0	+
Kleinhirnrinde			
Molekularschicht	++++	++	++
Granuläre Schicht	++	+	+
Neocortex			
Laminae I–V	+++	++	+
Lamina VI	++++	+	+++
Hippocampus			
Gyrus dentatus	++	++	0
Stratum lacunosum moleculare	+++	(+)	++
Subiculum	+	(+)	+

wo sie durch die enge Nachbarschaft zu den atem- und kreislaufregulatorischen Zentren eine nach μ-Liganden öfters zu beobachtende Bradykardie und Atemdepression vermitteln. Die κ-Liganden haben aufgrund der Bindung im Kortex hauptsächlich Sedierung zur Folge [7]. Eine weitere Rezeptorgruppe, die σ-Bindestellen, mit denen besonders gut das Opioid SKF 10.047 (N-ally-Normetazocin), aber auch Phencyclidin und Ketamin binden [15], führen hauptsächlich zu exzitativen Phänomenen mit Tachykardie, Hypertonie, Tachypnoe und Dysphorie. Ihre hauptsächlichsten Bindeorte sind sowohl kortikale Hirnbereiche als auch das limbische System [15]. Einer vierten Gruppe, den δ-Rezeptoren, wird primär eine Bindung mit den endogenen Opioiden, den Enkephalinen nachgewiesen. Letztere sind besonders in der Hypophyse, im Hypothalamus und den Hirnstammganglien angereichert [8, 17]. Die endogenen Opioide haben ihre primäre Aufgabe in der Verarbeitung von Schmerzafferenzen; sie regeln jedoch auch die Sekretion von Hormonen aus der Hypophyse und sollen eine entscheidende Rolle bei dem Suchtverhalten des Individuums spielen [8, 10].

Von praktischer Relevanz ist nun die Frage, ob schon das Neugeborene bzw. der Säugling eine solche Differenzierung der Opioidbindestellen aufweist und ob sich hieraus ein unterschiedliches Verhalten nach Opioidgabe ableiten läßt.

Da Untersuchungen beim Säugling und Neugeborenen bezüglich der Opioidrezeptorverteilung und ihrer Differenzierung nicht vorliegen, müssen zur Klärung solcher Fragestellungen Tierstudien herangezogen werden. Mit Hilfe sog. Bindungs- und Verdrängungsstudien kann rückgeschlossen werden, ob im ZNS des Neugeborenen schon unterschiedliche Bindestellen vorliegen, in welchem Verhältnis sie zueinander liegen bzw. wann ihre Enddifferenzierung erfolgt.

Als relativ selektiver Ligand für den μ-Rezeptor wird bei solchen Untersuchungen das Morphin bzw. Naloxon verwendet. Beide Pharmaka weisen eine Bindungspräferenz für diese Rezeptorgruppe auf. Für den κ-Rezeptor wird das Ketozyclazocin als typischer Ligand eingesetzt, während für den δ-Rezeptor der endogene Ligand D-Ala-D-Leuenkephalin (DADL) herangezogen wird. Für den σ-Rezeptor gilt als typischer Ligand der Benzomorphanabkömmling N-Allylnormetazocin (SKF 10.047).

Wie aus der Tabelle 3 zu entnehmen ist, haben die verschiedenen Opioide auch unterschiedliche Verdrängungscharakteristika. Zur 50%-Verdrängung eines radioaktiv markierten Liganden müssen unterschiedliche Konzentrationen (nmol) des zu untersuchenden Opioids dem Hirnhomogenat zugesetzt werden. Je geringer die zur Verdrängung notwendige Konzentration, desto spezifischer die jeweilige Rezeptorinteraktion. Hohe Dosen eines Opioids, die zur Verdrängung notwendig sind, weisen auf eine geringe Rezeptorinteraktion hin.

So demonstrieren die Untersuchungen von Coyle u. Pert [4] in den ersten 14 Tagen der Gestation keine Opioidrezeptorbindung. Demgegenüber ist die letzte Woche der Gestation durch eine rapide Zunahme an Opioidbindestellen um das 200fache charakterisiert, ein Effekt, der durch die zunehmende spezifische Bin-

Tabelle 3. Die aufgrund von Verdrängungsstudien an Hirnhomogenaten vorherrschende spezifische Bindung von Opioiden mit einer Rezeptorpopulation, was sich letztlich im klinischen Effekt manifestiert. (Nach [14])

Pharmakon[a]	K_i [nmol] μ	δ	κ	σ	Quotient σ/κ
Morphin (μ)	38	510	1900	>100000	>2600
DADL-Enkephalin (δ)	150	1,8	>10000	>100000	-
(−)-Ethylketocyclazocin (κ)	2,3	5,1	2,2	19000	8600
(+)-Ethylketocyclazocin	2500	>10000	1600	55	0,034[a]
(−)-SKF 10,047	3,0	15	4,7	1800	380
(+)-SKF 10,047 (σ)	1880	19000	1600	48	0,03[a]
Nalbuphin	6,3	163	66	>100000	>1500
(±)-Pentazocin	39	467	87	18	0,21[a]
(±)-Cyclazocin	0,45	6,3	5,9	36	6,1[a]
(±)-Bremazocin	0,90	2,8	0,67	195	290[a]
(±)-Butorphanol	1,7	13	7,4	2300	310[a]
Buprenorphin	0,77	2,2	1,1	>100000	>91000
Naloxon	1,1	16	12	>1000000	>83000
Naltrexon	0,46	9,4	6,5	>100000	>15000

[a] Substanzen mit einem hohen psychotomimetischen Potential.

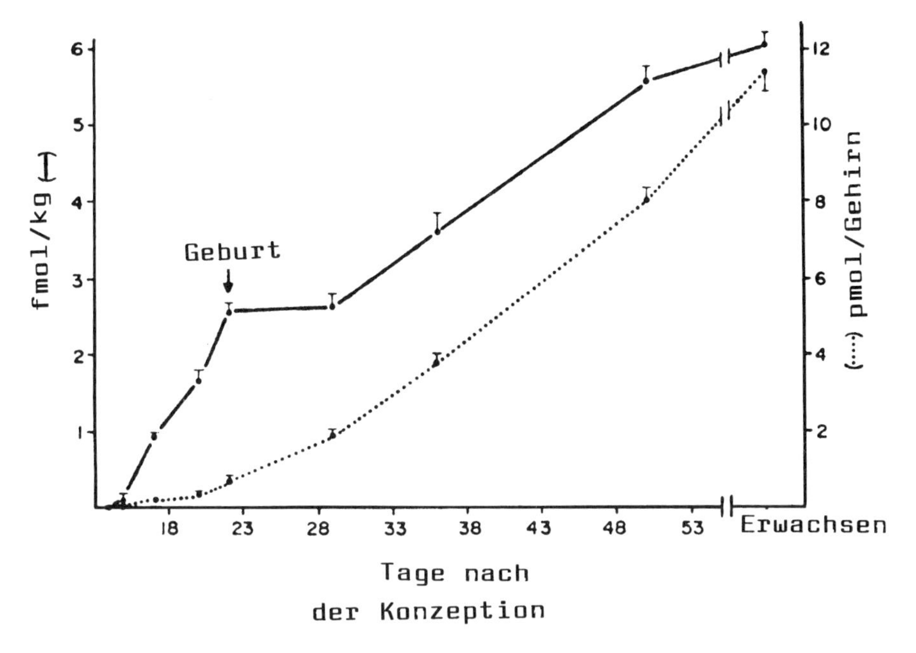

Abb. 3. Die stereospezifische Bindung von ^{3}H-Naloxon im sich entwickelnden Rattengehirn. (Nach [4])

dung von Naloxon dargestellt wird (Abb. 3). Bei der Geburt beträgt die Gesamtzahl der Opioidrezeptoren etwa 40% von denen eines erwachsenen Tieres; d. h. auch nach der Geburt kommt es noch zu einer Zunahme von Opioidbindestellen um das 16fache, eine Entwicklung, die erst mit dem Erwachsenenalter abgeschlossen ist.

Besonders weist jedoch die regionale Zunahme der Opioidbindestellen im ZNS einen Unterschied auf, was auf mögliche klinische Auswirkungen hindeutet. So ist die Medulla-Pons-Region, d. h. der kaudale Anteil des ZNS im Vergleich zu den mehr rostralwärts gelegenen Regionen, schon während der Geburt durch relativ mehr Opiatrezeptoren charakterisiert (Tabelle 4).

Tabelle 4. Die regionale Verteilungsdichte von Opiatrezeptoren bei neugeborenen und erwachsenen Ratten (fmol/mg Feuchtgewicht)

Region	Neugeboren	Erwachsen	Zunahme Erwachsen/Neugeboren
Parietaler Kortex	1,0	7,12	6,86
Hippocampus	1,3	10,73	8,25
Striatum	7,4	22,4	3,0
Mesenzephalon-Thalamus	3,7	23,3	6,38
Hypothalamus	5,4	20,7	3,85
Medulla-Pons	3,9	10,5	2,67

Die rostralwärts gelegenen Regionen, wie der Hippocampus und der Kortex, erfahren bis zum Erwachsenenalter eine 7- bzw. 8fache Zunahme an Opiatrezeptoren. Dem steht eine nur 2,7fache Zunahme an Opiatrezeptoren in der Medulla-Pons-Region gegenüber. Diese unterschiedliche Zunahme steht in enger Übereinstimmung mit neuroanatomischen, neurophysiologischen und neurochemischen Daten, die alle belegen, daß der kaudale Anteil des ZNS frühzeitiger eine Differenzierung erfährt als rostrale Hirnanteile [9]. Letzteres läßt auf eine höhere Empfänglichkeit der in der Ponsregion lokalisierten Strukturen schließen, wodurch sich die nach Opioidgabe ausgeprägte Atemdepression und Bradykardie erklären ließe.

Nun sind die Opioidbindestellen bezüglich ihrer Anzahl nach der Geburt mit 40% der des Erwachsenenalters schon weit entwickelt. Denn andere Rezeptorgruppen wie z. B. die cholinergen Rezeptoren weisen nur 10% ihrer endgültigen Anzahl auf, während die GABA-Rezeptoren nur 25% der Anzahl im Erwachsenenalter betragen [2, 3]. Diese Daten weisen auf eine Empfindlichkeit für Opioide schon vor der Geburt hin; Faktoren, die es zu berücksichtigen gilt, wenn eine Schwangere sich dem Methadonerhaltungsprogramm unterwirft bzw. wenn eine Heroinsüchtige schwanger wird.

Eine unterschiedlich schnelle Enddifferenzierung der beiden Opioidsubpopulationen μ und δ verdeutlicht Abb. 4. Hieraus wird ersichtlich, daß die Konzentration von Morphin, die notwendig ist, um 50% der spezifischen Bindung von DADL (δ-spezifisch) bzw. von Naloxone (μ-spezifisch) zu verdrängen, mit zunehmendem Alter für beide Rezeptorgruppen unterschiedlich verläuft. So ist in den ersten Lebenstagen die Verdrängung am δ-Rezeptor mit niedrigen Morphinkonzentrationen möglich. Die Daten ähneln der Verdrängung von Naloxon am

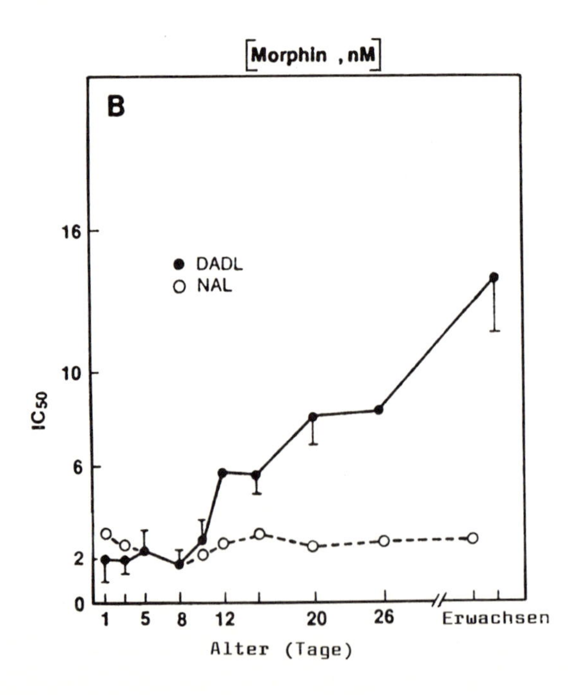

Abb. 4. Die Konzentration von Morphin (nmol) im Hirnhomogenat, die notwendig ist, um zu 50% (IC_{50}) die Bindung von D-Ala-D-Leuenkephalin *(DADL)* bzw. Naloxon *(NAL)* am Rezeptor aufzuheben. (Nach [19])

μ-Rezeptor. Morphin ist jedoch, was die Verdrängung am δ-Rezeptor betrifft, relativ unspezifisch. Mit einer zunehmenden Ausdifferenzierung setzt auch eine immer mehr spezifischere und damit festere Bindung von DADL am Rezeptor ein. Letzteres ist nur durch steigende Konzentrationen von Morphin aufzuheben. Ab dem 14. Lebenstag wird diese Differenzierung offenkundig, indem immer höhere Konzentrationen von Morphin zur Verdrängung notwendig werden. Die zur Verdrängung von Naloxon aufgewendeten Konzentrationen bleiben jedoch mit zunehmendem Alter konstant. Da erst durch eine *Interaktion beider Rezeptorpopulationen* μ und δ eine allosterische Konformationsänderung nach Opioidgabe und damit eine Analgesie ausgelöst werden kann [10, 12], ist theoretisch erst ab dem 14. Lebenstag eine durch synthetische Opioide induzierte Analgesie zu erreichen. Denn μ-Bindestellen sind sofort nach der Geburt vorhanden und bleiben im großen und ganzen bezüglich ihrer Anzahl mit zunehmendem Alter relativ konstant. Die δ-Rezeptoren dagegen erfahren erst später eine Differenzierung, die mit dem Erwachsenenalter abgeschlossen ist.

Eine Stützung erfahren diese Ergebnisse durch Arbeiten der Gruppe um Pasternak [21]. Zur Differenzierung von Analgesie und Atemdepression und deren Abhängigkeit vom Alter erhielten einmal 2 Tage alte und ein anderes Mal 14 Tage alte Ratten Morphin 5 mg/kg.

Bei den jüngeren Tieren induzierte das Opioid eine Atemdepression um 74% zum Ausgangswert, während eine Analgesie (geprüft mit dem tail-withdrawal-Reflex) nicht zu induzieren war. Die älteren Tiere dagegen wiesen unter der gleichen Dosis des Opioids eine 100%ige Analgesie und eine zum Ausgangswert 33%ige Atemdepression auf (Tabelle 5).

Diese Ergebnisse lassen den Schluß zu, daß auch beim Menschen das Neugeborene auf Opioide eher mit einer Atemdepression reagiert, die an Intensität und Dauer stärker als beim Erwachsenen in Erscheinung tritt. Eine tiefe Analgesie ist aufgrund der noch nicht vollständig ausgereiften δ-Rezeptoren durch Opioide nur ungenügend bzw. nur mit höheren Dosen als gewöhnlich zu erreichen. Das Kleinkind dagegen würde ein dem Erwachsenen angenähertes Verhalten auf Opioidgabe aufweisen; eine tiefe Analgesie ließe sich recht gut mit Opioiden erreichen.

Solche Ergebnisse sind von praktischer Relevanz, denn sie weisen auf die Eigenschaft der Opioide hin, beim Neonaten langfristig und intensiv eine Atemdepression zu induzieren. Ein solcher Effekt kann auch dann beobachtet werden, wenn eine Schwangere unter der Geburt Pethidin (Dolantin) zur Analgesie erhält. Die Ergebnisse anderer Autoren unterstreichen solche gelegentlichen Beob-

Tabelle 5. Atemfrequenz und Analgesie bei 2 und 14 Tage alten Ratten nach der Gabe von 5 mg/kg Morphin s.c. (Nach [21])

Alter	Atemfrequenz/min vorher	Atemfrequenz/min nachher	Abnahme [%]	Analgesie [%]
2 Tage	140	37	74	0
14 Tage	135	91	33	100

Tabelle 6. Endexspiratorische CO_2-Konzentration (%) und arterieller pO_2 (mm Hg) bei Neugeborenen, deren Mütter 10 mg Nalbuphin bzw. 100 mg Pethidin unter der Geburt erhalten hatten

Parameter	Minuten nach der Geburt	Nalbuphin	Pethidin
CO_2	1	4,63	6,08
CO_2	3	4,59	5,56
pO_2	5	35,8	50,8

achtungen, wo der Agonist-Antagonist Nalbuphin, der beim Erwachsenen durch eine marginale Atemdepression charakterisiert ist, unter der Geburt verabreicht, beim Neugeborenen zu einer Abnahme im arteriellen pO_2 führte (Tabelle 6).

Der gleichzeitige sedierende Effekt, der sich in einem zur Pethidingabe signifikant niedrigeren Apgarwert niederschlägt [18], ist bei Agonisten-Antagonisten vom Typ des Nalbuphins (Nubain) und des Pentazocins (Fortral) aufgrund einer Interaktion mit den κ-Rezeptoren zu erklären. Letztere sind, ähnlich wie die μ-Bindestellen, beim Neonaten schon zu 65% ausdifferenziert [21]. Somit wird von der Gruppe der gemischtwirkenden Agonisten-Antagonisten, deren analgetischer und sedativer Effekt hauptsächlich durch die κ-Bindestellen vermittelt wird, beim Neugeborenen eine starke Sedierung vermittelt werden.

Auch muß aufgrund der relativ zu den δ-Bindestellen vorherrschenden Dominanz von μ-Rezeptoren an eine durch diese Rezeptorgruppe ausgelöste muskuläre Rigidität gedacht werden (Abb. 5). Diese tritt besonders bei der raschen Injektion wirkstarker Opioide auf und schlägt sich in einer verminderten Compliance der Lunge nieder. Der Effekt wird zentral durch einen funktionellen

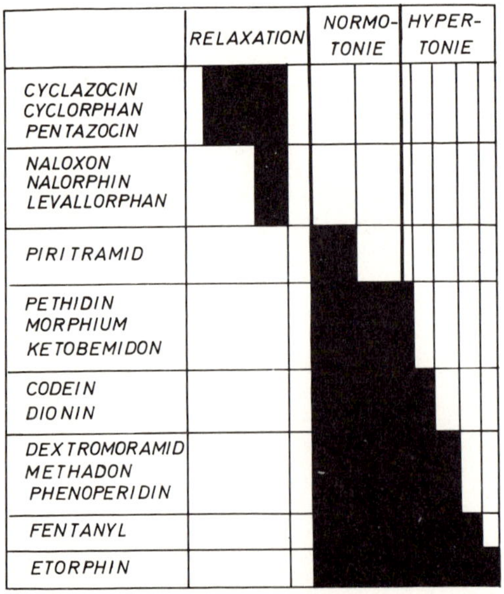

Abb. 5. Die Eigenschaft der Opioide, eine muskuläre Rigidität auszulösen, ist besonders bei den wirkstarken Pharmaka ausgeprägt. Hierbei macht auch Morphin keine Ausnahme, wenn es in hohen Dosen rasch injiziert wird. Eine Ausnahme stellen nur die reinen Antagonisten (Naloxon, Naltrexon) bzw. die gemischten Agonisten-Antagonisten (Pentazocin, Nalbuphin, Butorphanol) dar. (Nach Freye u. Hartung 1985 [5])

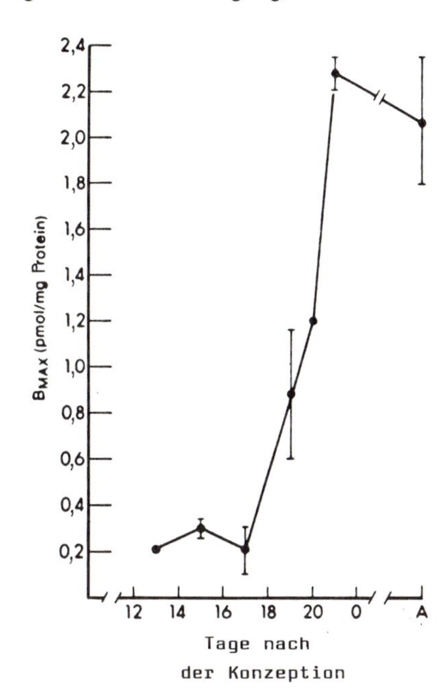

Abb. 6. Die zeitliche Entwicklung von σ-(^{3}H-Phencyclidin-)Bindungsstellen in Rattenhirnhomogenaten. (Nach [16])

Mangel von Dopamin mit einem daraus resultierenden Übergewicht von ACh im Nigro-striatalen System ausgelöst [6]. Da jedoch schon kleinste Dosen eines Muskelrelaxans diesen Effekt sofort durchbrechen können [6], kommt dieser Nebenwirkung der Opioide beim Neugeborenen eine mehr untergeordnete Bedeutung zu.

Abschließend soll die Entwicklung der σ-Bindestellen in der prä- und postnatalen Periode nachgegangen werden, einer Rezeptorgruppe, die möglicherweise eine zentrale Stellung in der emotionalen Verarbeitung von Reizen einnimmt [15]. Während vor dem 18. Gestationstag bei Ratten eine σ-PCP-stereospezifische Bindung (Phencyclidin wird als spezifischer Ligand verwendet) nicht nachweisbar ist, kommt es in den folgenden Schwangerschaftstagen zu einer stetigen Zunahme von σ-Rezeptoren [16]. Diese Zunahme erreicht kurz vor der Geburt ihr Maximum, um anschließend auf demselben Niveau zu bleiben (Abb. 6).

Über die genaue Bedeutung der im Gegensatz zu den anderen Rezeptorsubpopulationen frühen Ausdifferenzierung von σ-Bindestellen besteht momentan noch Unklarheit. Da diese Gruppe jedoch im frontalen Kortex und Hippocampus des Menschen eine dichte Anreicherung aufweist [15] kann auf eine Bedeutung bei der Gefühlsverarbeitung und bei der Speicherung von Empfindungen speziell beim Neugeborenen geschlossen werden.

Literatur

1. Akil H, Watson SJ, Young E (1984) Endogenous opioids: biology and function. Ann Rev Neurosci 7:223-255
2. Coyle JT, Campochiaro P (1976) Ontogenesis of dopaminergic-cholinergic interactions in the rat striatum: a neurochemical study. J Neurochem 27:673-678

3. Coyle JT, Enna SJ (1976) Neurochemical aspects of the ontogenesis of GABAergic neurons in the rat brain. Brain Res 1112:119–133
4. Coyle JT, Pert CB (1976) Ontogenetic development of (^{3}H)-naloxone binding in rat brain. Neuropharmacology 15:555–560
5. Freye E, Hartung E (1985) Opioide und ihre Antagonisten in der Anästhesiologie, 2. Aufl. Perimed, Erlangen
6. Freye E, Hartung E, Buhl R (1986) Die Lungencompliance wird beim Menschen durch die rasche Injektion von Alfentanil beeinträchtigt. Anaesthesist 35:543–546
7. Goodmann RR, Snyder SH (1982) Autoradiographic localisation of kappa opiate receptors to deep layers of the cerebral cortex may explain unique sedative and analgesic effects. Life Sci 31:1291–1294
8. Herz A (1981) Endorphine-körpereigenen Opiate. Dtsch Apoth Z 15:771–774
9. Jacobsen M (1970) Developmental neurobiology. Holt, Rinehard & Winston, New York
10. Lee NM, Smith PA (1980) A protein-lipid model of the opiate receptor. Life Sci 26:1459–1464
11. Maurer R, Cortés R, Probst A, Palacios JM (1983) Multiple opiate receptors in human brain: an autoradiographic investigation. Life Sci 33:231–234
12. Rothman RB, Westfall TC (1981) Allosteric modulation by leucine-enkephalin of (^{3}H)-naloxone binding in rat brain. Eur J Pharmacol 256:10117–10123
13. Schadé JP, Ford H (1972) Basic neurology, 2nd edn. Elsevier, Amsterdam London New York, p 31
14. Schmidt WK, Tam SW, Protzberger GS, Smith DM, Clark R, Vernier VG (1985) Nalbuphine. Drug Alcohol Depend 14:339
15. Sircar R, Zukin SR (1983) Characterisation of specific sigma opiate/phencyclidine (PCP)-binding sites in the human brain. Life Sci 33:259–262
16. Sircar R, Zukin SR (1983) Ontogeny of sigma opiate/phencyclidine-binding sites in rat brain. Life Sci 33:255–258
17. Van Ree JM (1986) Role of pituitary and related neuropeptides in alcoholism and pharmacodependence. Prog Neuropsychopharmacol Biol Psychiatry 10:219–228
18. Wilson SJ, Erreck JE, Balkon J (1986) Pharmacokinetics of nalbuphine during paturation. Am J Obstet Gynecol 155:340–344
19. Wohltmann M, Roth BL, Coscia CJ (1982) Differential postnatal development of mu and delta opiate receptors. Dev Brain Res 3:679–684
20. Wood PL (1982) Multiple opiate receptors: support for unique mu, delta and kappa sites. Neuropharmacology 21:487–497
21. Zhang A-Z, Pasternak GW (1981) Ontogeny of opioid pharmacology and receptors: high and low affinity site differences. Eur J Pharmacol 73:2940

8.2 Praktische Anwendung von Opiaten bei Neugeborenen

E. P. Zilow und O. Linderkamp

Über lange Zeit bis in die jüngste Vergangenheit wurde die Applikation von Medikamenten zur Analgesie und Sedierung bei Neugeborenen sehr restriktiv gehandhabt [28]. Dafür sind zwei Hauptgründe zu nennen:

Neugeborene, bei denen der Einsatz von Analgetika und Sedativa überhaupt erwogen wird, bedürfen einer operativen Therapie und/oder neonatologischer Intensivpflege und sind meist kritisch krank.

Gerade bei diesen Patienten muß sorgfältig abgewogen werden, ob sie durch eine medikamentöse Schmerztherapie nicht noch mehr gefährdet werden. Mögliche unerwünschte Wirkungen auf Atmung [33], Herzkreislauf [11] und besonders die zerebrale Zirkulation müssen bedacht werden.

Auf der anderen Seite weisen Neugeborene und mehr noch Frühgeborene eine unvollständige Myelinisierung peripherer und zentraler Leitungsbahnen sowie eine geringe synaptische Verschaltung im ZNS auf. Es stellt sich somit die Frage, ob Neugeborene aufgrund der anatomisch-physiologischen Unreife ihres Nervensystems überhaupt zu Schmerzwahrnehmung und -verarbeitung fähig sind und damit einer Schmerztherapie bedürfen.

Schmerzempfindung und Verarbeitung beim Neugeborenen

Eine Reihe neuerer Arbeiten zeigt auf, daß Neugeborene trotz der Unreife ihres Nervensystems in der Lage sind, Schmerzen wahrzunehmen und darauf in eindeutiger Weise zu reagieren. Hirnregionen, die der Schmerzperzeption dienen (Thalamus, sensomotorischer Kortex), zeigen bei Untersuchungen mit Hilfe der Positronenemissionstomographie gerade bei Neugeborenen die höchste Glukosemetabolisierung [7]. Neugeborene zeigen auf potentiell schmerzhafte Prozeduren, wie z. B. Lanzettenstiche in die Ferse zur Blutentnahme, eine charakteristische Folge mimischer Reaktionen, die sich von Unbehagensäußerungen aufgrund anderer Ursachen (z. B. Hunger) unterscheiden lassen [13]. Auf Traumen und chirurgische Eingriffe reagieren sie in gleicher Weise wie Erwachsene mit Streßreaktionen, z. B. Erhöhung der Pulsfrequenz, Blutdruckanstieg, Verschlechterung der arteriellen Sauerstoffsättigung, Anstieg des intrakraniellen Druckes sowie einer Reihe hormoneller und metabolischer Reaktionen [2, 25, 27, 31, 34].

Dennoch werden Kinder und besonders Neugeborene wesentlich weniger mit Analgetika und Narkotika behandelt, als es bei Erwachsenen mit vergleichbaren

Grunderkrankungen geschieht [5, 29]. Wegen der fehlenden Fähigkeit sehr junger Kinder, ihr Schmerzempfinden zu artikulieren, wird der Fehlschluß gezogen, daß sie weniger als ältere Kinder und Erwachsene einer analgetischen Therapie bedürfen [30].

Behandlungsmöglichkeiten von Schmerzen und Streßreaktionen Neugeborener

Die Gewißheit, daß Neugeborene Schmerzen wahrnehmen und ähnlich darauf reagieren wie Erwachsene, führt zu der Frage: Lassen sich Schmerzempfinden und Streßreaktionen von Neugeborenen pharmakologisch unterdrücken, und gelingt mit dieser Therapie eine klinische Stabilisierung der Patienten?

Über den Einsatz von Morphin und Fentanyl zur Anästhesie und postoperativen Schmerzbehandlung von Neu- und Frühgeborenen liegt eine Reihe neuerer Publikationen vor.

In einer randomisierten Studie untersuchten Anand et al. [3] Streßantworten von Frühgeborenen unter operativer Ductusligatur bei Anwendung von 2 unterschiedlichen anästhesiologischen Behandlungsregimen.

Die eine Gruppe von Patienten wurde unter der Standardtherapie von Muskelrelaxation und Lachgas operiert, die andere Gruppe zusätzlich mit Fentanyl medikamentiert. Hormonelle Reaktionen wie Anstieg der Plasmakonzentration von Adrenalin, Noradrenalin, Glukagon und Kortikoiden waren in der mit Fentanyl behandelten Gruppen signifikant niedriger als im Vergleichskollektiv, das außerdem eine Reihe metabolischer Störungen aufwies.

Perioperative Hyperglykämien, die mit der Gefahr von relevanten Störungen der Serumosmolalität verbunden sind [10], waren ausgeprägter und hielten postoperativ an. Erhöhungen des Serum-Lactat und Pyruvat, verbunden mit metabolischer Azidose, traten nur in der Gruppe, die nicht mit Fentanyl behandelt wurde, auf.

Der postoperative Eiweißkatabolismus als wichtige Folge perioperativer Streßreaktionen [4] gemessen mit Hilfe der 3-Methylhistidin-Kreatinin-Ratio zeigte sich in der Vergleichsgruppe ausgeprägter.

Tabelle 1. Klinische Komplikationen in der postoperativen Phase nach Ductusligatur: Fentanyl- vs. Non-Fentanyl-Gruppe. (Nach [3])

	Fentanyl (n=8)	Non-Fentanyl (n=8)
Erhöhte Respiratorpflichtigkeit	1	4
Gehäufte Spontanbradykardien	1	4
Hypotension	0	2
Verminderte Hautperfusion	0	2
Glukosurie	0	1
Metabolische Azidose	0	2
Intraventrikuläre Blutung	0	2

Die postoperativen Komplikationen der beiden Gruppen sind in Tabelle 1 vergleichend dargestellt.

Demnach war der klinische Verlauf der mit Fentanyl behandelten Patientengruppe, gerade auch hinsichtlich schwererer Komplikationen wie intrakranieller Blutungen, eindeutig besser. Besondere Beachtung verdient die Tatsache, daß Patienten nach Fentanylgabe trotz der atemdepressiven Wirkung dieses Medikaments postoperativ weniger Respiratortherapie benötigten.

Während die Basalwerte von Puls, mittlerem arteriellen und pulmonalarteriellen Druck auch bei wesentlich höherer Dosierung mit 30–50 µg/kg KG Fentanyl nicht beeinflußt waren [8, 14, 16], ließen sich pathologische Erhöhungen des Pulmonalarteriendrucks als Streßantwort auf belastende Maßnahmen wie z. B. endotracheales Absaugen bei Neugeborenen und jungen Säuglingen durch vorherige Gaben von Fentanyl vollständig unterdrücken [15] (s. Tabelle 2).

Zur Behandlung bzw. Prävention der persistierenden pulmonalen Hypertension nach Operation von Zwerchfellhernien wurden bei kleinen Kollektiven sowohl Fentanyllangzeitgaben als auch eine postoperative Neuroleptanalgesie mit Morphin und Chlorpromazin erfolgreich eingesetzt [12, 32]. Beide Methoden führten zu verbesserten Überlebensraten.

Reaktive Erhöhungen des pulmonalarteriellen Druckes dieser Patienten auf eine Reihe von Stimuli wie Schmerzreize, endotracheales Absaugen und selbst laute Geräusche ließen sich durch intermittierende Fentanylgaben beherrschen. Unter stündlicher Gabe von 3 µg/kg Fentanyl sank die totale Shuntfraktion als Maß des Rechts-links-Shunts postoperativ deutlich rascher ab als bei Patienten aus einer „historischen" Vergleichsgruppe.

In einer Untersuchung der kardiovaskulären Wirkung von Pethidin bei beatmeten Neugeborenen zeigten sich bei einer Dosierung von 1 mg/kg mittlerer arterieller Druck und Pulsfrequenz unbeeinflußt, während die Fluktuation des Blutdrucks deutlich reduziert war [24]. Die Autoren glauben damit auch die Fluktuation der zerebralen Blutflußgeschwindigkeit, die mit dem Auftreten periventrikulärer Blutungen Frühgeborener assoziiert ist [27], eliminieren zu können.

Tabelle 2. Dämpfung der Streßantwort auf tracheales Absaugen nach 25 µg/kg Fentanyl (die Basalwerte ohne Belastung wurden durch Fentanyl nicht verändert). (Nach [14, 15])

	Absaugen ohne Fentanyl	Absaugen nach Fentanyl
Pulsfrequenz	124 ± 22	114 ± 17
Systemischer arterieller Mitteldruck [mm Hg]	88 ± 16	72 ± 15
Pulmonal-arterieller Mitteldruck [mm Hg]	36 ± 13	23 ± 7

Mögliche unerwünschte Wirkungen von Opiaten

Im Neugeborenenalter ist bei der Anwendung von Opiaten prinzipiell mit den gleichen Nebenwirkungen zu rechnen, wie sie von Erwachsenen bekannt sind, wobei jedoch altersspezifische Besonderheiten zu beachten sind.

Änderungen von Herzfrequenz und Blutdruck wurden in analgetisch wirksamer Dosierung von Fentanyl und Morphin in zahlreichen Studien nicht beobachtet oder waren klinisch nicht relevant [3, 8, 14, 16, 24]. Nach i.v.-Gabe von Pethidin können jedoch Tachykardien auftreten [17].

Ausgeprägt und am längsten bekannt ist die Atemdepression des Neugeborenen nach Morphin und Opioiden [33], die stärker ausgeprägt ist als beim Erwachsenen. Die Furcht vor dieser Nebenwirkung bedingte über lange Zeit die Zurückhaltung in der Anwendung zentral wirkender Analgetika bei Neugeborenen und jungen Säuglingen [5, 28, 29, 36]. Für die im Vergleich zum Erwachsenen stärker ausgeprägte Dämpfung des Atemantriebs wurden unterschiedliche Gründe diskutiert. Ausgehend von tierexperimentellen Befunden an Ratten, die auch eine vom Gestations- und postnatalen Alter abhängige Empfindlichkeit gegenüber Morphin zeigen, wurde für menschliche Neugeborene eine gegenüber älteren Kindern durchlässigere Blut-Hirn-Schranke diskutiert [22, 33]. Ebenfalls bei Ratten wurde ein altersabhängig unterschiedliches Auftreten verschiedener Morphinrezeptoren im Gehirn gefunden: Bei neugeborenen Ratten sind Rezeptoren, die die Atemdepression vermitteln, gegenüber Rezeptoren, die eine Analgesie vermitteln, häufiger zu finden als bei älteren Tieren [26]. Inwieweit sich diese Befunde auf das menschliche Neugeborene übertragen lassen, ist sehr fraglich, da das Gehirn neugeborener Ratten verglichen mit dem menschlichen relativ unreif ist und auch gegenüber den meisten anderen Säugerhirnen eine gesteigerte Permeabilität aufweist [6]. Außerdem ist das Auftreten der Atemdepression vor dem Eintritt der analgetischen Wirkung nicht spezifisch für das Neugeborene, sondern für Pethidin auch bei Erwachsenen beschrieben [9].

Der Metabolismus für Morphin und Opioide ist bei reifen Neugeborenen und mehr noch beim Frühgeborenen verlangsamt, was zu einer Verlängerung der Eliminationshalbwertszeit führt [8, 20, 21]. Bei repetitiven Gaben ist mit einer Kumulation des Pharmakons zu rechnen, so daß höhere Serumkonzentrationen, verbunden mit häufigeren unerwünschten Wirkungen, auftreten können [21]. Gleichzeitig muß mit einem längeren Anhalten dieser Nebenwirkungen bereits nach einmaliger Gabe gerechnet werden. Es ist deshalb zwingend erforderlich, nichtbeatmete Neugeborene nach Opioidgabe mit Atemmonitor und/oder transkutaner Blutgasanalyse zu überwachen. Dabei ist wegen der langen Wirkdauer auch bei zunächst unauffälligem klinischen Verlauf eine Mindestüberwachungszeit von 24 h, bei Frühgeborenen von 48 h einzuhalten.

Ein direkter Effekt von Morphinen auf die zerebrale Zirkulation besteht nicht [18]. Es kann jedoch infolge von Atemdepression und CO_2-Retention zu einer Zunahme der zerebralen Durchblutung und einer Steigerung des intrakraniellen Druckes kommen [17]. Vor allem bei Patienten mit schon pathologisch gesteigertem intrakraniellen Druck kann dies zu Hirndruckkrisen führen. Dieser Effekt tritt nicht auf, wenn die Blutgase im Normbereich gehalten werden. Nach postoperativer Morphininfusion und Erreichen hoher Serumspiegel von Morphinsulfat sind bei Neugeborenen Krampfanfälle beobachtet worden [21].

Exzitationen, Tremor und Krampfanfälle nach Pethidingaben sind auf den Metaboliten Norpethidin zurückzuführen und vor allem bei Patienten zu beobachten, die eine Gewöhnung gegenüber dem sedierenden und analgesierenden Effekt von Pethidin zeigen [17]. Wegen der gegenüber Pethidin 5fach längeren Halbwertszeit von 15-20 h kumuliert Norpethidin nach hohen und repetitiven Dosen vor allem, wenn gleichzeitig Leber- und Nierenfunktion eingeschränkt sind [19]. Krampfanfälle durch Norpethidin lassen sich mit Opiatantagonisten behandeln.

Die propulsive Magen-Darm-Motilität ist durch Opiate eingeschränkt, gleichzeitig wird der Ruhetonus erhöht [17]. Die verlangsamte Magenentleerung kann besonders bei kleinen Frühgeborenen den enteralen Nahrungsaufbau stören; nach operativen Eingriffen im Gastrointestinaltrakt kann das Wieder-in-Gang-Kommen der Darmperistaltik verzögert sein. Die Tonuserhöhung der Sphinktermuskulatur (Papilla Vateri, Ileozökalklappe, Anus) scheint nach Fentanyl und Pethidin sowie gemischten Agonisten-Antagonisten geringer zu sein [17].

Hohe Dosen von Fentanyl bewirken eine Rigidität der Skelettmuskulatur [17], v.a. des Brustkorbs, so daß zur Aufrechterhaltung einer suffizienten Beatmung ein Muskelrelaxans verabreicht werden muß. Nach längerer Applikation von Opiaten an Neugeborene ist mit Gewöhnung und nach Absetzen mit Entzugssymptomen zu rechnen, wie sie von Kindern drogenabhängiger Mütter bekannt sind [1]. Es empfiehlt sich daher, Opiate am Ende der Therapie nach längerer Gabe ausschleichend zu dosieren. Sollten dennoch klinische Symptome auftreten, müssen die Patienten nur in Ausnahmefällen vorübergehend mit Phenobarbital behandelt werden [1].

Mögliche Indikationen und Dosierungsvorschläge für den Einsatz von Opiaten in der Neonatologie

Als mögliche Indiaktionen für den Einsatz von Opiaten bei Neugeborenen sind zu nennen:

- peri- und postoperative Analgesie,
- invasive Eingriffe auf der neonatologischen Intensivstation (Drainagen, zentral-venöse Katheter),

Tabelle 3. Dosierung von Opiaten bei Neugeborenen

	Einzeldosis	Dauerinfusion
Morphin	50-100 μg/kg (4- bis 8stündlich)	5-15 μg/kg·h
Pethidin	500-1000 μg/kg (6stündlich)	Nicht zu empfehlen
Fentanyl	4-10 μg/kg	2-3 μg/kg·h (anstelle repetitiver Gaben)

- schwierige Beatmungssituationen, die einer suffizienten Sedierung und Abschirmung gegen streßauslösende Stimuli bedürfen,
- supportive und prophylaktische Therapie bei Patienten mit persistierender pulmonaler Hypertension,
- Analgesierung und Sedierung sterbender Patienten.

Die in Tabelle 3 gegebenen Dosierungsempfehlungen entsprechen den Angaben der zitierten Literatur. Es sind lediglich Empfehlungen für Morphin, Pethidin und Fentanyl gegeben; wir haben keine eigene Erfahrung über den Einsatz anderer Opiate.

Literatur

1. American Academy of Pediatrics: Comittee on Drugs (1983) Neonatal drug withdrawal. Pediatrics 72:895–902
2. Anand KJS, Brown JM, Causon RC, Christofides ND, Bloom SR, Aynsley-Green A (1985) Can the human neonate mount an endocrine and metabolic response to surgery? J Pediatr Surg 20:41–48
3. Anand KJS, Sippel WG, Aynsley-Green A (1987) Randomised trial of fentanyl anaesthesia in preterm babies undergoing surgery: effects on the stress response. Lancet I:243–248
4. Ballard FJ, Tomas FM, Pope LM, Hendry PG, James BE, Mac Mohan RA (1979) Muscle protein degradation in premature human infants. Clin Sci 57:535–544
5. Beyer JE, DeGood DE, Ashley LC, Russel GA (1983) Patterns of post-operative analgesic use with adults and children following cardiac surgery. Pain 17:71–81
6. Bradbury M (1979) The blood-brain barrier during the development of the individual and the evolution of the phylum. In: Bradbury M (ed) The concept of a blood-brain barrier. Wiley & Sons, New York, pp 289–322
7. Chugani HT, Phelps ME (1986) Maturational changes in cerebral function in infants determined by 18-FDG Positron Emission Tomogr. Sci 231:840–843
8. Collins C, Koren G, Crean P, Klein J, Roy WL, MacLeod SM (1985) Fentanyl pharmacokinetics and hemodynamic effects in preterm infants during ligation of patent ductus arteriosus. Anesth Analg 64:1078–1080
9. Edwards DJ, Svensson CK, Visco JP, Lalka D (1982) Clinical pharmacokinetics of pethidine. Clin Pharmacokinet 7:421–433
10. Finberg L (1967) Dangers to infants caused by changes in osmolal concentrations. Pediatrics 40:1031–1034
11. Friesen RH, Henry DB (1986) Cardiovascular changes in preterm neonates receiving isoflurane, halothane, fentanyl, and ketamine, Anesthesiology 64:238–242
12. Gruel Y, Bourdelat D, Thomas M, Allouis M, Babut JM (1983) Intérêt de la neuroleptanalgesie dans la prévention du retour aux shunts foetaux lors de la cure des hernies diaphragmatiques. Chir Pediatr 24:140–143
13. Grunau RVE, Craig KD (1987) Pain expression in neonates: facial action and cry. Pain 28:395–410
14. Hickey PR, Hansen DD, Wessel DL, Lang P, Jonas RA (1985) Pulmonary and systemic hemodynamic responses to fentanyl in infants. Anesth Analg 64:483–486
15. Hickey PR, Hansen DD, Wessel DL, Lang P, Jonas RA, Elixson EM (1985) Blunting of stress responses in the pulmonary circulation of infants by fentanyl. Anesth Analg 64:1137–1142
16. Hughes DA, Silverstein PI, McCarthy JJ, Kantor NM, DeFranco PE, Fitzmaurice FM (1983) Interruption of patent ductus arteriosus in the neonatal intensive care unit: anesthetic and surgical management. Society of Cardiovascular Anesthesiologists, 5th Annual Meeting, San Diego CA, pp 109–110
17. Jaffe JH, Martin WR (1985) Opioid analgesics and antagonists. In: Gilman AG, Goodman AS, Rall TW, Murad F (eds) The pharmacological basis of therapeutics, 7th edn. MacMillan, New York, pp 491–531

18. Jobes DR, Kenell E, Bitner R, Swenson E, Wollmann H (1975) Effects of morphine-nitrous oxide anesthesia on cerebral autoregulation. Anesthesiology 42:30–34
19. Kaiko RF, Foley KM, Grabinsky PY, Heidrich G, Rogers AG, Inturrisi CE, Reidenberg MM (1983) Central nervous system excitatory effects of meperidine in cancer patients. Ann Neurol 13:180–185
20. Koehntop DE, Rodman JH, Brundage DM, Hegland MG, Buckley JJ (1986) Pharmacokinetics of fentanyl in neonates. Anesth Analg 65:227–232
21. Koren G, Butt W, Chinyanga H, Soldin S, Tan Y-K, Pape K (1985) Postoperative morphine infusion in newborn infants: Assessment of disposition characteristics and safety. J Pediatr 107:963–967
22. Kupferberg HJ, Way EL (1963) Pharmacologic basis for the increased sensitivity of the newborn rat to morphine. J Pharmacol Exp Ther 141:105–112
23. Lynn AM, Slattery JT (1987) Morphine pharmacokinetics in early infancy. Anesthesiology 66:136–139
24. Miall-Allen VM, Whitelaw AGL (1987) Effect of pancuronium and pethidine on heart rate and blood pressure in ventilated infants. Arch Dis Child 62:1179–1180
25. Owens ME, Todt EH (1984) Pain infancy: neonatal reaction to a heel lance. Pain 20:77–86
26. Pasternak GW, Zhang AZ, Tecott L (1980) Developmental differences between high and low affinity opiate binding sites: their relationship to analgesia and respiratory depression. Life Sci 27:1185–1190
27. Perlman JM, Volpe JJ (1982) Cerebral blood flow velocity in relation to intraventricular hemorrhage in the premature newborn infant. J Pediatr 100:956–959
28. Richards T (1985) Can a fetus feel pain? (Editorial) Br Med J 291:1220–1221
29. Schechter NL, Allen DA, Hanson K (1986) Status of pediatric pain control: a comparison of hospital analgesic usage in children and adults. Pediatrics 77:11–15
30. Swafford LI, Allan D (1968) Pain relief in the pediatric patient. Med Clin North Am 52:31–36
31. Talbert LM, Kraybill EN, Potter HD (1975) Adrenal corticol response to circumcision in the neonate. Obstet Gynecol 48:208–210
32. Vacanti JP, Crone RK, Murphy JD, Smith SD, Black PR, Reid L, Hendren WH (1984) The pulmonary hemodynamic response to perioperative anesthesia in the treatment of high-risk infants with congenital diaphragmatic hernia. J Pediatr Surg 19:672–679
33. Way WL, Costley EC, Way EL (1965) Respiratory sensitivity of the newborn infant to meperidine and morphine. Clin Pharmacol Ther 6:454–461
34. Williamson PS, Evans ND (1986) Neonatal cortisol response to circumcision with anesthesia. Clin Pediatr 25:412–415
35. Yaster M (1987) The dose response of fentanyl in neonatal anesthesia. Anesthesiology 66:433–435
36. Yaster M (1987) Analgesia and anesthesia in neonates (editorial). J Pediatr 111:394–396

8.3 Diskussion

Frage: Durch Opiate lassen sich nozizeptive Reaktionen bei Neugeborenen unterdrücken, andererseits haben Versuche an jungen Ratten gezeigt, daß eine Atemdepression, aber keine Analgesie nach Opiatgabe auftritt. Sind Opiate bei Neugeborenen also weniger analgetisch wirksam als bei Erwachsenen?

Antwort: Opiate sind auch im Neugeborenen- und Säuglingsalter potente Analgetika. Im Gegensatz zu Erwachsenen, wo Opiate bereits in kleineren Dosen eine starke Analgesie bewirken, kann beim Neugeborenen bereits eine Atemdepression bzw. ein Atemstillstand auftreten, und trotzdem können noch Schmerzreaktionen vorhanden sein. Mit einer hochdosierten Opiatgabe, z. B. 30–50 μg/kg KG Fentanyl, ist allerdings auch in dieser Altersgruppe eine Unterdrückung nozizeptiver Reaktionen möglich. Die damit verbundene wesentlich verlängerte Atemdepression muß beim Einsatz dieser Medikamente Berücksichtigung finden.

Frage: Gibt es derzeit ein Opiat, daß sich bei Neugeborenen und Säuglingen durch ein günstigeres Verhältnis von Atemdepression zu Analgesie auszeichnet?

Antwort: Nein, prinzipiell nicht. Auch die gemischt-wirkenden κ-Liganden und Agonist-Antagonisten wie z. B. das Pentazozin oder Nubain können, als Analgetika bei der Geburt gegeben, durch ihre hohe diaplazentare Passage bei Neugeborenen eine Atemdepression auslösen. Da die Differenzierung der Rezeptorgruppen bei Neugeborenen vermutlich noch nicht in dem Maße stattgefunden hat wie beim Erwachsenen, scheint die Atemdepression dieser Substanzen ähnlich stark wie bei reinen μ-Liganden.

Frage: Wo ist bei Neugeborenen und Säuglingen eine hochdosierte Opiatnarkose indiziert?

Antwort: Die Indikationen für die Gabe von hochdosiertem Fentanyl, d. h. 30–50 μg/kg KG sind in erster Linie Operationen bei kritisch kranken Neugeborenen und Säuglingen, z. B. Ductusligatur, kongenitale Zwerchfellhernie, Omphalozele, nekrotisierende Enterokolitis, bei denen die postoperative Atemdepression durch das Opiat wegen der routinemäßigen Nachbeatmung dieser Kinder keine Rolle spielt. Bei alleiniger Anwendung von Opiaten bei der Narkose ohne Zusatz anderer Anästhetika, wie z. B. Lachgas, ist nur durch diese hohe Dosierung eine Reduktion der Streßreaktion zu erzielen.

Frage: Sind Opiate bei der normalen Routineanästhesie eines gesunden Neugeborenen oder Säuglings indiziert und nützlich?

Antwort: Die Gabe einer mittleren Dosis, z. B. Fentanyl 10 µg/kg KG, ist in der Altersgruppe der Neugeborenen und Säuglinge, die postoperativ normal extubiert werden sollen, wegen der nicht vorhersehbaren Atemdepression sehr zurückhaltend einzusetzen.

Frage: Ist die Anwendung von Opiaten an eine Überwachung auf einer Intensivstation gebunden?

Antwort: Generell sollten Kinder im ersten Lebensjahr nach intra- oder postoperativer Anwendung von Opiaten 14 oder 16 h möglichst an einem Monitor überwacht werden. Dies wird am sinnvollsten auf einer Intensivstation möglich sein.

Frage: Es ist bekannt, daß Frühgeborene oder ehemals Frühgeborene in verstärktem Maße nach Narkose und Operation Apnoen entwickeln. Wie wird mit diesen Kindern postoperativ verfahren?

Antwort: Da jede Narkose bei diesen Kindern die Apnoeneigung verstärken kann, werden sie ausschließlich auf einer Intensivstation überwacht, unabhängig davon, ob sie intraoperativ ein Opiat bekommen haben oder nicht.

Frage: Ist Alfentanil durch seine kürzere Halbwertszeit für die Gruppe der Früh- und Neugeborenen geeigneter als Fentanyl und Morphin?

Antwort: Initial muß mit der gleichen Atemdepression gerechnet werden; aus den pharmakokinetischen Daten müßten sich allerdings geringere Überwachungszeiten ergeben. Untersuchungen in dieser Altersgruppe liegen noch nicht vor.

Frage: Wie ist die klinische Wertigkeit der Muskelrigidität durch Opiate einzuschätzen?

Antwort: Die Muskelrigidität ist direkt dosisabhängig. Bei einer Dosierung von 10 µg/kg KG Fentanyl ist sie selten zu erwarten. Möglicherweise kommt das häufigere Auftreten der Rigidität beim Alfentanil daher, daß in der Anfangszeit höhere Dosen Alfentanil empfohlen wurden. Zum anderen kann die Thoraxrigidität durch vorherige Relaxierung umgangen werden. Inwieweit auch eine Hypoxie in der Einleitungsphase die Muskelrigidität mitverursachen kann, ist ungeklärt.

Frage: Ist die Auslösung von Krampfanfällen durch Opiate spezifisch für Neugeborene, bei welchen Substanzen und bei welchen Dosierungen treten sie auf?

Antwort: Die Auslösung von Krampfanfällen gilt für alle Opiate, die die σ-Rezeptoren beeinflussen. Bei entsprechender Dosissteigerung kann es zu einer exzitativen Situation kommen, die letztendlich zu einem Krampfanfall führen kann. Wird die Dosierung der Opiate im therapeutischen Bereich gehalten, so sind Krampfanfälle nicht zu erwarten, es sei denn, es besteht bereits eine entsprechende Krampfbereitschaft.

Frage: Sind Opiate, die einen analgetischen Ceilingeffekt haben und möglicherweise zur Höherdosierung veranlassen, wie z. B. das Pentazozin, bei Neugeborenen und Säuglingen als besonders gefährlich anzusehen?

Antwort: Ja, ganz besonders die gemischt wirkenden Agonist-Antagonisten, die bei Dosiserhöhung ohne Analgesieverstärkung eine Steigerung der Nebenwirkungen aufweisen wie z. B. die exzitative Komponente des Pentazozin, sind in dieser Altersgruppe zu vermeiden.

Frage: Welche klinischen Zeichen bietet ein Neugeborenes, welches postoperativ Schmerzen hat?

Antwort: Diese Frage ist sehr schwer zu beantworten, besonders für Kinder, die nach einer Operation nachbeatmet werden müssen. Diese Kinder zeigen i. allg. ein zunehmendes Abwehrverhalten, z. B. beim Absaugen, oder eine mangelnde Synchronisation mit dem Beatmungsgerät. Bei schmerzhaften Eingriffen, wie z. B. dem Legen einer Thoraxdrainage, wird angenommen, daß das Kind Schmerzen hat, und es wird dementsprechend ein Analgetikum verabreicht.

Frage: Welche Analgetika können postoperativ eingesetzt werden?

Antwort: Für die meisten kleineren und mittleren Eingriffe sind peripher wirkende Analgetika ausreichend. Parazetamol kann bei Säuglingen und Kindern wesentlich großzügiger dosiert werden als bisher bekannt ist, da die Hepatotoxizität dieser Substanz um so geringer ist, je jünger das Kind ist. Eine Dosis von 50 mg/kg KG/Tag kann - wenn nötig - über mehrere Tage appliziert werden, auch bei eingeschränkten Leberfunktionswerten. Parazetamol wird im Gegensatz zu anderen rektal verabreichten Pharmaka rektal sehr gut ohne großen First-pass-Effekt resorbiert. Da die „major und minor Metabolites" beim Neugeborenen nicht wesentlich anders sind als beim älteren Kind, kann man schließen, daß Parazetamol auch für Neugeborene gut anzuwenden ist.

Der Einsatz von Opiaten zur postoperativen Analgesie ist bei großen Eingriffen in der Neugeborenenchirurgie indiziert. Hierbei kann der Wunsch nach einer ausreichenden Analgesie die Indikation zur Nachbeatmung darstellen. Auch wenn harte Daten fehlen, hat sich die postoperative Nachbeatmung mit ausreichender Analgesierung klinisch seit Jahren bewährt. Fentanyl oder Morphin, evtl. als Dauerinfusion, können eingesetzt werden.

Frage: Ist die Nachbeatmung von Neugeborenen und Säuglingen zur Ermöglichung einer ausreichenden Analgesierung für das pulmonale System gefährlich?

Antwort: Nein, pulmonal gesunde Kinder tolerieren eine Nachbeatmung problemlos.

Frage: Welchen Stellenwert hat eine Sedierung mit Benzodiazepinen in der postoperativen Betreuung von Neugeborenen und jungen Säuglingen?

Antwort: Das z. Z. unbekannte Metabolitenspektrum der Benzodiazepine im Neugeborenenalter und die nicht bekannten Einflüsse auf den GABA-Rezeptor lassen es ratsam erscheinen, diese Stoffgruppe bei Früh- und Neugeborenen mit äußerster Zurückhaltung einzusetzen. Günstiger ist die Sedierung z. B. mit Phenobarbital 20 µg/kg KG in 2 Dosen.

9 Katecholamine und Vasodilatatoren

9.1 Entwicklungspharmakologische Grundlage der Behandlung mit Katecholaminen

W. Rascher

Physiologisch vorkommende Katecholamine sind die synaptischen Transmitter Noradrenalin und Dopamin sowie das Hormon des Nebennierenmarkes Adrenalin. Diese 3 Katecholamine sowie synthetische Analoge dieser Substanzen werden in zunehmendem Maße zur Behandlung von schwerkranken Säuglingen und Kindern eingesetzt. Tierexperimentell gibt es Hinweise auf eine verminderte Leistungsfähigkeit des autonomen Nervensystems in der Neugeborenenperiode [7]. Diese spielt möglicherweise auch eine Rolle bei klinischen Problemen von kranken Neugeborenen. Die vorliegende Arbeit gibt einen Überblick über die Entwicklung und die Physiologie des katecholaminergen Nervensystems. Daraus ergibt sich die pharmakologische Basis der Behandlung mit Katecholaminen im frühen Kindesalter.

Das katecholaminerge System

Die Katecholaminbiosynthese

Katecholamine werden im Gehirn, in den sympathischen Nervenendigungen, im chromaffinen Gewebe und im Nebennierenmark gebildet [1]. Die adrenergen Neurone nehmen Tyrosin aus dem Extrazellularraum auf und bilden L-Dihydrophenylalanin (L-Dopa). Durch Dekarboxylierung entsteht Dopamin, das in die Speichervesikel aufgenommen wird und dort durch die membranständige Dopamin-β-hydroxylase in Noradrenalin umgewandelt wird. Durch Exozytose wird Noradrenalin in den synaptischen Spalt freigesetzt (Abb. 1). Die Umwandlung (Methylierung) von Noradrenalin in das Hormon Adrenalin erfolgte durch die Phenylethylamin-N-methyltransferase nur im Nebennierenmark und im Gehirn. Mit über 80% aller Katecholamine ist Adrenalin das wichtigste Hormon des Nebennierenmarks.

Noradrenalinfreisetzung

Noradrenalin wird auf Nervenstimulation hin von den intraneuronal gelegenen Speichervesikeln in den synaptischen Spalt freigesetzt. Dabei spielt der Einstrom von Kalzium eine entscheidende Rolle [1]. Der Mechanismus der Katecholaminfreisetzung von sympathischen Nervenendigungen und vom Nebennierenmark

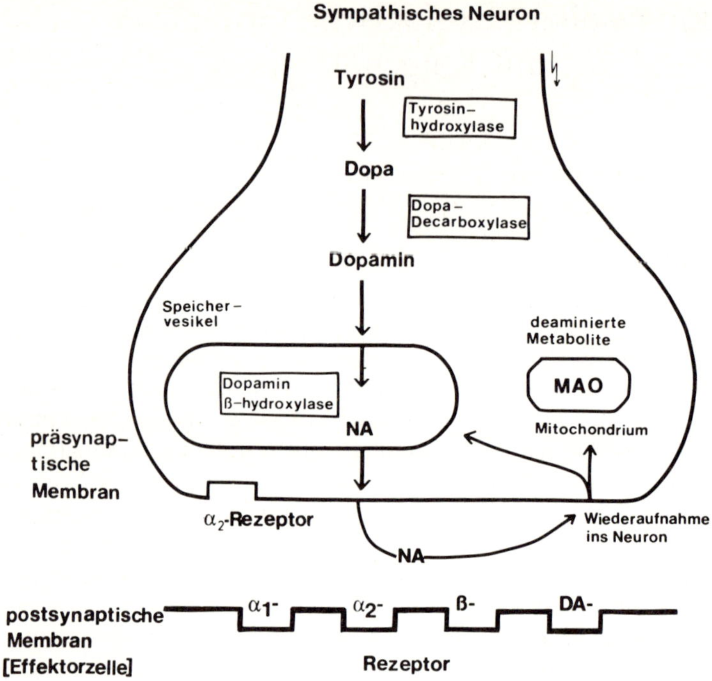

Abb. 1. Schematische Darstellung eines sympathischen Neurons. Dargestellt ist der Syntheseweg und die Speicherung von Noradrenalin *(NA)* im präsynaptischen Neuron. Auf Nervenreiz wird Noradrenalin in den synaptischen Spalt freigesetzt. Hier wirkt Noradrenalin durch Bindung an spezifische Rezeptoren, wie α_1-, α_2-, β_1-, β_2-adrenerge sowie dopaminerge *(DA)* Rezeptoren. Die Inaktivierung von Noradrenalin erfolgt über die Wiederaufnahme im Neuron (Uptake 1) und erneute Speicherung im Speichervesikel. Nur ein kleiner Teil von Noradrenalin wird durch die Monaminoxidase *(MAO)* desaminiert

gleicht der Sekretion von Hormonen aus exokrinen Hormondrüsen. Aber nicht jede Katecholaminfreisetzung erfolgt per Exozytose. In Blutgefäßen gibt es eine kontinuierliche Freisetzung von Noradrenalin aus den Speichervesikeln in das Neuroplasma [32]; unter normalen Bedingungen werden sie aber desaminiert, so daß die Konzentration von intaktem Noradrenalin niedrig ist. Erst nach Aktivierung des Neurons wird vermehrt Noradrenalin freigesetzt.

Inaktivierung und Metabolismus von Katecholaminen

Der bedeutendste Mechanismus für die Inaktivierung des Neurotransmitters Noradrenalin ist die Wiederaufnahme der Katecholamine in das Neuron („neuronal uptake", Uptake 1) und nachfolgend die Aufnahme in das Speichervesikel [30] (Abb. 1). Die neuronale Zellmembran nimmt Noradrenalin mit Hilfe einer spezifischen membranständigen Aminpumpe aus dem synaptischen Spalt auf. Dabei spielt es keine Rolle, ob Noradrenalin von der Nervenendigung freigesetzt wird oder ob es den synaptischen Spalt per Diffusion, z. B. während einer i.v.-Infusion, erreicht. Die membranständige Aminpumpe ist relativ unspezifisch, da es alle Amine aus dem synaptischen Spalt in das Neuron transportiert. Wird dieser Inaktivierungsschritt gehemmt, wirken Katecholamine länger und stärker. Dies erklärt u. U. eine Überempfindlichkeit gegenüber Katecholaminen, da dadurch die Konzentration am Rezeptor erhöht wird. Im Neuron wird der größte Anteil der Katecholamine in die Speichervesikel transportiert und von dort auf Nervenreiz wieder freigesetzt.

Glatte Muskelzellen nehmen einen kleinen Teil von Noradrenalin aus dem synaptischen Spalt auf („extraneuronal uptake", Uptake 2) (Abb. 2) Jedoch ist die biologische Bedeutung dieses Inaktivierungsmechanismus noch unklar, sicherlich ist er viel unbedeutender als die neuronale Inaktivierung [32].

Ein kleiner Teil der Katecholamine wird durch enzymatischen Abbau inaktiviert. Dabei spielen 2 Enzyme eine wichtige Rolle: die Monoaminoxidase (MAO) und die Katechol-o-methyltransferase (COMT). Beide Enzyme finden sich an verschiedenen Stellen des Organismus; die höchsten Konzentrationen finden sich in der Leber und in der Niere. Währen die MAO in den Mitochondrien lokalisiert ist, findet sich die COMT zum größten Teil in der löslichen Zytoplasmafraktion und ist offensichtlich nicht spezifisch mit dem adrenergen Nervensystem assoziiert.

Nur ein kleiner Teil des intraneuronal aufgenommenen Noradrenalins wird auf seinem Weg in das Speichervesikel durch die MAO in 3,4-Dihydroxyphenyl-

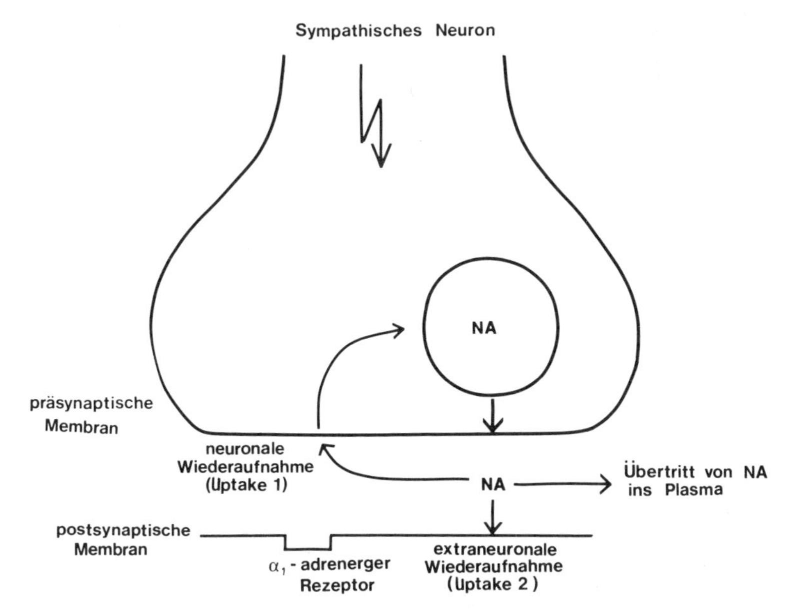

Abb. 2. Schematische Darstellung eines sympathischen Neurons. Nach Freisetzung von Noradrenalin *(NA)* in den synaptischen Spalt wird Noradrenalin zum allergrößten Teil neuronal wieder aufgenommen und erneut im Speichervesikel gespeichert. Nur ein kleiner Anteil von Noradrenalin wird extraneuronal aufgenommen und metabolisiert bzw. tritt ins Plasma über und kann als Plasmanoradrenalin gemessen werden

glycol (DOPEC) abgebaut. Gefäßmuskelzellen nehmen einen kleinen Teil von Noradrenalin auf und methylieren es mit Hilfe der COMT zu Normetanephrin (NMN), das wiederum zu 3-Methoxy-4-hydroxymandelsäure (fälschlicherweise Vanillinmandelsäure (VMA) genannt) oder bevorzugt in 3-Methoxy-4-hydroxyphenylglycol (MOPEG) umgebaut wird. VMA ist der Hauptkatecholaminmetabolit, der im Urin erscheint. Eine kleinere Fraktion eines neuronalen Noradrenalins wird zu 3,4-Dihydroxymandelsäure (DOMA) deaminiert. Der Abbau von Adrenalin ist dem von Noradrenalin ähnlich, die wichtigsten Endprodukte sind MOPEG und VMA. 3-Methoxy-4-hydroxyphenylessigsäure (Homovanillinsäure) ist der Hauptmetabolit von Dopamin.

Modulation der Noradrenalinfreisetzung

Die Menge an Noradrenalin, die pro Zeiteinheit aus der Nervenendigung freigesetzt wird, hängt von der Nervenaktivität und der Noradrenalinmenge ab, die pro Nervenimpuls freigesetzt wird. Das letztere wird von vielen Substanzen an der präsynaptischen Zellmembran moduliert. Diese Substanzen sind Noradrenalin selbst, Prostaglandine, Acetylcholin und Angiotensin II. Neben dem klassischen postsynaptischen Rezeptor, der die Wirkung auf die Effektorzelle überträgt, gibt es präsynaptische Rezeptoren, die an der neuronalen Nervenendigung gelegen sind. Noradrenalin und α-adrenerge Agonisten hemmen die Freisetzung von Noradrenalin nach Nervenstimulation, während α-adrenerge Antagonisten diese hemmen [27]. Somit sind präsynaptisch hemmende α-adrenerge Rezeptoren in der Regulation der Noradrenalinfreisetzung durch einen negativen Feedbackmechanismus des eigenen Transmitters beteiligt. Seit der ursprünglichen anatomischen Klassifikation der prä- und postsynaptischen α-adrenergen Rezeptoren fand man, daß diese α-Rezeptoren sich hinsichtlich der relativen Empfindlichkeit auf verschiedene α-adrenerge Agonisten und Antagonisten unterscheiden. Deswegen klassifizierte man besser α-adrenerge Rezeptoren nach pharmakologischen Gesichtspunkten [28]. Der klassische postsynaptische adrenerge Rezeptor wird α_1-Rezeptor, der präsynaptische Rezeptor α_2-Rezeptor genannt.

Prostaglandine der E-Reihe hemmen die Noradrenalinfreisetzung [12, 33]. Ebenso können andere Substanzen wie Acetycholin, Dopamin, Adenosin, Histamin, Serotonin und Enkephaline die Noradrenalinfreisetzung herabsetzen. Jedoch ist die physiologische Bedeutung dieser Befunde noch unklar. Angiotensin II erhöht die Freisetzung von Noradrenalin über präsynaptische Rezeptoren [27, 35]. Dieser Mechanismus ist wahrscheinlich von biologischer Bedeutung, da er in physiologisch vorkommenden Konzentrationen auftritt.

Freisetzung der Katecholamine aus dem Nebennierenmark

Noradrenalin wird aus dem Nebennierenmark durch Exozytose nach cholinerger, präganglionärer Stimulation des Sympathikus freigesetzt. Noradrenalin und Adrenalin werden durch Stimuli, wie körperliche Anstrengung, Hypoxie, Asphyxie und Blutverlust, freigesetzt. Insulinhypoglykämie verursacht eine selektive Adrenalinfreisetzung. Dies zeigt, daß die Freisetzung von Adrenalin unabhängig und getrennt von der von Noradrenalin geregelt wird.

Katecholaminerge Rezeptoren

Katecholamine entfalten ihre biologische Wirkung durch Bindung an spezifische Rezeptoren in verschiedenen Geweben [20, 34]. Noradrenalin, Adrenalin und andere Katecholamine bewirken entweder eine Erregung oder eine Hemmung der glatten Muskulatur. Dies ist abhängig von dem Ort der Wirkung, der Dosis und der Struktur der Substanz. Noradrenalin als nervale Überträgersubstanz besitzt vornehmlich lokal begrenzte Wirkung und ist mit das stärkste stimulatorische Katecholamin. Adrenalin ist gleich stark wirksam als Stimulator und Hemmstoff der glatten Muskulatur und vermittelt aufgrund seiner humoralen Verteilung eine systemische Hormonwirkung. Stimulation β_1-adrenerger Rezeptoren steigert die myokardiale Funktion durch Erhöhung der Kontraktilität, der Herzfrequenz und der Überleitungsgeschwindigkeit. Stimulation β_2-adrenerger Rezeptoren relaxiert die glatte Muskulatur der Bronchien, des graviden Uterus sowie der peripheren Blutgefäße. Erregung α_1-adrenerger Rezeptoren führt zur Kontraktion von Blutgefäßen.

Neben diesen klassischen postsynaptischen α_1-adrenergen Rezeptoren, die durch nervale Noradrenalinfreisetzung stimuliert werden, existieren, wie ausgeführt, präsynaptische α-adrenerge Rezeptoren, die über einen negativen Feedbackmechanismus die Adrenalinfreisetzung zu hemmen vermögen [27]. Nach neueren Untersuchungen existieren auch postsynaptische α_2-Rezeptoren, die wahrscheinlich durch exogene Noradrenalingabe stimuliert werden [17].

Die Unterscheidung zwischen α_1- und α_2-adrenergen Rezeptoren ist wegen der Antagonisten von klinischer Bedeutung, da α_1-adrenerge Rezeptorenblocker, wie Prazosin, sich von kombinierten α_1/α_2-Rezeptorenblockern, wie Phentolamin und Phenoxybenzamin im klinischen Einsatz unterscheiden.

Dopaminerge Rezeptoren existieren in der Niere, in den Mesenterialgefäßen und - wie adrenerge Rezeptoren auch - im Gehirn. Eine Unterscheidung von DA_1- und DA_2-Rezeptoren wurde mitgeteilt [15]. DA_1-Rezeptoren finden sich in der afferenten Arteriole der Niere und vermitteln eine Dilatation mit der Folge einer erhöhten Nierendurchblutung, Steigerung der Diurese und Natriurese [10]. Die Wirkung endogener Katecholamine und synthetischer Abkömmlinge ist in Tabelle 1 dargestellt.

Messung und Beurteilung der Aktivität des katecholaminergen Systems

Aus den bisherigen Ausführungen wird klar, daß die Beurteilung der Aktivität des sympathischen Nervensystems schwierig ist. Die Messung von Noradrenalin, das aus dem synaptischen Spalt ins Interstitium abgegeben wird („spillover“) kann als Plasmanoradrenalin gemessen werden. Da diese Menge gegen-

Tabelle 1. Wirkung von Katecholaminen auf adrenerge und dopaminerge Rezeptoren (*DA* Dopamin, *0* keine Stimulation, + relativer Grad der Stimulation, * Dosen entsprechend Untersuchungen an Erwachsenen)

Substanz	Rezeptor			
	α	β_1	β_2	DA
Noradrenalin	+++	++	0	0
Adrenalin	+++	+++	++	0
Dopamin*				
1–5 μg/kg·min	0	0	0	+++
5–10 μg/kg·min	0	+++	+	+++
10–15 μg/kg·min	+++	+++	+	+++
Isoproterenol	0	+++	+++	0
Dobutamin	(+)	+++	+	0

über der Konzentration im Spalt und am Rezeptor relativ niedrig ist, stellt die Messung von Plasmanoradrenalin nur eine gewisse Approximation der Sympathikusaktivität dar. Die Plasmaadrenalinkonzentration gibt recht gut die Aktivität des Nebennierenmarks wieder. Die Messung der Sympathikusaktivität durch Ableitung der Nervenaktivität gibt diese korrekt wieder, läßt aber keine Aussage über seine Wirkung am Effektororgan zu, da die Sympathikuswirkung durch die Aktivität der neuronalen Wiederaufnahme von präsynaptischen Rezeptoren und von der Anzahl und der Art adrenerger Rezeptoren moduliert wird. Im Tierversuch kann durch Bestimmung von Plasmakatecholaminen, der neuronalen und extraneuronalen Wiederaufnahme von Noradrenalin sowie der Untersuchung der Ansprechbarkeit von Gefäßen gegenüber Noradrenalin die adrenerge Aktivität umfassender gemessen werden [21, 25].

Besonderheiten des autonomen Nervensystems bei Früh- und Neugeborenen

Gewebe von 12–24 Wochen alten menschlichen Feten reagieren dosisabhängig auf Acetylcholin und adrenerge Substanzen, wobei die Reaktion mit dem Gestationsalter ansteigt [2]. So sind ontogenetisch α- und β-adrenerge Rezeptoren sowie Acetylcholinrezeptoren früh im Fetus nachweisbar.

Tierexperimentelle Untersuchungen

Schon seit 20 Jahren ist aus tierexperimentellen histochemischen und biochemischen Untersuchungen bekannt, daß während der Fetalzeit und in der Neugeborenenperiode das sympathische Nervensystem verglichen mit adulten Tieren nicht voll entwickelt ist. So ist bei Feten und Neugeborenen die Dichte sympathischer Nervenfasern sowie der Gehalt an Noradrenalin in den sympathischen Nervenendigungen deutlich herabgesetzt und korreliert in gewisser Weise mit dem Gestationsalter [8]. Die parasympathische Innervation ist in den neugeborenen und adulten Herzen nicht unterschiedlich [13]. Aus diesen und anderen Untersuchungen kann man schlußfolgern, daß die Herzen Neugeborener eine volle parasympathische, aber keine volle sympathische Innervation aufweisen. Die „Unreife" des sympathischen Nervensystems ist jedoch nicht gleichbedeutend mit einer Schwäche dieses Systems. Die Speicherung und Wiederaufnahme von Noradrenalin in das sympathische Neuron ist bei Neugeborenen herabgesetzt. Folglich steht für die Freisetzung von Noradrenalin aus dem präsynaptischen Neuron weniger Noradrenalin zur Verfügung, aber es wird auch weniger Noradrenalin aus dem synaptischen Spalt eliminiert, folglich wirkt es länger und stärker am Rezeptor. In tierexperimentellen Untersuchungen wurde wiederholt gezeigt, daß die Dosis-Wirkungs-Kurve für Noradrenalin bezüglich der Kontraktilität des Herzens bei Neugeborenen gegenüber adulten Tieren nach links verschoben, d. h. gesteigert ist [6, 9]. Dies wird durch eine verminderte Elimination von Noradrenalin aus dem synaptischen Spalt (via verminderter neuronaler Aufnahme) mit konsekutiver und längerer und stärkerer Bindung von Noradrenalin am Rezeptor erklärt (Abb. 3).

Plasmakatecholamine bei Früh- und Neugeborenen

Das Studium der Aktivität des katecholaminen Nervensystems bei Neugeborenen ist schwierig. Die sympathische Nervenaktivität, gemessen an der Plasma-

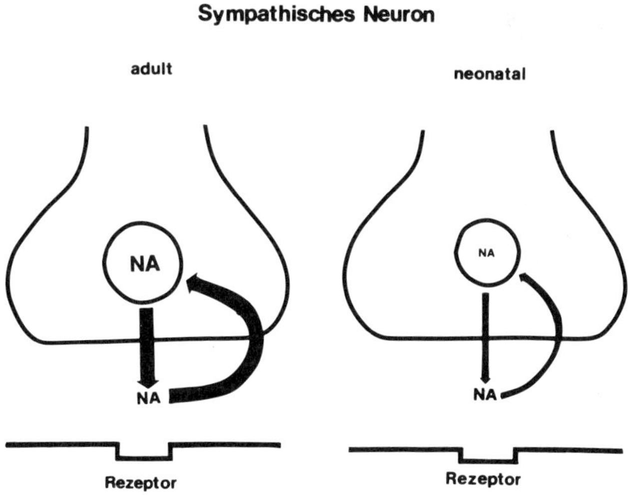

Abb. 3. Schematische Darstellung der Besonderheiten einer katecholaminergen Synapse bei Neugeborenen. Bei Neugeborenen ist die Anzahl der Synapsen sowie der Gehalt an Noradrenalin *(NA)* im Speichervesikel herabgesetzt. Da auch die neuronale Wiederaufnahme und die Inaktivierung vermindert ist, unterscheidet sich die Konzentration von Noradrenalin im synaptischen Spalt und damit am Rezeptor nicht wesentlich von der des Erwachsenen. Exogene Zufuhr von Katecholaminen kann über eine verminderte Inaktivierung von Noradrenalin via neuronaler Aufnahme zu einer Überempfindlichkeit gegenüber Katecholaminen führen

konzentration von Noradrenalin, ist bei Neugeborenen sofort nach der Geburt gesteigert und fällt innerhalb weniger Tage auf Basalwerte ab [4, 16, 18]. Verglichen mit Reifgeborenen haben Frühgeborene niedrigere Plasmakonzentrationen von Noradrenalin und Adrenalin im Nabelschnurblut [11]. Dabei sind die Katecholaminwerte nach Asphyxie höher als bei Kindern ohne Asphyxie.

Adrenerge Rezeptoren bei Früh- und Neugeborenen

Über eine Veränderung von adrenergen Rezeptoren bei Früh- und Neugeborenen gibt es bisher noch kein klares und einheitliches Bild. Die Dichte und die Affinität α-adrenerger Rezeptoren, gemessen an Thrombozyten von Neugeborenen, unterscheiden sich nicht von Erwachsenen und zeigen keine Abhängigkeit vom Gestationsalter [29]. Es konnte in zwei unabhängigen Untersuchungen gezeigt werden, daß β-adrenerge Rezeptoren an Lymphozyten und neutrophilen Granulozyten von Früh- und Neugeborenen im Vergleich zu Erwachsenen herabgesetzt sind [23, 29]. Entsprechend war die Aktivität der Adenylatcyclase als „second messenger" herabgesetzt. Die unterschiedliche Rezeptordichte zwischen Früh- und Neugeborenen, verglichen mit Erwachsenen, konnte in einer kürzlich publizierten Arbeit nicht bestätigt werden [3].

Wirkung von Dopamin bei Früh- und Neugeborenen

Dopamin wirkt auf verschiedene Rezeptoren des Kreislaufsystems. Direkt werden β_1-adrenerge Rezeptoren des Herzens stimuliert und indirekt über eine Noradrenalinfreisetzung β- und α-adrenerge Wirkungen vermittelt. Über eine Stimulation dopaminerger Rezeptoren bewirkt Dopamin eine Vasodilatation in den Nieren-, Mesenterial- und Koronargefäßen. Wegen der Wirkung auf verschiedene Rezeptoren ergeben sich in Abhängigkeit der Dosis unterschiedliche renale und hämodynamische Wirkungen. Für Erwachsene gilt ([5], s. auch Tabelle 1): Dopamin bewirkt in niedrigen Dosen (1–5 $\mu g/kg \cdot min$) über eine Stimulation DA_1-dopaminerger Rezeptoren eine Dilatation der afferenten Arteriole. Folglich steigen Nierendurchblutung, Glomerulumfiltrat, Diurese und Natriurese [5, 10]. Höhere Dopamindosen (5–10 $\mu g/kg \cdot min$) wirken auf β_1-adrenerge Rezeptoren des Myokards, steigern Kontraktilität, Herzfrequenz und Herzzeitvolumen. Höhere Dosen (10–20 $\mu g/kg \cdot min$) rufen vorwiegend α-adrenerge Wirkungen, wie einen Anstieg des systemischen Gefäßwiderstands und des Blutdrucks, hervor und senken den renalen Blutfluß [5].

Im Gegensatz zu Erwachsenen und älteren Kindern scheinen Früh- und Neugeborene empfindlicher auf Dopamin zu reagieren. In einer Dosis von 0,5–2 $\mu g/kg \cdot min$ bewirkte Dopamin bei Frühgeborenen mit Atemnotsyndrom eine Verdoppelung der Diurese und Natriurese sowie einen Anstieg der Kreatininclearance [31]. Während Dopamin bei Frühgeborenen schon in niedriger Dosis den Blutdruck anhebt und dieser Effekt dosisabhängig ist, findet sich erst in Dosen von 8 $\mu g/kg \cdot min$ ein Anstieg der Herzfrequenz [26]. Ähnliche Befunde wurden kürzlich durch pharmakokinetische Untersuchungen an schwerkranken

Früh- und Neugeborenen bestätigt. Padbury et al. [19] beobachteten eine Steigerung des mittleren arteriellen Blutdrucks und des Herzzeitvolumens bei niedrigen Dopamindosen von 0,5–1 μg/kg·min, der systolische Blutdruck stieg zwischen 1–2μg/kg·min und die Herzfrequenz erst bei Dosen von mehr als 2–3 μg/kg·min. Dies läßt vermuten, daß Dopamin in niedrigen Dosen bei Frühgeborenen deutliche dopaminerge Wirkung und möglicherweise auch α-adrenerge Wirkungen entfaltet, während β-adrenerge Effekte (Herzfrequenzsteigerung) erst in hohen Dosen beobachtet werden. Diese bei Frühgeborenen und Neugeborenen, verglichen mit Erwachsenen, verstärkte Wirkung von Dopamin läßt sich durch eine verminderte Elimination von Dopamin aus dem synaptischen Spalt erklären (s. Abb. 3). Die Elimination von Katecholaminen, so auch von Dopamin, durch die neuronale Wiederaufnahme ist bei Neugeborenen herabgesetzt, wie wir aus tierexperimentellen Befunden wissen. Dagegen sprechen auch nicht die Befunde, die in der Arbeit von Padbury et al. [19] erhoben wurden, obwohl diese dort divergent diskutiert werden.

Für die Klinik ist bedeutsam, daß die Stimulation von Dopaminrezeptoren in der vorderen Hypophyse das thyreoidiastimulierende Hormon (TSH) hemmt [14]. Somit ist die Messung von TSH zur Schilddrüsendiagnostik und das Hypothyreosescreening unter Dopamininfusion nicht sinnvoll.

Schlußfolgerung und Bewertung

Faßt man die vorgestellten Befunde zusammen, so ergeben sich eindeutig Hinweise für eine verminderte Leistung adrenerger Neurone bei Früh- und Neugeborenen (s. unten). Die Syntheseleistung und Speicherkapazität von Noradrenalin in den Vesikeln ist deutlich herabgesetzt, und die Leistung der neuronalen Synapse ist vermindert. Dies bewirkt eine verminderte Elimination von endogenem Noradrenalin und exogen verabreichten Katecholaminen aus dem synaptischen Spalt durch eine verminderte neuronale Wiederaufnahme und den Abbau von Katecholaminen. Folglich ist die Konzentration am Rezeptor erhöht; dies mag eine gewisse Überempfindlichkeit des Früh- und Neugeborenen gegenüber Katecholaminen und Sympathomimetika erklären.

Besonderheiten des katecholaminergen Systems bei Neugeborenen

1) Verminderte Leistung adrenerger Neurone:
   - Synthese ↓, Speicherung ↓, neuronale Wiederaufnahme ↓,
   - Leistung der neuronalen Synapse ↓,
   - Überempfindlichkeit auf einige exogene Katecholamine.
2) Änderung der katecholaminergen Rezeptoren:
   - Anzahl bzw. Affinität β-adrenerger Rezeptoren ↓,
   - Postrezeptormechanismus (Adenylcyclase ↓).

Über die Reaktivität katecholaminerger Rezeptoren bei Früh- und Neugeborenen sowie einen geänderten Postrezeptormechanismus liegen keine eindeutigen Befunde vor. Die β-adrenerg vermittelten Funktionen scheinen herabgesetzt zu sein, möglicherweise reaktiv aufgrund erhöhter zirkulierender Katecholamine.

Letztlich ist eine verminderte Adaptation des Herz- und Kreislaufsystems bei Früh- und Neugeborenen nicht nur durch eine Unreife oder Imbalance des katecholaminergen Systems erklärbar. Sicherlich spielt dabei auch die physiologische Grenze der Effektororgane eine Rolle. So ist die myokardiale Compliance herabgesetzt, der Frank-Starling-Mechanismus arbeitet fast am Maximum [24]. Die Kontraktilität des Herzens und das Herzzeitvolumen sind unmittelbar nach der Geburt gesteigert [22]. Somit ist bei Belastung eine Steigerung nur begrenzt möglich. Zudem bestehen physiologische Shunts, wie persistierender Ductus arteriosus und offenes Foramen ovale. Die verminderte Kreislaufadaptation bei Früh- und Neugeborenen kann somit nicht allein durch eine Minderleistung des katecholaminergen Systems erklärt werden.

Literatur

1. Axelrod J, Weinshilboum R (1972) Catecholamines. N Engl J Med 287:237–242
2. Boreus LO (1973) Drug-receptor interaction in the human fetus. In: Boreus LO (ed) Fetal pharmacology. Raven, New York, pp 111–135
3. Boreus LO, Hjemdahl P, Lagercrantz H, Martinsson A, Yao AC (1986) β-Adrenoceptor function in white blood cells from newborn infants: no relation to plasma catecholamine levels. Pediatr Res 20:1152–1155
4. Eliot RJ, Lam R, Leake RD, Hobel CJ, Fisher DA (1980) Plasma catecholamine concentration in infants at birth and during the first 48 hours of life. J Pediatr 96:311–315
5. Feely J, DeVane PJ, Maclean D (1983) Beta-blockers and sympathomimetics. Br Med J 286:1043–1047
6. Friedman WF (1972) The intrinsic physiologic properties of the developing heart. Prog Cardiovasc Dis 15:87–111
7. Friedman WF (1973) The intrinsic physiologic properties of the developing heart. In: Friedman WF (ed) Neonatal heart disease. Grune & Stratton, London, pp 21–49
8. Friedman WF, Pool PE, Jacobowitz D, Seagram SC, Braunwald E (1968) Sympathetic innervation of the developing rabbit heart. Circ Res 23:25–32
9. Geis WP, Tatooles CJ, Pricola DV, Friedman WF (1975) Factors influencing neurohumoral control of the heart in the newborn dog. Am J Physiol 228:1686–1689
10. Goldberg LI (1974) Dopamin – clinical use of an endogenous catecholamine. N Engl J Med 291:707–710
11. Greenough A, Lagercrantz H, Pool J, Dahlin I (1987) Plasma catecholamine levels in preterm infants – effect of birth asphyxia and apgar score. Acta Paediatr Scand 76:54–59
12. Hedquist P (1969) Modulating effect of prostaglandin E_2 on noradrenaline release from isolated cat spleen. Acta Physiol Scand 75:511–512
13. Jacobowitz D, Koelle GBC (1965) Histochemical correlations of acetylcholine-esterase and catecholamines in postganglionic autonomic nerves of the cat, the rabbit, and the guinea pig. J Pharmacol Exp Ther 148:225–237
14. Kaptein EM, Klitzky OA, Spencer CA, Nicoloff JT (1980) Effects of prolonged dopamine infusion on anterior pituitary function in normal males. J Clin Endocrinol Metab 51:488–491
15. Kebabian JW, Calne DB (1979) Multiple receptors for dopamine. Nature 277:93–96
16. Lagercrantz H, Bistoletti P (1973) Catecholamine release in the newborn infant at birth. Pediatr Res 11:889–893
17. Langer SJ, Shepperson NB, Massingham RC (1981) Preferential noradrenergic innervation of alpha-adrenergic receptors in vascular smooth muscle. Hypertension [Suppl I] 3:I-112–I-118
18. Padbury JF, Roberman B, Oddie T, Hobel C, Fisher DA (1982) Fetal catecholamine release in response to labor and delivery. Obstet Gynecol 60:607–611

19. Padbury JF, Agata Y, Baylen BG, Ludlow JK, Polk DH, Goldblatt E, Pescetti J (1986) Dopamine pharmacokinetics in critically ill newborn infants. J Pediatr 110:293-298
20. Rascher W (1987) Catecholamines. In: Holliday MA, Barratt TM, Vernier RL (eds) Pediatric nephrology. Williams & Wilkins, Baltimore, pp 242-247
21. Rascher W, Schömig A, Kreye VA, Ritz E (1982) Diminished vascular response to noradrenaline in experimental chronic uremia. Kidney Int 21:20-27
22. Riemenschneider TA, Brenner RA, Mason DT (1981) Maturational changes in myocardial contractile state of newborn lambs. Pediatr Res 15:349-356
23. Roan Y, Galant SP (1982) Decreased neutrophil beta adrenergic receptors in the neonate. Pediatr Res 16:591-593
24. Romero TE, Friedman WF (1979) Limited left ventricular response to volume overload in the neonatal period: a comparative study with the adult animal. Pediatr Res 13:910-915
25. Schömig A, Dietz R, Rascher W, Lüth JB, Mann JFE, Schmidt M, Weber J (1978) Sympathetic vascular tone in spontaneously hypertensive rats. Klin Wochenschr [Suppl I] 56:131-138
26. Seri I, Tulassay T, Kiszel J, Machay T, Csömör S (1984) Cardiovascular response to dopamine in hypotensive preterm neonates with severe hyaline membrane disease. Eur J Pediatr 142:3-9
27. Starke K (1977) Regulation of noradrenaline release by presynaptic receptor systems. Rev Physiol Biochem Pharmacol 77:1-124
28. Starke K, Langer SZ (1979) A note on terminology for presynaptic receptors. In: Langer SZ, Starke K, Dubocovich ML (eds) Presynaptic receptors. Pergamon, Oxford, pp 1-3
29. Thies W-R, Reinhardt D, Rutschke A, Kusenbach G, Ludwig J (1986) Postnatale Entwicklung sympathoadrenerger Systeme bei Früh- und Neugeborenen. Monatschr Kinderheilkd 134:453-458
30. Trendelenburg U (1972) Factors influencing the concentration of catecholamines at the receptors. In: Blaschko H, Muscholl E (eds) Catecholamines. Springer, Berlin Heidelberg New York (Handbook of experimental pharmacology, vol 33, pp 726-761)
31. Tulassay T, Seri I, Machay T, Kiszel J, Varga J, Csömör S (1983) Effects of dopamine on renal functions in premature neonates with respiratory distress syndrome. Int J Pediatr Nephrol 4:19-23
32. Vanhoutte PM (1978) Adrenergic neuroeffector interaction in the blood vessel wall. Fed Proc 37:181-186
33. Westfall TC (1977) Local regulation of adrenergic neurotransmission. Physiol Rev 57:659-728
34. Zaritsky A, Chernow B (1984) Use of catecholamines in pediatrics. J Pediatr 105:341-350
35. Zimmermann BG, Gomer SK, Liao JC (1972) Action of angiotensin on vascular adrenergic nerve endings: facilitation of norepinephrine release. Fed Proc 31:1344-1350

9.2 Praktische Anwendung von Katecholaminen

H. Stopfkuchen

Katecholamine sind derzeit die bedeutsamsten pharmakologischen Substanzen zur Unterstützung des Kreislaufs im akuten kardiozirkulatorischen Versagen im Kindesalter.

Aufbau der Katecholamine

Die Synthese der endogenen Katecholamine Dopamin, Noradrenalin und Adrenalin in den Nervenfasern und in der Nebennierenmarkzelle geht von der Aminosäure L-Tyrosin aus. L-Tyrosin wird enzymatisch über L-Dopa zu Dopamin umgewandelt. Durch das Einführen einer Hydroxylgruppe in die Seitenkette von Dopamin entsteht Noradrenalin, das nur im Nebennierenmark weiter durch die N-Methyltransferase zu Adrenalin umgewandelt wird [4].

Rein synthetische Derivate wie Isoproterenol und Dobutamin wurden unter der Vorstellung entwickelt, Katecholamine mit selektiver β_1-Wirkung in die Hand zu bekommen.

Dabei soll, bezogen auf das Dobutamin, die Substitution der Hydroxylgruppe an der Seitenkette durch ein Wasserstoffatom unerwünschte chronotrope und arrhythmogene Eigenschaften und die Substitution des Aminowasserstoffs durch die Alkylkette vasokonstriktorische Eigenschaften vermindern. Überschießende vasodilatorische Eigenschaften sollen dabei wiederum durch eine ausreichend lange Seitenkette vermieden werden.

Wirkungsmechanismen der Katecholamine

Katecholamine fungieren als ein „primäres Messengersystem“ und wirken durch Anlagerung an adrenerge Rezeptoren. Dabei unterscheidet man 3 Hauptklassen von Rezeptoren: α-adrenerge, β-adrenerge und dopaminerge Rezeptoren. Jede dieser 3 Hauptklassen besteht aus 2 Unterklassen: α_1- und α_2-Rezeptoren, β_1- und β_2-Rezeptoren sowie D_1- und D_2-Rezeptoren.

β_1-, β_2- und α_2-Rezeptoren bewirken eine Stimulation (β-Rezeptoren) oder Hemmung (α_2-Rezeptoren) der membrangebundenen Adenylat-Zyklase (sekundäres Messengersystem). Letztere katalysiert die Überführung von intrazellulärem ATP in zyklisches 3,5-AMP. Dieses setzt schließlich einen intrazellulären

Prozeß in Gang, der über eine Kalziumionenfreisetzung zu einer Muskelkontraktion führt.

α_1-Rezeptoren bedienen sich eines erst kürzlich aufgedeckten sekundären Messengersystems, nämlich der Phosphatidylinositol-Proteinkinase-C-Kaskade, die ebenfalls zu einer Zunahme des transzellulären Kalziumsfluxes führt [7].

Die Bindung eines Agonisten an einen α_1-adrenergen Rezeptor resultiert in der Aktivierung einer Phospholipase C. Diese bedingt einen erhöhten Umsatz von Phospholipiden, und zwar den Polyphosphoinositiden. Häufig ist dabei der erste Schritt die Hydrolyse des Phosphatidylinositol-4-5-Biphosphat in Diazylglycerol und Inositoltriphosphat. Diazylglycerol aktiviert die sog. Proteinkinase C. Inositoltriphosphat mobilisiert Kalzium von nichtmitochondrialen Kalziumdepots. Dieses Kalzium aktiviert sowohl die Proteinkinase C als auch Kalzium-Calmodulin-abhängige Proteinkinasen. Diese aktivierten Kinasen phosphorylieren die Myosinleichtketten, was schließlich zu einer vaskulären Kontraktion führt. Neben der Aktivierung des Polyphosphoinositumsatzes können α_1-Agonisten aber auch spannungsabhängige Kalziumkanäle direkt aktivieren.

Allgemeine Gesichtspunkte beim klinischen Einsatz von Katecholaminen

Adrenerge Rezeptoren unterliegen ontogenetischen und krankheitsbedingten Einflüssen [1, 2, 8].

Unter länger anhaltendem Einfluß von entsprechenden Agonisten nimmt die Zahl der funktiontüchtigen Rezeptoren allmählich ab, ein Phänomen, dessen Auswirkungen z.B. bei Patienten mit anhaltender Herzinsuffizienz oder auch bei Kindern mit Asthma bronchiale bekannt ist. Seit kurzem liegen sichere Hinweise dafür vor, daß es auch beim Auftreten einer Sepsis zur "Down"regulation sowohl im Bereich der β_1- als auch der α_1-Rezeptoren kommen kann.

Ontogenetische Veränderungen der Katecholaminrezeptoren sind beim Menschen nur teilweise erforscht. Es darf jedoch nicht einfach davon ausgegangen werden, daß bereits bei Früh- oder Termingeborenen ein hinsichtlich Qualität und Quantität ausgereiftes Rezeptorsystem vorhanden ist. So ist von den β_1-Rezeptoren bekannt, daß die Entwicklung zwar bereits frühzeitig im Fetalleben beginnt, daß aber zum Zeitpunkt der Geburt die Zahl der Rezeptoren im Vergleich mit Erwachsenenwerten noch reduziert ist. Zumindest weisen sowohl Untersuchungen bei neugeborenen Tieren (Myokard) als auch bei humanen Neugeborenen (Blutzellen) auf diese Zusammenhänge hin. Darüber hinaus gibt es auch Hinweise dafür, daß den Rezeptoren nachgeschaltete Abläufe im Verlauf der Ontogenese Veränderungen durchlaufen können.

Sowohl das Phänomen der Downregulation als auch dieser wahrscheinlichen ontogenetischen Veränderungen der adrenergen Rezeptoren unterstreichen die bereits aus anderen Gründen resultierende Notwendigkeit, insbesondere im Kindesalter Katecholamine nicht nach rigiden Dosierungschemata, sondern nach den hämodynamischen Effekten zu dosieren. Dies setzt allerdings die Installation eines entsprechenden hämodynamischen Überwachungssystems, das bestimmte Mindestanforderungen erfüllen muß, sowie ausreichende Kenntnisse über die Herz-Kreislauf-Physiologie und über die Wirkungen der einzelnen verwendeten Katecholamine voraus.

Katecholamine können wegen ihrer kurzen Halbwertszeit sinnvoll nur in Form einer i.v.-Dauerinfusion Anwendung finden. So beträgt die Halbwertszeit von Dobutamin etwa 2,5 min sowohl beim Erwachsenen als auch im Kindesalter [14].

Insbesondere im Früh- und Neugeborenenalter können kleine Hautvenen nicht als ausreichend sichere venöse Zugangswege für Katecholamine akzeptiert werden. Wenn irgend möglich, sollten zentralvenöse Zugangswege gewählt werden. Insbesondere bei der Zufuhr von Dopamin kann es zu z. T. leicht erkennbaren lokalen vasokonstriktorischen Gefäßreaktionen kommen. Das Entstehen von Hautnekrosen ist beschrieben.

Erschwert wird das Problem der kontinuierlichen i.v.-Dauerinfusion noch durch die Auswirkungen der unvermeidbaren Flüssigkeitszufuhr insbesondere in Situationen mit schlechter Nierenfunktion.

Es muß unbedingt darauf geachtet werden, daß insbesondere beim Infusionsbeginn oder beim Wechsel von Spritzen Bolusinjektionen oder Unterbrechungen in der kontinuierlichen Zufuhr vermieden werden. Fein einstellbare automatische Spritzenpumpen sind obligat.

Trotz dieser erwähnten Schwierigkeiten ist es aber möglich, bei gleichbleibender Dosierung auch über mehrere Tage konstante Blutspiegel zu erzielen.

Therapeutische Anwendung spezifischer Katecholamine

Da endogene und exogene Katecholamine unterschiedlich gewichtete Angriffspunkte an den verschiedenen Rezeptoren haben, sind entsprechend unterschiedliche Effekte zu erwarten [13].

Die Reaktionsfähigkeit von Noradrenalin, Adrenalin, Isoproterenol, Dopamin und Dobutamin mit den α-, β- und dopaminergen Rezeptoren sind in Tabelle 1 zusammengefaßt.

Adrenalin: Der Einsatz von Adrenalin ist heute im Rahmen der medikamentösen Reanimation und zur Behandlung eines anaphylaktischen Schocks unumstritten.

Tabelle 1. Relative Rezeptorselektivität von Noradrenalin, Adrenalin, Isoproterenol, Dopamin und Dobutamin

Katecholamin	Rezeptoren						Dosis
	α_1	α_2	β_1		β_2	Dopamin	
			Kontraktilität	Reizleitung			[μg/kg/min]
Noradrenalin	+++	+++	+++	+++	0	0	0,01–0,2
Adrenalin	+++	+++	+++	++	++	0	0,05–0,2
Isoproterenol	0	0	+++	+++	+++	0	0,02–0,1
Dopamin	0→+++	+	++→+++	+→++	0	+++	2,5–5–15
Dobutamin	(+)	0	+++	+→++	+	0	2,5–5–15

Häufig wird Adrenalin auch nach kardiochirurgischen Eingriffen unter Einsatz der Herz-Lungen-Maschine eingesetzt. Die verwendeten Adrenalindosen liegen bei 0,05–1 μg/kg/min (bzw. 0,005–0,05 mg/kg/h).

Noradrenalin: Noradrenalin ist ein im Kindesalter sehr selten verwendetes Katecholamin. Sein Einsatz ist auf Situationen mit ausgeprägtem Blutdruckabfall mit der daraus resultierenden Gefahr der koronaren und/oder zerebralen Minderperfusion beschränkt. In diesen Situationen erfreut sich diese Substanz aber auch in der Pädiatrie einer gewissen Wiedergeburt. Ist doch von dem „Alternativkatecholamin" Dopamin bekannt, daß es z.T. indirekt über eine Noradrenalinfreisetzung wirksam wird, was möglicherweise nach Entleerung der Noradrenalinspeicher nicht mehr möglich ist. Noradrenalin sollte möglichst immer in Kombination mit niedrig dosiertem Dopamin verabreicht werden, um der unerwünschten renalen Vasokonstriktion entgegenzuwirken.

Der Dosierungsbereich von Noradrenalin liegt etwa zwischen 0,05–1 μg/kg/min (bzw. 0,005–0,05 mg/kg/h).

Dopamin: Die Reaktionen von Dopamin mit α-, β- und dopaminergen Rezeptoren sind ausgeprägt dosisabhängig. Im Dosisbereich von 0,05–2 μg/kg/min soll Dopamin vorrangig mit dopaminergen Rezeptoren reagieren. Im Bereich von 2–10 μg/kg/min mit β- und dopaminergen Rezeptoren, im Bereich von 10–20 μg/kg/min mit α- und β-Rezeptoren und schließlich im Bereich von über 20 μg/kg/min fast ausschließlich mit α-Rezeptoren. Die klinische Praxis zeigt jedoch, daß diese starre Zuordnung von Dosis und Rezeptoreffekt im Kindesalter nur bedingt nachvollzogen werden kann. Es gibt Hinweise dafür, daß bei Frühgeborenen mit Dosierungen im Bereich von 2 μg/kg/min Blutspiegel erreicht werden, die denen von Kindern entsprechen, die 20 μg/kg/min erhielten.

Entsprechend unterschiedlich sind auch die mitgeteilten Ergebnisse von Untersuchungen, insbesondere bei jungen Kindern. Vorrangig eingesetzt in kardiogenen Schocksituationen, führt die Zufuhr von Dopamin nahezu regelmäßig zum Anstieg des mittleren arteriellen Systemdrucks, der Herzfrequenz und des Herzzeitvolumens. Der Einfluß auf das Herzschlagvolumen ist dabei variabel [5]. Zum Teil sehr widersprüchlich sind die für den Neonatologen besonders wichtigen Effekte von Dopamin auf den Pulmonalarteriendruck, insbesondere bei schon initial erhöhten Werten [3]. Für den Einsatz von Dopamin gilt also ganz besonders die oben bereits gemachte Aussage, daß Katecholamine letztendlich nach ihrem klinischen Effekt dosiert werden müssen.

Dobutamin: Das synthetische Katecholaminderivat Dobutamin wird derzeit als die Substanz mit den selektivsten β_1-adrenerg vermittelten Effekten angesehen. In den vergangenen Jahren haben aber zahlreiche tierexperimentelle Untersuchungen gezeigt, daß es sich beim Dobutamin nicht um einen reinen β_1-Rezeptoragonisten handelt, sondern daß sich Dobutamin durch eine Besonderheit auszeichnet, die den Wirkungsmechanismus dieser Substanz komplizierter erscheinen läßt [9].

Bei dem klinisch verwendeten Präparat handelt es sich um ein razemisches Gemisch, d.h. um ein Gemisch zweier Spiegelbildisomere bzw. optischer Isomere. Dabei ist das (Minus) enantiomer ein hochselektiver α_1-Adrenozeptoragonist, während das (Plus)enantiomer sowohl als ein β_1- als auch ein β-$_2$-Adrenozeptoragonist wirksam ist. Tierexperimentelle Untersuchungen mit α_1-Antagonisten haben gezeigt, daß die inotrope Wirkung von Dobutamin in einem hohen Grade auf dem α_1-Adrenozeptor-mediierten Effekt des (Minus) enantiomers beruht. α_1-Rezeptoren werden auch im Myokard vermutet. Die klinisch zu beobachtenden Effekte des Razemats resultieren dann zumindest hypothetisch aus der Summe der Aktivitäten der zwei Enantiomere. Die additiven Wirkungen von (Plus-) und (Minus)enantiomeren verursachen den dominierenden positiv-inotropen Effekt, während der chronotrope Effekt allein durch das (Plus)enantiomer bedingt ist. Blutdruckerhöhungen bleiben nahezu aus, da sich die α_1-Adrenozeptor-mediierte Vasokonstriktion des (Minus) enantiomers und die β_2-Adrenozeptor-mediierte Vasodilatation des (Plus)enantiomers gewissermaßen aufheben. Diese z.T. noch etwas hypothetischen Zusammenhänge würden aber gut die erwünschte inotrope Selektivität von Dobutamin erklären.

Beim Erwachsenen mit einer schweren chronischen Herzinsuffizienz führt Dobutamin in einem Dosierungsbereich von 7,5–10 µg/kg/min zum Anstieg von Herzzeitvolumen und Herzschlagvolumen, bei eher unverändertem systemarteriellen Druck und Pulmonalarteriendruck. Peripherer arterieller Widerstand und Pulmonalarteriolenwiderstand sowie die Füllungsdrücke beider Ventrikel fallen ab. Die Herzfrequenz bleibt unverändert oder steigt gering, selten signifikant an. In Situationen mit akutem Herzversagen besteht allerdings eher die Tendenz zum Anstieg des systemarteriellen Drucks [10].

Wir selbst konnten zeigen, daß es bei akut herzinsuffizienten Kindern im Alter von einem Tag bis 14 Jahre unter einer Dobutamindauerinfusion von 7,5–10 µg/kg/min zum signifikanten Anstieg des Herzschlagvolumens, des Herzzeitvolumens aber auch der Herzfrequenz und des systemarteriellen Drucks kommt, während der Pulmonalarterienwiderstand abfällt [10]. Andere Autoren wiesen allerdings darauf hin, daß es lediglich bei Kindern jenseits des 12. Lebensmonats zu einem signifikanten Anstieg des Herzzeitvolumens kommt [6]. In der Gruppe der Kinder unter 12 Monaten fand sich bei diesen Autoren darüber hinaus ein Anstieg des Pulmonalkapillardrucks als möglicher Hinweis auf eine herabgesetzte linksventrikuläre Compliance. Diese Ergebnisse weisen darauf hin, daß möglicherweise die physiologischen Charakteristika des sich entwickelnden Herzens beim Frühgeborenen, Termingeborenen und jungen Säuglingen zu anderen hämodynamischen Reaktionen nach der Gabe von kreislaufaktiven Medikamenten führt, als es von den Erwachsenen her zu erwarten wäre [11].

In einer weiteren Studie [12] gingen wir deshalb gezielt der Frage nach, welchen Einfluß Dobutamin auf die myokardiale Funktion im Neugeborenenalter hat. Wir konnten dabei unter Verwendung der echokardiographisch ermittelten systolischen Zeitintervalle zeigen, daß Dobutamin bei reifen Neugeborenen mit akuter myokardialer Dysfunktion außer zu einer signifikanten Herzfrequenzsteigerung auch zu einer Verbesserung der myokardialen Funktion führt. Da bei diesen Untersuchungen die Vorlast konstant gehalten werden konnte und nur geringe Änderungen der Nachlast auftraten, kann dieser günstige Effekt von Dobutamin mit einer gewissen Wahrscheinlichkeit einer Verbesserung der Kontraktilität zugeschrieben werden. Mit diesen Untersuchungsergebnissen wurden unsere langjährigen Erfahrungen bestätigt, daß Dobutamin in einem Dosierungsbereich von 5-10(-20) µg/kg/min auch bei Neugeborenen beim Vorliegen kardiogener oder septischer Schocksituationen günstige therapeutische Effekte bewirkt.

Literatur

1. Fowler MB, Lager JA, Hopkins GL, Minobe W, Bristow MR (1986) Assessment of the β-adrenerge receptor pathway in the infact fashing human heart, progressive receptor down-regulation and subsensitively to agonist response. Circulation 74:1290-1302
2. Hayes JS, Pollockand GD, Fuller RW (1984) In vivo cardiovascular responses to isoproterenol, dopamine and tyramine after prolonged infusion of isoproterenol. J Pharmacol Exp Ther 231:633-639
3. Kliegman R, Fanaroff AA (1978) Caution in the use of dopamin in the neonate. J Pediatr 93:540 (letter)
4. Kuschinsky G, Lüllmann H (1976) Kurzes Lehrbuch der Pharmakologie. Thieme, Stuttgart New York
5. Lang P, Williams RG, Norwood WI, Castaneda A (1980) The hemodynamic effects of dopamine in infants after corrective cardiac surgery. J Pediatr 96:630-634
6. Perkin RM, Levin DL, Webb R, Aguino A, Reedy J (1982) Dobutamine: A hemodynamic evaluation in children with shock. J Pediatr 100:977-983
7. Rapoport RM (1987) Effects of norepinephrine on contraction and hydrolysis of phosphatidylinositols in rat aorte. J Pharmacol Exp Ther 242:188-194
8. Reinhardt D, Zehmisch T, Becker B, Nagel-Hiemke M (1984) Age-dependency of alpha- and beta-adrenoceptors on thrombocytes and lymphocytes of asthmatic and non-asthmatic children. Eur J Pediatr 142:111-116
9. Ruffolo RR, Yaden EL (1983) Vascular effects of the steroisomers of dobutamine. J Pharmacol Exp Ther 224:46
10. Schranz D, Stopfkuchen H, Jüngst B-K, Clemens R, Emmrich P (1982) Hemodynamic effects of dobutamine in children with cardiovascular failure. Eur J Pediatr 139:4-7
11. Stopfkuchen H, Schranz D, Jüngst B-K (1984) Dobutamin im Kindesalter. Monatsschr Kinderheilkd 132:17-20
12. Stopfkuchen H, Schranz D, Huth R, Jüngst B-K (1987) Effects of dobutamine on left ventricular performance in newborns as determined by systolic time intervals. Eur J Pediatr 146:135-139
13. Zaritsky A, Chernow B (1984) Use of catecholamines in pediatrics. J Pediatr 105:341-350
14. Zaritsky AL, Lotze A, Stull R, Goldstein DS (1987) Dobutamine pharmacokinetics in critically ill infants. Crit Care Med 15:436 (abstract)

9.3 Therapie mit Vasodilatatoren beim Neugeborenen und jungen Säugling

J. G. Schöber

Vasodilatatoren werden beim Neugeborenen und jungen Säugling hauptsächlich aus zwei Gründen eingesetzt:

1) Zur Dilatation des Ductus arteriosus Botalli bei ductusabhängigem angeborenen Herzfehler und
2) zur Senkung des Pulmonalgefäßwiderstands im Rahmen einer persistierenden pulmonalen Hypertension oder einer angeborenen Zwerchfellhernie.

Seltene Indikationen sind Hypertonus, Lungenödem und Herzinsuffizienz. Pharmaka, die den Ductus arteriosus dilatieren und den Pulmonalgefäßwiderstand senken, sollen daher im folgenden etwas ausführlicher besprochen werden als die übrigen. Außer auf Literaturdaten möchte ich mich besonders auch auf die eigenen Erfahrungen bei Frühgeborenen, Neugeborenen und herzkranken Säuglingen stützen.

Prostaglandin E_1 (PGE_1)

Neugeborene mit komplexen Herzmißbildungen, die eine Pulmonalstenose oder Pulmonalatresie beinhalten, sind nur so lange lebensfähig, wie der Ductus arteriosus Botalli offen bleibt. Schließt sich in den ersten Lebenstagen der Ductus, so sterben sie rasch an einer durch Sauerstoffgabe nicht zu beeinflussenden Hypoxie.

Elliott et al. [3] konnten erstmals nachweisen, daß Prostaglandine vom Typ E beim Neugeborenen mit ductusabhängigem Herzfehler dilatierend auf den Ductus einwirken und daß ein funktionell verschlossener Ductus unter der Infusion von PGE_1 wieder eröffnet werden kann. In den Jahren 1976–1984 wurde PGE_1 am Deutschen Herzzentrum München im Rahmen der klinischen Prüfung 203mal bei Neugeborenen mit angeborenem Herzfehler eingesetzt; es liegen daher genügend Erfahrungen sowohl hinsichtlich der Wirkungen wie auch der Nebenwirkungen vor. Als Hauptwirkung ist beim Neugeborenen mit Pulmonalatresie die Zunahme der Lungendurchblutung zu nennen, welche sich an einem Anstieg des arteriellen pO_2 ablesen läßt [4, 9]. Vor Beginn der Therapie liegt der arterielle pO_2 meist unter 30 mmHg, 20 min nach Beginn der PGE_1-Infusion steigt er auf Werte von 40–50 mmHg an. Da das im Blut zirkulierende PGE_1 in wenigen Minuten metabolisiert wird [7], ist die therapeutische Wirkung an eine kontinuierliche Infusion gebunden, am besten über einen zentralen Venenkatheter. Bei Infusion in eine periphere Vene kommt es gerne zu lokalen Reizerscheinungen, Venenentzündungen und lokalen Ödemen der umgebenden Subcutis.

Zur Dosierung ist folgendes zu beachten:

Man beginnt mit einer relativ hohen Dosierung (3 µg/kg/h), die - würde man sie längere Zeit beibehalten - durch zahlreiche Nebenwirkungen belastet ist. Diese erhöhte Dosierung ist notwendig, um einen sich verschließenden Ductus wieder zu eröffnen. Sobald die erwünschte Wirkung eingetreten ist, sollte auf die Erhaltungsdosis (0,3-0,6 µg/kg/h) reduziert werden. Im Einzelfall muß die minimal wirksame Dosis austitriert werden.

Besonders in der hohen Anfangsdosis ist mit ernsthaften Nebenwirkungen auf das ZNS und auf das Kreislaufsystem zu rechnen. An bedrohlichen Nebenwirkungen wurden beobachtet: Apnoeanfälle, Fieber, Unruhe, Tachykardie und Hauterytheme. Insbesondere wegen der Apnoeanfälle sollte die Therapie nur auf einer Intensivstation unter fortlaufender Überwachung der Atemfrequenz und der Herzfrequenz erfolgen.

Außer bei Neugeborenen, deren Lungendurchblutung ductusabhängig ist, wird PGE_1 auch bei Neugeborenen eingesetzt, deren Systemdurchblutung von einem offenen Ductus arteriosus Botalli abhängt (präduktale Aortenisthmusstenose, unterbrochener Aortenbogen, kritische Aortenklappenstenose). Bei Spontanverschluß des Ductus kommt es bei diesen Herzfehlern zur Anurie, zum Lungenödem und zum Schock. Dementsprechend zeigt sich die therapeutische Wirkung des PGE_1 bei diesen Vitien an einer Zunahme der peripheren Durchblutung (besser tastbare Pulse) und an einem Wiedereinsetzen der Urinausscheidung [9].

Im allgemeinen dient die PGE_1-Therapie als Vorbereitung für eine palliative oder korrigierende Herz-/Gefäßoperation. Eine Langzeittherapie (länger als 1 Monat) verbietet sich wegen erheblicher Nebenwirkungen am Skelett (Hypercalzinose).

Prostaglandin D_2 (PGD_2)

PGD_2 befindet sich nicht im klinischen Einsatz, noch nicht einmal im Stadium der klinischen Prüfung. Dennoch soll es hier kurz erwähnt werden, da es bisher die einzige Substanz zu sein scheint, welche selektiv den Pulmonalgefäßwiderstand senkt, ohne den Systemwiderstand zu vermindern. Beim neugeborenen Lamm scheint dies jedoch nur in den ersten Lebenstagen so zu sein [12], nach dem 15. Lebenstag kehren sich die Wirkungen um: Anstieg des Pulmonalwiderstands und Abnahme des Systemwiderstands. Der Einsatz bei 4 Neugeborenen mit persistierender pulmonaler Hypertension brachte nur einen vorübergehenden Anstieg des arteriellen pO_2 [11]. Die Autoren bemerken hierzu, daß es durchaus sinnvoll erscheint, PGD_2 in einem frühen Stadium der Erkrankung einzusetzen.

Tolazolin

Wenn nach der Geburt die physiologische Abnahme des Pulmonalwiderstands ausbleibt, kommt es zu einem massiven Rechts-links-Shunt über das Foramen ovale und über den Ductus arteriosus Botalli. Wir sprechen von einem PFC-Syndrom (persistierende fetale Zirkulation). Eine ähnliche Hämodynamik findet sich meist auch bei Kindern mit angeborener Zwerchfellhernie. Die Folge ist eine ausgeprägte Zyanose, die durch O_2-Inhalation kaum zu beeinflussen ist.

In dieser Situation wurde Tolazolin (Priscol) mit Erfolg eingesetzt [5, 13]. Man gibt initial langsam einen Bolus von 1-2 mg/kg und danach eine Dauerinfusion von 1-2 mg/kg/h. Neben zahlreichen anderen unerwünschten Wirkungen (Erythem, Oligurie, Thrombozytopenie, Magenbluten) ist auf Blutdruckabfall zu achten. Häufig ist es daher notwendig, entweder Volumen oder Dopamin oder beides zu infundieren. Ein positiver Effekt ist in etwa 60% der Fälle zu beobachten. Diese nicht 100%ige Erfolgsrate verwundert nicht, denn es handelt sich bei Tolazolin um einen unspezifischen Vasodilator, welcher neben dem Pulmonalkreislauf in gleicher Weise auch den Systemkreislauf beeinflußt. Bei stärkerem Blutdruckabfall im Systemkreislauf kann es sogar zu einer Verstärkung des Rechts-links-Shunts und damit zu einer Zunahme der Zyanose kommen. Unter Umständen ist es daher ratsam, schon vor Gabe von Tolazolin durch Volumenexpansion einem Blutdruckabfall vorzubeugen.

Neben den klassischen Indikationen PFC-Syndrom und Zwerchfellhernie gibt es zahlreiche Zustände von sekundärem PFC-Syndrom (Mekoniumaspiration, Pneumonie, Sepsis, RDS) wo bei ausgeprägter Zyanose ein Therapieversuch mit Tolazolin gemacht werden kann.

Der Wirkungsmechanismus des Tolazolin ist komplex: Histaminfreisetzung, direkte Wirkung und α-Blockade. Im therapeutischen Bereich scheint Tolazolin hauptsächlich über Histaminfreisetzung zu wirken [7].

Isosorbiddinitrat (ISD) und **Nitroglycerin**

Beide Medikamente wirken direkt an der glatten Muskulatur dilatierend, und zwar überwiegend auf der venösen Seite des Gefäßsystems. Sie eignen sich daher besonders zur Therapie des Lungenödems und der Lungenstauung. Therapieerfahrungen beim Neugeborenen liegen bisher nicht vor. Beim älteren Säugling wurde ISD nach kardiochirurgischen Eingriffen bei erhöhtem linksatrialen Druck eingesetzt (Schöber, unveröffentliche Daten). Die zu beobachtenden Effekte waren: Abnahme des zentralen Venendrucks, des linksatrialen Druckes und Rückgang der Lungenstauungszeichen. Die Wirkungen auf den Systemdruck waren unerheblich. Nebenwirkungen wurden nicht beobachtet. Die Dosierung betrug 0,05-0,2 mg/kg/h als Dauerinfusion.

Nitroglycerin wirkt beim Erwachsenen ähnlich wie ISD, Erfahrungen beim Neugeborenen oder Säugling liegen jedoch nicht vor. Für ISD wie auch für Nitroglycerin gilt, daß sie zwar hauptsächlich auf das venöse Gefäßbett einwirken, daß systemarterielle Wirkungen in geringerem Ausmaß aber auch möglich sind. Eine sorgfältige Blutdrucküberwachung ist daher unerläßlich.

Nitroprussidnatrium (NPN)

NPN ist ein hochpotenter, direkt wirkender Vasodilatator, welcher in ausgewogenem Verhältnis das venöse und das arterielle Gefäßbett beeinflußt. Die meisten Erfahrungen im Säuglingsalter liegen wie beim ISD aus der postoperativen Behandlung nach Herzoperationen vor [1]. Hier führt es zu einer Abnahme der Vorhofdrücke und des arteriellen Mitteldrucks und zu einer Zunahme des Herzminutenvolumens. Die Steigerung des Herzzeitvolumens ist dann am größten, wenn die Vorhofdrücke durch Volumengabe auf der ursprünglichen Höhe gehalten werden. Der Dosierungsbereich liegt bei 0,02–0,5 mg/kg/h [8]. Stets sollte mit der geringsten Dosis begonnen werden, um einen unerwartet starken Blutdruckabfall zu vermeiden. Bei einer Dosierung von mehr als 0,1 mg/kg/h ist die gleichzeitige Infusion von Natriumthiosulfat angezeigt, um die beim Abbau von NPN freiwerdenden Zyanidionen zu entgiften. Wir selbst haben NPN nie länger als 24 h eingesetzt, um dadurch einer möglichen Akkumulation von Zyanidionen vorzubeugen. In jedem Fall ist während der Infusion der Blutdruck genauestens zu überwachen. Bei stärkerem Blutdruckabfall muß die Infusion sofort unterbrochen und die Beine hochgelagert werden. Die NPN-Wirkungen sind gut steuerbar, wenige Minuten nach Absetzen der Infusion sind die Kreislaufwirkungen abgeklungen.

Benitz et al. [2] haben NPN bei 58 hypoxischen Neugeborenen (schweres RDS, PFC-Syndrom, Schock), welche auf konventionelle Therapie nicht mehr ansprachen, eingesetzt. Sie beobachteten in dieser heterogenen Gruppe schwerkranker, teils moribunder Neugeborener, einen signifikanten Anstieg des pO_2, einen Abfall des pCO_2 und der Beatmungsdrücke und eine Zunahme der Urinausscheidung. Um einem Blutdruckabfall vorzubeugen, wurde gleichzeitig hochdosiert Dopamin infundiert. Weitere Erfahrungen beim Neugeborenen müssen abgewartet werden, bevor die Therapie mit NPN bei hypoxischen Neugeborenen aufgrund von RDS, PFC-Syndrom und Schock generell empfohlen werden kann.

Urapidil (Ebrantil)

Die Gefäßwirkungen des Urapidil sind komplexer Art; hauptsächlich handelt es sich um eine postsynaptische α_1-Blockade, wobei zusätzlich der zentrale Sympathikotonus gedämpft und damit eine zentrale Gegenregulation verhindert wird. Urapidil eignet sich daher zur Therapie des Hypertonus. Der Vorteil liegt darin, daß der erwünschte Blutdruckabfall nicht von einer Reflextachykardie begleitet ist. Wir erprobten Urapidil bei einer Gruppe von 19 Kindern (Alter 12 Tage bis 14 Jahre) mit hypertensiver Krise. Bei allen Patienten kam es innerhalb von 15 min zu einer zufriedenstellenden Blutdrucksenkung [10]. Sie war begleitet von einer leichten Abnahme des zentralen Venendrucks, wobei Herzfrequenz und Urinausscheidung unbeeinflußt blieben. Wir haben Urapidil stets als Dauerinfusion zugeführt, wobei die Anfangsdosierung bei älteren Kindern bei 4 mg/kg/h und bei Säuglingen bei 2 mg/kg/h lag. Nach etwa 30 min kann i. allg. auf eine Erhaltungsdosis von 1 mg/kg/h reduziert werden. In der erhöhten Anfangsdosierung muß die Wirkung stets durch eine fortlaufende Blutdruckmessung überwacht werden. Außer einer leichten allgemeinen Sedierung haben wir keine Nebenwirkungen beobachtet.

Prazosin (Minipress)

Prazosin ist ein postsynaptischer α_1-Adrenozeptorblocker, der zu einer ausgewogenen Dilatation der arteriellen und der venösen Gefäße führt. Auch der Lungengefäßwiderstand wird gesenkt. Letztere Wirkung veranlaßte Netz et al. [6], Prazosin bei 5 ehemaligen Frühgeborenen mit bronchopulmonaler Dysplasie und Rechtsherzinsuffizienz einzusetzen. Die Behandlung wurde mit einer Dosis von 0,1 mg/kg/Tag begonnen und maximal auf eine Dosis von 0,6 mg/kg/Tag gesteigert. Unter dieser Therapie kam es zu einer Rückbildung der Rechtsherzbelastungszeichen und auch zu einer Normalisierung der echokardiographischen Befunde, welche einen pulmonalen Hochdruck anzeigten. Da Prazosin gut aus dem Gastrointestinaltrakt resorbiert wird, ist eine orale Langzeittherapie möglich.

Nifedipin (Adalat)

Bei Nifedipin handelt es sich um einen Kalziumantagonisten, welcher durch Blockade der sog. Kalziumkanäle den Tonus der glatten Muskulatur im Pulmonalkreislauf und auch im Systemkreislauf herabsetzt. Stopfkuchen et al. [14] führten eine experimentelle Untersuchung bei 4 Neugeborenen mit pulmonalem Hochdruck durch. Sie fanden nach der i. v.-Bolusgabe von Nifedipin eine Abnahme des Pulmonalarteriendrucks und ebenso auch eine Abnahme des Systemdrucks. Die Abnahme des Pulmonalarteriendrucks schien etwas stärker ausgeprägt zu sein als die des Systemdrucks. Die Wirkungen waren 30 min nach der i. v.-Gabe schon wieder abgeklungen. Für einen Therapieversuch ist es daher sicher sinnvoller, Nifedipin oral oder sublingual anzuwenden. Dosisempfehlungen für das Neugeborenenalter liegen allerdings nicht vor. Bei Kindern wurden für die sublinguale Applikation Dosierungen zwischen 0,25 und 0,5 mg/kg angegeben [7].

Abschließende Bemerkungen

Die Therapie mit Vasodilatatoren bei Neugeborenen und jungen Säuglingen steckt erst in den Anfängen. Dennoch haben sich schon für eine ganze Reihe vital bedrohlicher Erkrankungen neue therapeutische Möglichkeiten eröffnet. Einen festen Platz in der Notfalltherapie von ductusabhängigen Vitien nimmt Prostaglandin ein. Andere Medikamente, wie z. B. Tolazolin, werden vermutlich in naher Zukunft abgelöst werden durch Vasodilatatoren, welche selektiv den Pulmonalkreislauf beeinflussen. Damit entfiele die Gefahr des systemischen Blutdruckabfalls. Vorerst ist es ratsam, die hier genannten Medikamente nur unter den Bedingungen der Intensivüberwachung (Blutdruck, Herzfrequenz, Atemfrequenz) einzusetzen.

Literatur

1. Appelbaum A, Blackstone EH, Kouchoukos NT, Kriklin JW (1977) Afterload reduction and cardiac output in infants early after intracardiac surgery. Am J Cardiol 39:445–451
2. Benitz WE, Malachowski N, Cohen RS, Stevenson DK, Ariagno RL, Sunshine P (1985) Use of sodium nitroprusside in neonates: Efficacy and safety. Pediatrics 106:102–110
3. Elliott RB, Starling MB, Neutze JM (1975) Medical manipulation of the ductus arteriosus. Lancet I:140–142
4. Freed MD, Heymann MA, Lewis AB et al (1981) Prostaglandin E_1 in infants with ductus arteriosus-dependent congenital heart disease. Circulation 64:899–905
5. Goetzman BW, Sunshine P, Johnson JD et al (1976) Neonatal hypoxia and pulmonary vasospasm. Response to tolazoline. J Pediatr 89:617–621
6. Netz H, Bürger U, Bauer J, Bommersheim H (1986) Vasodilatation mit Prazosin bei Rechtsherzinsuffizienz. In: Hohenauer L (Hrsg) Pädiatrische Intensivmedizin, Bd 7. Thieme, Stuttgart New York (INA, Bd 56, S 68–69)
7. Roberts RJ (1984) Drug therapy in infants. Saunders, Philadelphia London Toronto Mexico City Rio de Janeiro Sydney Tokyo
8. Schöber JG (1986) Der Einsatz neuer vasoaktiver Substanzen in der Pädiatrie. In: Hohenauer L (Hrsg) Pädiatrische Intensivmedizin, Bd 7. Thieme, Stuttgart New York (INA, Bd 56, S 42–45)
9. Schöber JG, Kellner M, Mocellin R, Schumacher G, Bühlmeyer K (1980) Indications and pharmacological effects of therapy with prostaglandin E_1 in the newborn. In: Samuellsson B, Ramwell PW, Paoletti R (eds) Advances in prostaglandin and thromboxane research, vol 7. Raven, New York, pp 905–911
10. Schöber JG, Pilossoff W, Bühlmeyer K (1984) Urapidil therapy for acute hypertensive crises in infants and children. Eur J Pediatr 143:87–91
11. Soifer SJ, Heymann MA (1984) Future research directions in persistent pulmonary hypertension of the newborn. Clin Perinatol 11:745–755
12. Soifer SJ, Morin FC, Kaslow DC, Heymann MA (1983) The developmental effects of prostaglandin D_2 on the pulmonary and systemic circulation in the newborn lamb. J Dev Physiol 5:237–250
13. Stevenson DK, Kasting DS, Darnall RA Jr et al (1979) Refractory hypoxemia associated with neonatal pulmonary disease: The use and limitations of tolazoline. J Pediatr 95:595–599
14. Stopfkuchen H, Schranz D, Huth R, Jüngst BK (1986) Effekte des Kalziumantagonisten Nifedipin auf Systemdruck und Pulmonalarteriendruck bei Neugeborenen mit pulmonaler Hypertonie. In: Hohenauer L (Hrsg) Pädiatrische Intensivmedizin, Bd 7. Thieme, Stuttgart New York (INA, Bd 56, S 70–72)

9.4 Diskussion

Frage: Wie verhalten sich quantitativ die ausgeschütteten Noradrenalinmengen, die neuronal und extraneuronal wiederaufgenommen werden zur Abbaurate bzw. zum Übertritt ins Plasma?

Antwort: Die quantitativen Mengen hängen vom System ab. Man kann davon ausgehen, daß 80% Noradrenalin wiederaufgenommen werden, wobei 70% durch neuronale Wiederaufnahme (Uptake 1), 10% durch extraneuronale Wiederaufnahme (Uptake 2), 10% durch Abbau im Neuron und 10% durch Übertritt ins Plasma erfolgt, d.h. die Plasmakonzentration von Noradrenalin setzt sich aus einem nur kleinen Teil der insgesamt ausgeschütteten Menge zusammen.

Frage: Gibt es Erkrankungen bzw. Pharmaka, die mit dem Uptake-Mechanismus interferieren?

Antwort: Trizyklische Antidepressiva blockieren wie Kokain z.T. die Wiederaufnahme von Noradrenalin. Als Folge steht eine größere Noradrenalinmenge am Rezeptor zur Verfügung. In dem dynamischen System wird sich allerdings schnell ein erneutes Gleichgewicht einstellen. Tierexperimentell an Ratten ist gefunden worden, daß sich bei Ischämie der Uptake möglicherweise sogar umdreht, d.h. daß über den Uptake Noradrenalin ausgeschüttet wird. Die klinische Bedeutung dieser Beobachtung ist noch nicht abzuschätzen.

Frage: Gibt es Erschöpfungszustände bei der Noradrenalinausschüttung, z.B. bei langanhaltenden Schockphasen?

Antwort: Da die Speicherung und Wiederaufnahme von Noradrenalin in dem sympathischen Neuron bei Neugeborenen herabgesetzt ist, könnte man davon ausgehen, daß dieses System schneller depletiert und daß man durch exogene Noradrenalinzufuhr die Speicher wieder auffüllen kann. Sicherlich werden aber bei einer Depletion an peripherem Noradrenalin aus der Nebenniere vermehrt Adrenalin und andere Hormone, wie z.B. das Angiotensin, freigesetzt.

Frage: Gibt es an den verschiedenen Rezeptoren Unterschiede bei der pH-Abhängigkeit der Katecholaminempfindlichkeit?

Antwort: Bei einem niedrigen pH verschiebt sich die Dosis-Wirkungs-Kurve nach rechts, d.h. man braucht höhere Mengen an Katecholaminen, um die gleiche Wirkung zu erzielen. Wenn durch Pufferung der pH ausgeglichen ist, resultiert eine relative Überdosierung der ursprünglich gegebenen Katecholamindosis.

Frage: Wann ist die Indikation für einen Vasopressor in der Neugeborenen- und Säuglingsperiode gegeben?

Antwort: Wenn man befürchten muß, daß eine ausreichende Koronar- und/oder Zerebralperfusion nicht mehr gewährleistet ist. Bei welchen Perfusionsdrücken dies beim Neugeborenen der Fall ist, ist derzeit nicht genau bekannt. Doch ist beim Neugeborenen bei anhaltenden, nicht durch Volumenmangel bedingten systolischen Blutdruckwerten unter 40 mm Hg und/oder ansteigenden Laktatspiegeln die Gabe von Vasopressoren, z. B. auch von Noradrenalin, indiziert. Letzteres sollte möglichst nur vorübergehend bis zu einer gewissen Normalisierung und Stabilisierung der Blutdruckwerte und möglichst immer in Kombination mit einer niedrigen Dopamindosis (1,5–2 µg/kg/min) eingesetzt werden.

Frage: Welches hämodynamische Monitoring ist bei einer differenzierten Katecholamintherapie notwendig?

Antwort: Wünschenswert ist neben einer unblutigen Druckmessung ein arterieller und ein zentral-venöser Katheter.

Antwort Stopfkuchen: Notwendig ist ein arterieller und ein (oder mehrere) zentral-venöse Katheter. Der arterielle Zugang dient der möglichst exakten und kontinuierlichen Blutdruckmessung sowie der arteriellen Blutabnahme zur Überprüfung der in derartigen Situationen meist auch kritischen Oxygenierungsverhältnisse. Ein zentral-venöser Katheter dient der Katecholaminzufuhr. Zentralvenöse Blutabnahmen zur Bestimmung der Sauerstoffsättigungswerte sowie Messungen des zentralen Venendrucks oder des rechten Vorhofdrucks (Vorlast des rechten Ventrikels) erfordern einen mehrlumigen oder einen zweiten Venenkatheter.

Das Legen arterieller Zugänge und zentral-venöser Katheter bei Früh- und Neugeborenen ist naturgemäß wesentlich schwieriger als bei Erwachsenen. Indikationen für ein invasives hämodynamisches Monitoring ergeben sich einmal für die Gruppe kardiochirurgischer Patienten, andererseits für Säuglinge mit Multiorganversagen.

Frage: Wann ist die Indikation für einen Pulmonaliskatheter beim Neugeborenen gegeben?

Antwort: Beim Neugeborenen ist die Indikation zum Pulmonaliskatheter sehr selten, häufiger bei älteren Säuglingen nach herzchirurgischen Eingriffen. Hier wird der Katheter am Ende der Operation vom Operateur direkt gelegt und in aller Regel am zweiten oder dritten postoperativen Tag entfernt. Kinder mit persistierendem pulmonalen Hochdruck können – besonders bei Durchführung einer medikamentösen Therapie mit Vasodilatatoren – von Messungen mit dem Pulmonaliskatheter profitieren. Die technischen Probleme beim Legen eines Pulmonaliskatheters im Neugeborenenalter sind allerdings sehr groß.

Frage: Bestehen zwischen der gemischt-venösen Sauerstoffsättigung und der zentral-venösen Sauerstoffsättigung beim Neugeborenen die gleichen Unterschiede wie beim Erwachsenen?

Antwort: Bei gesunden Neugeborenen besteht eine unter praktischen Gesichtspunkten gute Korrelation zwischen gemischt-venöser und zentral-venöser (V. cava superior) Sauerstoffsättigung. Bei schwerkranken Neugeborenen darf dies nicht unbedingt vorausgeschickt werden.

Frage: Wie kann man das Herzzeitvolumen im Neugeborenen- und Säuglingsalter messen?

Antwort: Die Möglichkeiten der exakten HZV-Messung im Neugeborenen- und Säuglingsalter sind praktisch sehr begrenzt. Die Thermodilutionsmethode ist sehr invasiv und hat im Neugeborenen- und Säuglingsalter zusätzliche, technisch bedingte Fehlermöglichkeiten. Seit einigen Jahren bietet sich die Doppler-echokardiographische Herzzeitvolumenmessung als nichtinvasive Methode gerade im jungen Kindesalter an. Aber auch bei dieser Methode liegt die Bedeutung weniger in der Bestimmung absoluter HZV-Werte als vielmehr im Nachweis relativer Änderungen über die Zeit.

Frage: Wie ist die Messung exzessiv hoher Katecholamine beim Neugeborenen direkt nach der Geburt zu bewerten? Ist die Wirksamkeit von Katecholaminen in dieser Phase herabgesetzt?

Antwort: Aus der Literatur ist bekannt, daß außer hohen Katecholaminspiegeln auch Vasopressin sowie das ANP sehr hoch ansteigt, ohne daß es zu einer exzessiven Hypertension kommt. Die Gründe hierfür sind nicht bekannt.

Frage: Gibt es eine Indikation für eine zusätzliche Digitalisierung bei einem Kind unter kontinuierlicher Katecholamintherapie?

Antwort: Im Regelfall nicht.

Frage: Entwickeln Kinder ähnlich wie Erwachsene eine Tachyphylaxie gegen Katecholamine?

Antwort: Ja, nach 2–3 Tagen Dauertherapie mit Katecholaminen wird der Effekt immer geringer, wenn die Dosis nicht gesteigert wird. Man muß damit rechnen, daß es auch bei Kindern unter Katecholamintherapie zur Entwicklung einer Tachyphylaxie kommt, obwohl entsprechende Untersuchungen in der Literatur nicht vorliegen.

Frage: Welchen Stellenwert hat das Kalzium als positiv-inotrope Substanz speziell im postoperativ kardiochirurgischen Bereich bei Kindern?

Antwort: Kalzium wird in Abhängigkeit vom kurzfristig zu bestimmenden Spiegel des ionisierten Kalziums substituiert, wenn es unter 1,0 mval/l fällt. Die Dosierung hängt davon ab, ob Kalziumglukonat oder Kalziumchlorid verabreicht wird, Äquivalenzdosen sind nicht bekannt. Die übliche Dosis ist 0,2 ml/kg KG Kalziumchlorid als langsame Kurzinfusion. Diese Therapie kann zu einer zusätzlichen Erhöhung des Herzminutenvolumens bei Kindern führen, wenn durch Steigerung der Katecholaminzufuhr keine Erhöhung des Cardiac output zu erzielen ist. Nach Herzoperationen sinkt der Parathormonspiegel bei Kindern sehr stark ab, d.h. Phosphat steigt an und Kalzium fällt ab. Deshalb ist eine über 24 h laufende Kalziumtherapie mit 100–200 mg/kg KG und Tag unter Kontrolle des Kalziumspiegels sinnvoll. Darüber hinaus führt jegliche Hyperventilation, z.B. auf ein pCO_2 von 33–35 mm Hg zu einem dramatischen Abfall des ionisierten Kalziums.

Frage: Wie ist die Indikation zur Therapie mit Wincoram zu sehen?

Antwort: Untersuchungen zu Wincoram bei Kindern sind sehr spärlich. Der Einsatz dieser Substanz ist deshalb derzeit bei Kindern nur in Form von klinischen Studien sinnvoll.

Frage: Welche Kombination von Katecholaminen ist nach Entwicklung einer Tachyphylaxie noch sinnvoll?

Antwort: Brauchen Kinder nach 2–3 Tagen immer noch Katecholamine, so ist die Prognose meist sehr dubiös. Nach anfänglich guten Wirkungen mit einer gezielten Dopamin-Dobutamin-Mischung muß nach 2–3 Tagen zusätzlich Noradrenalin eingesetzt werden, was durchaus noch positive Effekte zeigen kann.

Frage: Wie aussagekräftig ist die kontinuierliche Messung der gemischt-venösen Sättigung als Parameter des Herzzeitvolumens?

Antwort: Wenn bei gesunden Kindern eine gewisse Übereinstimmung gegeben ist, so hat doch eine Reihe von Arbeiten gezeigt, daß insbesondere bei kritisch kranken Kindern durch den wechselnden Sauerstoffverbrauch und die instabilen Herz-Kreislauf-Parameter keine gute Korrelation gegeben ist.

Frage: Was muß bei der praktischen Anwendung von Tolazolin beim PFC-Syndrom beachtet werden, um einen Abfall des systemischen Blutdrucks zu verhindern bzw. zu minimieren?

Antwort: Vor Beginn einer Tolazolintherapie sollte das Kind ausreichend Volumen erhalten, nicht nur in Form kristalloider Lösungen, sondern auch mit Humanserum. Zusätzlich ist die Gabe von 2 μg/kg/min Dopamin indiziert, um eine ausreichende Nieren- und Splanchikusdurchblutung zu gewährleisten. Dopamin scheint in dieser niedrigen Dosierung die Wirkung des Tolazolin im Pulmonalgefäßsystem nicht aufzuheben. Erscheint zur Anhebung des systemischen Blutdrucks eine Dopamindosis von über 4 μg/kg/min oder der Einsatz von Noradrenalin notwendig, so ist das bei Neugeborenen hochreagible, muskelstarke Pulmonalgefäßsystem mit seiner großen Potenz, vasokonstriktorisch zu reagieren, zu beachten und kann nicht mit Effekten dieser Katecholamine bei älteren Kindern und Erwachsenen verglichen werden. So ist z.B. aus der Literatur bekannt, daß es nach Gabe von Pancuronium durch die Verhinderung der Noradrenalin-Wiederaufnahme in die präsynaptischen Vesikel zu einer erhöhten Noradrenalinausschüttung in den Kreislauf kommt, so daß es durch die resultierende Vasokonstriktion zu einer Shuntumkehr oder zu einem Wiedereröffnen des Ductus Botalli und des Foramen ovale führt.

Frage: Welche Unterschiede bestehen bei der Gabe von PGE_1 bzw. PGE_2 in ihrer Anwendung?

Antwort: PGE_1 führt generell zu einer Dilatation im Pulmonalkreislauf und kann deshalb bei Kindern mit einer Obstruktion des rechten Herzens sowie bei einer verminderten Lungendurchblutung eingesetzt werden. PGE_2 führt in höherer Dosierung zu einer Vasokonstriktion im Pulmonalkreislauf. Es kann in speziellen Fällen dort eingesetzt werden, wo ein Säugling oder Frühgeborenes eine Obstruktion im Bereich des linken Herzens hat und wo ein rasches Absinken des pulmonalen Gefäßwiderstand nicht erwünscht ist.

Frage: Führt die kontinuierliche Gabe von Prostaglandinen zur Veränderung der Pulmonalgefäßwand?

Antwort: Man hat nach Gabe von Prostaglandinen Wanddilatationen mit evtl. kleinen Aussackungen der Pulmonalarterien gesehen, die aber keine klinischen Folgen hatten. Auffällig ist jedoch, daß eine Prostaglandintherapie zu einer gewissen Ödematisierung der Gefäßwand führen kann und daß es bei Ductusunterbindung zur Ruptur eines solch schwammig dilatierten Ductus kommen kann. Ein interstitielles Ödem ist bei Langzeittherapie nicht bekannt, die Toxizität bei Daueranwendung ungeklärt.